Integrative Systemic Therapy in Practice

A Clinician's Handbook

整合系统治疗实践

——临床工作者指南——

[美] 威廉·P. 罗素 (William P. Russell) 道格拉斯·C. 布瑞林 (Douglas C. Breunlin) 著 巴哈雷·萨赫比 (Bahareh Sahebi)

朱琴怡 李毓 陈筱迪／译 兰菁／审校

中国轻工业出版社

图书在版编目 (CIP) 数据

整合系统治疗实践：临床工作者指南／（美）威廉·P. 罗素（William P. Russell），（美）道格拉斯·C. 布瑞林（Douglas C. Breunlin），（美）巴哈雷·萨赫比（Bahareh Sahebi）著；朱琴怡，李毓，陈筱迪译. 北京：中国轻工业出版社，2024. 10. -- ISBN 978-7-5184-5048-0

Ⅰ. R749.055-62

中国国家版本馆CIP数据核字第20243XQ930号

版权声明

责任编辑：孙蔚雯　　　　责任终审：张乃柬
策划编辑：孙蔚雯　　　　责任校对：刘志颖　　　　责任监印：吴维斌

出版发行：中国轻工业出版社（北京鲁谷东街5号，邮编：100040）
印　　刷：三河市鑫金马印装有限公司
经　　销：各地新华书店
版　　次：2024年10月第1版第1次印刷
开　　本：710×1000　　1/16　　印张：20
字　　数：270千字
书　　号：ISBN 978-7-5184-5048-0　　定价：88.00元
读者热线：010-65181109
发行电话：010-85119832　　　010-85119912
网　　址：http://www.chlip.com.cn　　http://www.wqedu.com
电子信箱：1012305542@qq.com
版权所有　侵权必究
如发现图书残缺请拨打读者热线联系调换
230181Y2X101ZYW

心理咨询中的"知"与"行"

整合系统治疗（integrative systemic therapy，IST）领域的第二本书《整合系统治疗实践——临床工作者指南》（*Integrative Systemic Therapy in Practice: A Clinician's Handbook*）的中文版即将面世。它与第一本书《整合系统治疗——解决个人、伴侣和家庭问题的心理治疗元构架》（*Integrative Systemic Therapy: Metaframeworks for Problem Solving with Individuals, Couples, and Families*）出版时比起来，此刻的我少了许多激动雀跃，反而凭空生出一种沧海桑田的空旷之感。我虽然资历尚浅，但回望这些年读、讲、用整合系统治疗的历程，似乎也经历了许多。从最开始的理想化，到理想化的逐渐破灭，到破灭后发现其更稳定的价值，再到此刻，仿佛那些概念、框架和元素中隐隐现出了一条金线，仿佛一些并不新鲜的智慧逐渐融入了我的骨血。就让我分享这一点点沧桑后的心得，关于心理咨询中的"知"与"行"。

让我们抛弃对"知"和"行"的无数讨论，只谈咨询。我认为，咨询中的所谓"知"，对应的是搜集信息、评估、概念化、咨询假设等构建的想法；所谓"行"，对应的是咨询计划、干预策略、对话、实施等落地的做法。作为咨询师，面对一个人、两个人、一个家庭、一群人……"知"总是无限的，我们永远不可能穷尽对哪怕一个人的了解，不可能完成对他们的思考和建构，即便所有的信息搜集、评估、概念化都落在纸面上，落笔的也只是我们所

"知"的百分之一，而我们所"知"的又怎及真实存在的万分之一。"行"却总是具体的，在每一次咨询的每一分钟里，都有具体的互动在发生，有饱含意图的"行"在落地。"知"与"行"的关系，是脱节、缠绕，还是清晰可见的聚焦？这不仅是我自己在学习和实践中反复遇到的问题，也是我在督导中常见的疑问。

我想借用《论语》中的一句话来概括我遇到的两类问题："学而不思则罔，思而不学则殆"，问题无非"罔"与"殆"。一类人深陷于学习的汪洋，我愿称之为"知者"——他们勤奋多思，却可能迷失于"知"，总觉得有千万个角度去理解来访者，有层出不穷的问题值得讨论；但不知如何下手，于是咨询师困于反复的信息搜集和分析解释的过程，仿佛隐身于云层，无法与来访者相遇，也不知路在何方，可谓"罔"。而另一类人是勇于实践和创新的，我愿称之为"行者"——他们埋头苦干，却可能倦怠于"行"，忙于习得新的招数，兵来将挡，水来土掩，仿佛三头六臂，此路不通另觅他途；但直到停下劳作，抬眼望去，才发现天之高远，来访者之复杂，自己只顾闷头赶路，却与来访者渐行渐远，可谓"殆"。在咨询中，单是理解并不难，单是干预也不难。难在把这二者有机地结合起来，即所谓用概念化指导咨询实践，仿佛搭起一架天梯，从尽可能大的视角出发，一路落地到一个可以干预的焦点；同时，即便在埋头耕耘之时，也可以随时回望天际。

我想，整合系统治疗在努力回答的正是这个问题。初学时会被其中的各种概念框架唬住，忙于理解记忆，生搬硬套。经年日久，才发现它最大的价值不在于一些框架和工具，而正是本书的主线，这一架天梯的逻辑。一方面，用"限制网络"这样的假设元构架来无限拓展我们看待来访者的视角；另一方面，用精髓图示这架梯子，一步一步让我们顺着主诉问题、问题序列……一路走到可以进行工作的具体限制，也就是干预的焦点。在这一路上，难免有气象万千，瞬息万变，但只要我们还抓着这架梯子，就可以记得来路，以及下一步该于何处立足。

我很喜欢这本书按照精髓图示的步骤来组织章节。它确实是一部实践指南，涵盖了在《整合系统治疗——解决个人、伴侣和家庭问题的心理治疗元构架》里不曾拓展到的具体的情境和多样的用法，也让我们有机会对于这架梯子的每一步都多一些理解和认识，以便走得更稳更久。

由"知"到"行"，从"评估"到"假设"，从"假设"到"计划"，从"计划"到"实施"，从"实施"到"反馈"，从"行"再到更多的"知"……正如明代哲学家王阳明所言，"知是行之始，行是知之成"，我们无非是在"知"与"行"之间上下求索。只愿"上"可保持开放的"知"，"下"可凝结聚焦的"行"。这一条"知行"之路，我们大概还会走一生。希望这本书是心理治疗这条路上的一枚指南针、一根行走杖。

兰菁

美国婚姻家庭治疗协会认证督导师，美国持证婚姻与家庭治疗师

中国心理学会婚姻家庭心理与咨询专业委员会委员

中国心理卫生协会婚姻家庭心理健康促进专业委员会青年委员

北京师范大学心理学部心理健康服务中心兼职督导师

北京师范大学心理学部家庭研究与治疗方向硕士、博士

美国西北大学婚姻家庭治疗硕士，家庭研究院临床博士后

2024 年 5 月

　　我们作为本书的译者以及审校者都曾就读于本书的发源地美国西北大学家庭研究院，并先后获得婚姻家庭治疗硕士学位（陈筱迪 2017 届，兰菁 2019 届，朱琴怡 2019 届，李毓 2023 届）。在本书中文版即将付梓之际，我们想借此机会跟大家分享一些对于整合系统治疗的看法和在翻译过程中的感悟。

　　学习时，我们都曾有幸师从创立并完善了整合系统治疗的前辈，见证过他们活出了整合系统治疗的样子。2017 年，在《整合系统治疗——解决个人、伴侣和家庭问题的心理治疗元构架》的手稿刚刚写作完毕之时，学生们是跟着新鲜出炉的该书的电子文档学习整合系统治疗的。那年临近毕业时，该项目主任道格拉斯·C. 布瑞林（也是《整合系统治疗——解决个人、伴侣和家庭问题的心理治疗元构架》和本书的主要作者之一）与每一位毕业生进行了谈话，想了解大家对该项目的反馈。这样一个询问 - 反馈以便不断进行修正的环节，让我们感受到了教授们实在地活出了整合系统治疗的精神。布瑞林教授在成为心理咨询师前是美国航空航天局（National Aeronautics and Space Administration，NASA）的工程师。他常说，比起造火箭，还是研究人类更有趣。可能是出于过去的职业惯性，他的思维方式也多多少少地带着工程师的烙印——严谨、结构化。在最初接触整合系统治疗的时候，我们会因为一些拗口的甚至在工程建设领域才有的术语（比如，序列、元构架）而稍感不适；但慢慢地，我们发现，整合系统治疗那理性、清晰的思维脉络为心理咨询这样一个相对感性的过程带来了一种平衡的力量，这对于本行业而言弥足珍贵。

在接受整合系统治疗督导时，我们感觉自己就像小时候上了发条的青蛙玩具，在整合系统治疗的蓝图中寻找着自己的方向。督导师在聆听了个案的来龙去脉后，会鼓励我们画出关于个案的整合系统治疗的精髓图示，一步步思索个案经历了什么，咨询师做了什么，想做什么，又卡在了哪里。这个过程不仅帮助我们加深了对个案的理解，也让我们看见了什么让自己裹足不前。此外，督导师还会让我们画一个关于自己的精髓图示，看看个案激活了哪些个人议题，什么在限制咨询师尝试想要尝试的干预，又要如何移除这些限制。最后，再次回到个案上，以更深层次的对自我的理解来审视并理解个案，并讨论可行的干预方案。这样一个循环反复、疼痛蜕变的自我审视过程和精益求精的讨论过程着实酣畅淋漓。

在进行整合系统治疗咨询时，我们会看到每位来访者都带着独特的生命故事而来，就像是带我们来到了一座未经整理的图书馆，书架上的每一本书都封存了他们的某段经历。好奇心会始终引领我们进入这片未知的领域，可这座图书馆就像迷宫一般，时有书本散落一地，一不小心便会让人迷失其中。而整合系统治疗就像一个编码系统，能帮助我们将书籍整理好，贴上标签，最后还附带检索和导航功能。同时，整合系统治疗除了能够帮助我们整合个案信息外，还可以整合咨询理论和治疗模型。无论是已经掌握的理论和模型，还是即将学习的理论和模型，都因整合系统治疗的存在而得以在"心理咨询流派的图书馆"中找到归属之地。这也是我们认为整合系统治疗对于咨询师来说的意义之一：可以提供一个清晰、包容并允许不断发展的整合框架。

诚然，整合系统治疗并不是一种简单易学的解决方案，它无法让咨询师用业已形成的视角看待世界，而是与来访者共同创作一幅从未见过的画卷。没有人知道这幅画卷终会成为什么样子。创作的过程总是充满困惑和不确定性，比如担心画会变得怪异，或者不知道对方会带着你的手在何处落笔。可正是这些让咨询师与来访者不断对话的机会，使每一次落笔都是合作的过程，而过程本身总能带给人欣喜与满足。咨询师和来访者一起携手绘制的最终画卷便是整合系统治疗赋予咨询师和来访者及其系统的最好的礼物。

在翻译的过程中，我们也深刻体会到了为什么翻译是一种再创作。一本书是作者与读者的对话，译者需要精准地传达作者的意思，同时还得让读者觉得我们在"说人话"。否则，译著读起来的感觉就会像一碗香喷喷的米饭却有些夹生，还偶有沙砾。我们发现，与专业名词相比，往往是那些看似不起眼的语序、名词和动词才常常让人抓耳挠腮，有时甚至让我们怀疑自己明明是中国人，用的每个字也都是汉字，怎么连起来就不像中文了呢？为了让读者也能跟我们一起感受整合系统治疗的整合之美，也为了寻找这种对话的感觉，我们进行了多种尝试。有时候是自己跟自己对话，通过出声朗读找到说话的感觉和行文的节奏感；有时候是在翻译团队中询问彼此对特定词句的反馈，选出最符合中文语感的表达；有时候甚至会把翻译带到生活中，通过跟身边的朋友交流，更好地理解一些词句的微妙用意，尽可能完善字里行间的前后逻辑。即便如此，这碗"米饭"里可能仍不免混有"沙砾"，我们也诚恳地期望读者不会马上弃书，而终能体会到米饭的香甜。

其实，从翻译《整合系统治疗——解决个人、伴侣和家庭问题的心理治疗元构架》时的焦头烂额（耗时近 4 年才翻译完毕），到翻译《整合系统治疗实践——临床工作者指南》时的游刃有余（不到 1 年就翻译完毕），我们整个翻译团队也走过了一次整合系统治疗的流程：定位问题序列（拖延），识别限制（缺少动力、问责机制等），提出解法序列〔使用斯莱克（Slack）工作效率管理平台，通过例会、微信群互相鼓励等〕，实践解法序列，不断反馈和迭代我们的合作机制。在这个过程中，整合系统治疗于我们而言也从一种书本上的知识、咨询中的指引逐渐变成了生活的本能。我们也学着老师们的样子，学以致用了。我们也希望大家在学习整合系统治疗理论的同时，积极地将它运用在生活的方方面面。若带着个人议题完整地走一遍整合系统治疗流程，绘制精髓图示，一定会有意想不到的收获。本书具体的翻译分工情况是：李

毓，负责第一至三章、第十一章以及作者介绍、致谢、序言和前言；陈筱迪，
负责第四至六章及附录；朱琴怡，负责第七至十章。兰菁负责审校统稿。

　　最后，我们想感谢中国轻工业出版社"万千心理"的孙蔚雯编辑给予了
我们一如既往的支持。在整合系统治疗的第一本译著《整合系统治疗——解
决个人、伴侣和家庭问题的心理治疗元构架》问世之际，本书的原著也即将
在美国出版。当提到想要翻译这本书时，孙编辑毫不犹豫地提供了支持并且
推动了合同进程。在本书尚未交稿之际，"万千心理"就已经在一些专业会议
等场合下联合推荐了这两本译著，为本书的面世打好了基础。我们为整合系
统治疗得遇伯乐而由衷欣喜。当然，我们也要继续感谢大洋彼岸的作者道格
拉斯·C.布瑞林和威廉·P.罗素从始至终给予的鼎力支持。他们告诉我们，
整合系统治疗正在被翻译成多种语言，并且在挪威等国家的高校课程中得以
推行，这让我们更加期待整合的星星之火终有燎原之势，而你我也终将在整
合中相遇。

朱琴怡

美国持证婚姻与家庭治疗师

李毓

美国持证准婚姻与家庭治疗师

陈筱迪

美国持证婚姻与家庭治疗师

兰菁

美国持证婚姻与家庭治疗师

2024 年 5 月

/作者介绍/

威廉·P. 罗素（William P. Russell） 社会工作硕士，持证临床社工（Licensed Clinical Social Worker，LCSW），持证婚姻与家庭治疗师（Licensed Marriage and Family Therapist，LMFT），临床社会工作委员会认证文凭［Board-Certified Diplomate（BCD）in Clinical Social Work］，现任美国西北大学家庭研究院心理学临床助理教授，婚姻家庭治疗硕士项目的核心教职主任。在过去的 35 年里，他专注于系统性及整合性咨询的实践、教学和督导，并且在学术和临床项目中担任领导者。他是美国婚姻家庭治疗协会认证督导师，并持有临床社会工作学位。他曾发表过与整合系统治疗相关的文章和书籍章节，以及与伴侣家庭治疗实践相关话题的其他成果。他也是《整合系统治疗——解决个人、伴侣和家庭问题的心理治疗元构架》一书的作者之一，并参与主编了"家庭研究院系列之整合系统治疗模式的临床应用（The Family Institute Series: Clinical Applications of Integrative Systemic Therapy）"丛书。

道格拉斯·C. 布瑞林（Douglas C. Breunlin） 社会管理学硕士，持证临床社工，持证婚姻与家庭治疗师，现任美国西北大学家庭研究院心理学临床教授，婚姻家庭治疗硕士项目主任。他参与编写的著作有：《元构架——超越家庭治疗的各模型》（*Metaframeworks: Transcending the Models of Family Therapy*）、《家庭治疗培训及督导手册》（*The Handbook of Family Therapy Training and Supervision*）、《整合系统治疗——解决个人、伴侣和家庭问题的心理治疗元构架》以及《伴侣与家庭治疗百科全书》(*The Encyclopedia of Couple and Family Therapy*)。他也参与主编了"家庭研究院系列之整合系统治疗模式的临床应用"丛书。他发表过 70 余篇论文，并任 4 种期刊的编委。他在美国家庭治疗学会（American Family Therapy Academy）担任过秘书、财务主管和委员，并于 2020 年荣获美国家庭治疗学会的终身成就奖。

巴哈雷·萨赫比（Bahareh Sahebi） 心理学博士，持证婚姻与家庭治疗师，现任美国西北大学家庭研究院心理学临床助理教授、婚姻家庭治疗硕士项目的助理教职主任。她是美国婚姻家庭治疗协会认证的督导师，教授来自不同项目和年级的研究生，涵盖婚姻家庭治疗、咨询和临床心理学项目。她整合的、系统性的临床实践取向满足了来访者的广泛需求，她还是创伤干预方面的专家。萨赫比博士有着丰富的项目开发经验，曾获得 2018 年度克里斯汀·巴德博士康复实践中的同情与技能奖（Dr. Christine Bard Compassion and Skill in Rehabilitation Practice Award）。她的学术研究主要集中于临床督导、伴侣健康、线上咨询、多元文化议题和交叉性（intersectionality）以及移民家长抚育儿童的实践等领域。她还担任了《伴侣与家庭治疗百科全书》的副主编。

/ 致　　谢 /

我们要感谢过去 30 多年来美国西北大学家庭研究院的众多来访者、学生、督导师和教职员工，他们以各种方式为整合系统治疗的发展做出了贡献。我们由衷地感激贝蒂·麦昆–卡勒（Betty MacKune-Karrer）和迪克·施瓦茨（Dick Schwartz）对元构架的早期贡献，因为整合系统治疗从中汲取了很多内容。同时，我们也要感激那些心理咨询模型的创始人、理论家和研究人员，因为整合系统治疗也运用了他们卓越的研究成果、概念和策略。

我们还要感谢以回答问卷及参与讨论的方式为本书提供宝贵建议的督导师和从业者，包括阿伦·科恩（Aaron Cohn）、卡萝尔·雅布斯（Carol Jabs）、亚当·菲舍尔（Adam Fisher）、谢娜·戈德斯坦（Shayna Goldstein）、何亚柳、汉娜·史密斯·拉默斯（Hannah Smith Lammers）、米歇尔·麦克马丁（Michelle McMartin）、琳达·鲁比诺维茨（Linda Rubinowitz）、艾伦·赛比（Allen Sabey）、戴维·陶西格（David Taussig）、尼尔·文卡塔拉曼（Neil Venketramen）和克里斯托弗·惠特克（Kristoffer Whittaker）。他们分享的经验极大地丰富了我们的知识基础，为如何解决整合系统治疗的各种问题提供了执行步骤。在此还要特别感谢我们的同事阿伦·科恩，他就与各种治疗模型有关的问题慷慨地提供了建议。

美国西北大学婚姻家庭治疗硕士研究生项目的两位学生——卢卡·埃罗斯（Luca Eros）和梅雷迪思·麦钱特（Meredith Merchant）——对于本项目来说不可或缺，他们为本书的内容和角度提供了全面而宝贵的意见。他们对本书进行了审阅、排版和校对，前前后后查找了无数参考资料。他们是极富才华和敬业精神并且坚韧而耐心的同事，我们对此深表感激。

我们还要感谢我们各自的伴侣戴安娜·罗素（Diane Russell）、戴安娜·塞梅尔哈克（Diana Semmelhack）和贾森·许（Jason Shyu）为我们提供的坚定支持，无论是在专业上、技术上还是情感上。在这个过程中，他们给予我们的支持和信任恰如礼物一般，支撑我们翻山越岭。在漫长的旅程结束后，我们得以手捧本书，这要极大地归功于他们。

我们非常感激"家庭研究院系列之整合系统治疗模式的临床应用"丛书的另外两位主编——安东尼·L. 钱伯斯（Anthony L. Chambers）和杰伊·L. 勒博（Jay L. Lebow）——给予的支持和反馈，他们在本书初期的想法建设阶段及撰写的过程中都提供了宝贵的反馈和支持。还要特别感谢劳特利奇出版社（Routledge）的编辑——希瑟·埃文斯（Heather Evans），他在撰写本书的过程中给予了我们不可或缺的耐心指导。

最后，我们要向威廉·M. 平索夫（William M. Pinsof）致以最深切的感谢，他是伴侣家庭治疗领域的领军者，他也是业已发展起来的整合系统治疗团队的首席成员和资深作者之一。作为一位理论家、研究者和咨询师，书中描述的很多整合系统治疗的初始理念都是由他提出的。

/ 序　言 /

　　《整合系统治疗实践——临床工作者指南》是劳特利奇出版社推出的"家庭研究院系列之整合系统治疗模式的临床应用"丛书中的第一本。这套丛书由安东尼·L. 钱伯斯、道格拉斯·C. 布瑞林、杰伊·L. 勒博和威廉·P. 罗素担任主编。该丛书旨在满足心理咨询领域特有的需求：为整合系统治疗的实践细节及在不同人群和问题中的应用提供至关重要的资源。

　　整合系统治疗是一种心理治疗观，融合了各派心理咨询的理论和干预技术模型，用于解释问题持续的原因以及解决问题的方式方法。整合系统治疗基于理论基础，建立了一个全面、高效、整合的心理咨询元模型和元构架。它就像是组建了一座心理咨询的"巴别塔"，统领了心理学领域现有的众多理论知识和干预技术。从临床的视角出发，整合系统治疗的目标是整合多种疗法，将其效率和有效性都最大化。

　　整合系统治疗是整合、系统且循证的。我们之所以称它为"整合"的，是因为它有一个基本的原则框架，可以指导如何整合不同的理论和咨询方法。我们之所以称它为"系统"的，是因为它以一般系统论（general system theory）为基础，考虑了生物、心理和社会系统相互交织的过程。人们想要理解个体，就必须考虑他们所处的社会系统环境。而在心理咨询中，要理解像伴侣和家庭这样关键的社会系统，也不能单独将其中的个体割裂出来并加以看待。

　　整合系统治疗的循证性源于涉及个体、伴侣和家庭治疗进程以及咨询历程的最佳实践证据。基于这些证据，它提供了有价值的框架，帮助咨询师决定在何时以及如何整合不同的循证治疗和干预技术。当咨询师目前使用的方法无效时，整合系统治疗的图式对于决定使用哪些循证策略尤为有帮助。整合系统治疗提供的范式超越了传统模型，能在治疗的不同阶段最有效地应用循证策略和技术。

整合系统治疗的观点也阐述了一系列原则，这些原则可用于组织理论和整合心理咨询。这些原则捕捉到了特定理论和心理咨询模型的独特贡献，同时使用了特定的语境去表述，以便受其他模型训练或在其他模型下工作的咨询师也能理解这些贡献。整合系统治疗模型的目标是成为一个促进咨询师成长并在职业生涯中不断整合新方式和方法的框架。因此，整合系统治疗能吸引处于不同职业发展阶段的咨询师。它之所以受到初学者的欢迎，是因为它可以帮助他们理解本领域，找到简单而明确的循证干预技术，并接触多种不同的观点。它之所以受到中阶咨询师的喜爱，是因为它可以指引他们逐渐发展出自洽的框架，他们可在这个框架中用自己的方法整理所学的不同理论和技术。它之所以也受到经验丰富的咨询师的追捧，是因为它鼓励并激发即兴创作和创意，为咨询师提供不断成长和保持活力的无限可能。

本书是"家庭研究院系列之整合系统治疗模式的临床应用"丛书中的第一本，因为它提供了有关整合系统治疗实践的实用信息，而这正是专业咨询师以及受训中的咨询师所需要的。它涵盖了召集来访系统、定义问题、第一次会谈、定位问题序列以及识别和处理限制等方面的章节和议题，不仅详细描述了如何像整合系统治疗的咨询师一样思考，还具体介绍了如何在其即兴又灵活的框架内进行实践。本书既阐明了整合系统治疗的核心原则，又详尽地描述了实践的指导原则，包括在什么时间该说什么的示例。书中还包含丰富的临床个案和练习，以增强咨询师的实践技能。

本书的作者威廉·P. 罗素、道格拉斯·C. 布瑞林和巴哈雷·萨赫比在本书中分享了他们丰富的实践及培训整合系统治疗的经验。威廉·P. 罗素和道格拉斯·C. 布瑞林将各自 40 年的咨询经验融入了本书，他们也是研发整合系统治疗模型的核心成员（Pinsof et al.，2018）。他们两位是整合系统治疗培训的主要设计者，为美国西北大学家庭研究院的婚姻家庭治疗项目提供了坚实的后盾和支持。巴哈雷·萨赫比是整合系统治疗领域杰出的第二代新兴咨询师和培训师，为整合系统治疗注入了年轻一代咨询师的视角。

　　本书是开启"家庭研究院系列之整合系统治疗模式的临床应用"丛书的佳作。希望它可以让想要更深入了解整合系统治疗的读者找到所需要的内容。它将作为研究生课程中有关整合系统治疗的教材，是整合系统治疗实践的指南，同时也为那些希望了解这一模型并将它运用到自己的工作中的人提供指导。即使对整合系统治疗的理论概念不太感兴趣，读者也能从作者对心理咨询实践的智慧中获益匪浅。这部开端之作让我们印象深刻，也让我们深信，随着后续几本书的推出，这套丛书将成为未来几十年有关整合系统治疗的理论和实践的权威资源。

安东尼·L. 钱伯斯（Anthony L. Chambers），博士
美国职业心理学委员会，美国西北大学家庭研究院

杰伊·L. 勒博（Jay L. Lebow），博士
美国职业心理学委员会，美国西北大学家庭研究院

参 考 文 献

Pinsof, W. M., Breunlin, D. C., Russell, W. P., Lebow, J., Rampage, C., & Chambers, A. L. (2018). *Integrative systemic therapy: metaframeworks for problem solving with individuals, couples, and families*. American Psychological Association.

/ 前　言 /

通过对整合系统治疗实践进行更多的具体解释，这本《整合系统治疗实践——临床工作者指南》拓宽了整合系统治疗领域的文献。它的读者是使用整合系统治疗的督导师、培训师和咨询师，同时它也为那些渴望拓展实践视野、避免被单一模型限制或希望在工作中引入更多整合性和系统性的咨询师提供了参考。本书详细描述了整合系统治疗的两个方面："如何决策"和"如何实施"。本书在《整合系统治疗——解决个人、伴侣和家庭问题的心理治疗元构架》的基础上，更深入地探讨了整合系统治疗（Pinsof et al., 2018）。本书更精细化地解释了整合系统治疗的运作和过程。

整合系统治疗提供了基于家庭、伴侣和个体咨询的综合性视角，几乎适用于所有问题和人群。它提供了实用的问题解决方法，欣赏并重视来访者的优势，提出了认识各种限制的框架，并有计划地整合了各种治疗取向、循证治疗的策略与干预技术。

对于初级咨询师来说，整合系统治疗有助于他们整理并吸收心理咨询领域的各种概念和干预技术。整合系统治疗也给处在不同经验水平的咨询师提供了一个进行整合性咨询的决策过程。其概念和框架所构成的模板为咨询师的职业发展提供了依据。

本书旨在以四种方式阐述如何实践整合系统治疗。第一，它明确了具体的调查方法，以完成整合系统治疗中解决问题的精髓任务。第二，它提供了具有针对性的个案，展示了如何通过整合系统治疗的治疗蓝图完成这些任务。

第三，它包含了练习，帮助读者思考问题解决所需的实际步骤。第四，它激励读者仔细反思他们在咨询中对于自我和治疗同盟的运用。

本书的组织和排列基于在整合系统治疗的问题解决过程中不断重复和循环的任务。处理这些任务的决策是通过使用整合系统治疗蓝图来完成的，该蓝图整合了心理咨询的大部分知识体系。这种利用蓝图问题解决任务的过程适用于个体、伴侣和家庭咨询；因此，本书展示了整合系统治疗在这三种情境下的应用。本书没有对其中单个咨询形式进行详尽的描述，因为其重点在于整合系统治疗的通用应用过程，即这一过程可以在不同情境和形式下应用，并根据参与咨询的人以及所解决问题的性质进行调整。在劳特利奇出版社的"家庭研究院系列之整合系统治疗模式的临床应用"丛书的后续图书中，作者将着重探讨整合系统治疗在个人、伴侣和家庭中的应用，并分别对每种形式进行详细阐述。

本书第一章概述了整合系统治疗，包括其支柱、核心概念、问题解决中的精髓图示步骤、用于决策的蓝图，以及在个案概念化的过程中使用的假设和计划元构架。在第二至十章，各章分别描述了整合系统治疗的问题解决过程中的每一步，这些章节的开头还附上了精髓图示。第二章和第三章介绍了第一通电话和第一次会谈的过程，其中包括应该邀请哪些成员参加第一次会谈，如何开始建立治疗同盟，以及如何定义主诉问题。第四章详细介绍了理解系统性情境的过程——理解"问题序列"的概念，以及主诉问题是如何嵌在序列中不断生长成形的。第五章和第六章涉及发生改变的一系列步骤，即定义并实施解法序列。若成功了，解法序列的实施能使来访者萌生新的行动、意义和／或情感，从而解决主诉问题。第七章详细阐述了若来访者无法实施解法序列，又当如何。整合系统治疗认为，这种失败并不是因为来访系统中存在某种不足，而是因为存在阻止解法序列起作用的限制。处理限制的过程能够使整合性的咨询师超越个体、伴侣和家庭咨询流派的特定观念，从而将它们整合起来并融会贯通。第八章介绍了整合系统治疗通过六个计划元构架移除限制的整合方式。这一章清楚地说明了整合系统治疗是如何超越并整合各种个体、伴侣和家庭治疗模型的。第九章和第十章讲述了如何在整合系统治疗的视角下评估咨询历程以及如何结束咨询。第十一章描述了整合系统治疗在不同情况下达成目标的不同途径，这取决于来访者的特殊背景、特定咨询情境、咨询师偏好以及咨询师的自我修养。本书中用来说明具体咨询步骤和阶段的个案细节都被修改过，以保护来访者的隐私。

　　每一章的最后都有一系列练习，旨在帮助读者更好地理解该章内容并促进对这些内容的应用。一些练习是思维实验，另一些则邀请读者将特定的概念和程序应用在自己的个案中。虽然这些练习是为了个体读者设计的，但大多数练习都很容易改编为适合小组或两人讨论的问题。

/ 目　　录 /

第一章

整合系统治疗

概　　述

心理咨询领域涵盖了大量信息，包括人类功能、改变理论、使心理咨询生效的共同因素、临床实践模型、循证疗法和临床实践胜任力等。因此，咨询师面临一个重大挑战：如何有效地运用现有的理念、模型和干预技术。这样的挑战之所以存在，原因在于咨询师所面对的每个来访系统（client system）都是独特的，带来的议题广泛而多样，而维持这些议题的影响因素的牵涉面也极广——可能单纯缺少信息，也可能受困于充满挑战的复杂限制之网。咨询师会很难决定如何组织和运用现有的知识和干预技术，以及如何计划和安排咨询过程。如果咨询师有特定的流派，那么当这个流派的策略和干预技术无法有效地解决来访者的议题时，他们会感到无所适从。而如果咨询师采用折中取向，他们会发现很难找到一套贯穿始终的方法来组织临床工作；也就是说，很难找到一套原则来帮助他们决定在何时何地采取行动。

每位咨询师所面临的困惑和无措感恰恰反映了整个行业共同面对的发展挑战。整合系统治疗是一个在元层次上的系统视角，它提供了一种方法，把有关人类系统及其相关问题的广泛知识以及旨在解决这些问题的治疗模型和干预技术整合起来，以应对上述挑战（Russell & Breunlin，2019；Pinsof et al.，2018；Breunlin et al.，2018）。整合系统治疗是一种适用于个体、伴侣和家庭治疗的整合而系统的视角，它提供了一个超越特定咨询流派的框架。在这个框架下，我们可以根据特定个案的需要借鉴不同流派中的概念和干预技术。它之所以被视为一个综合的视角，正是因为它能够适应来访者广泛多样的需求，涵盖来访者关心的议题（愿景、症状、疾病和障碍）。

整合系统治疗起源于道格拉斯·C. 布瑞林及其同事在元构架（metaframeworks）方面的工作（Breunlin et al.，1992），以及威廉·M. 平索夫在"以问题为中心的整合治疗（integrative problem centered therapy）"方面所做的工作（Pinsof，1995）。此外，整合系统治疗也受到了杰伊·L. 勒博在整合心理咨询及共同因素方面的影响。整合系统治疗最初源自美国西北大学家庭研究院，在过去的 20 多年里，平索夫、布瑞林和罗素在婚姻家庭治疗的硕士项目及非学历培训项目中教授这一不断发展演进的新视角。最初被称为"以问题为中心的整合元构架（integrative problem centered metaframeworks，IPCM）"（Breunlin et al.，2011；Pinsof et al.，2011；Russell et al.，2016），后来更名为"整合系统治疗"。

安东尼·L. 钱伯斯和谢丽尔·兰佩琪（Cheryl Rampage）也与平索夫、布瑞林、罗素和勒博合作，共同详细阐述了整合系统治疗的理论框架及临床应用。这些内容可以在《整合系统治疗——解决个人、伴侣和家庭问题的心理治疗元构架》一书中找到（Pinsof et al.，2018）。为了更好地理解整合系统治疗的理论，并深入了解其应用范围的广度和深度，建议读者在阅读本书之前仔细研读《整合系统治疗——解决个人、伴侣和家庭问题的心理治疗元构架》。本章仅对那些内容进行简要回顾。

最近发表的文章主要聚焦于以下方面：用整合系统治疗与非裔美国伴侣工作（Chambers，2019）、用整合和系统的视角应对临床中的复杂问题（Russell & Breunlin，2019）、用整合系统治疗做督导（He et al.，2021），以及用整合系统治疗与伴侣工作（Breunlin et al.，in press）。

有实证依据的整合系统治疗

蓝图是整合系统治疗作为有实证依据的治疗的基础，它提供了一个在临床中进行实验的过程，信息和干预技术都得以借由此过程被纳入咨询。用蓝图做每一个个案都像在做一个独立的个案研究，研究的依据既来自来访者的反馈，也来自与个案相关的知识体系。蓝图通过以下两种方法来使咨询过程有实证依据。首先，咨询师提取关于人类问题及咨询模型的实证研究结果，并将这些实证结果整理到蓝图的各个要素（假设、计划、对话和反馈）之中。其次，整合系统治疗鼓励咨询师使用标准化的测量工具（由来访者填写完成）来评估咨询进程，搜集有关咨询进程的实证数据，以便咨询师据此调整并提高干预质量（Pinsof et al.，2015）。

作为整合系统治疗的广谱元视角，我们尚未通过对手册化疗法的随机临床试验来证明整合系统治疗的效用，但有两项研究支持了整合系统治疗的有效性。一项自然观察研究针对 125 对伴侣的前八次整合系统治疗（当时称为以问题为中心的整合元构架）会谈，发现整合系统治疗在治疗个体的功能和关系适应问题上均表现出了显著的有效性。在另一项规模更大的随机临床试验中（Pinsof et al.，n.d.），研究者选择了 700 多名参与个体和伴侣咨询的来访者，并对咨询进程研究工具——系统治疗改变表（Systemic Therapy Inventory of Change，STIC；Pinsof et al.，2015）的使用进行了检验。尽管这并非关于整合系统治疗的手册化的研究，但参与该研究的咨询师均接受过整合系统治疗的培训。研究中的个案被随机分配到两种咨询方式组中，即整合系统治疗组以及整合系统治疗结合系统治疗改变表组。研究结果显示，接受整合系统治疗培训的咨询师无论是否使用系统治疗改变表，都能有效地治疗个体和伴侣；同时，使用了系统治疗改变表系统的个案相比其他个案表现出了更显著的治疗效果。

理论框架：整合性与系统性

正如其名，整合系统治疗是一个整合的系统性治疗方法，它致力于整合的原因在于看到了特定流派所依据的假设和观点即使对某些来访者很有效，也存在心理咨询范畴上的限制。因此，各个流派在描述心理咨询领域中不同且互补的方面时，常使用模型特异性术语，有时会忽视甚至贬低其他流派对于人类问题及改变策略的解释（Fraenkel，2009，2018；Lebow，1997，2014）。整合系统治疗则超越了这种模型驱动的做法的局限性，朝向综合的、基于指导方针的视角发展，该视角可以帮助我们整合现有的及尚待开发的概念、策略和干预技术。

为了提供一个整合各个心理咨询流派的视角，整合系统治疗的理论框架超越了不同流派的理论，并实质性地整合了它们的内容。整合系统治疗通过三种方式来实现这一目的。首先，整合系统治疗建立了一套理论支柱，来支撑其理论框架和实践指导原则（Pinsof et al.，2018）。其次，整合系统治疗重视共同因素，如治疗同盟、来访者的准备程度、目标共识以及协作性（Sprenkle et al.，2009）。最后，整合系统治疗使用一系列元构架，描述与家庭、伴侣、个体心理咨询相关的广泛的人类体验（Breunlin et al.，2011）。每个元构架都涉及人类体验的一个重要方面，这些方面都可以被整合到个案概念化中，也可以用于选择策略和干预技术。值得注意的是，咨询师使用的概念和框架并非由概念或框架本身驱动的，而是基于与来访者的协作对话中呈现的实际互动模式。因此，整合系统治疗是为每个来访者量身定制的，是以来访系统为中心的。

整合系统治疗的理论支柱

整合系统治疗建立在五个理论支柱之上，这些支柱阐释了整合系统治疗的前提假设，同时也奠定了整合系统治疗中"系统"二字的基础。乍看之下，这些支柱似乎不切实际或空洞，但它们实际上是整合系统治疗理论的基础假设，贯穿整合系统治疗的概念和应用过程。事实上，所有咨询流派都有其理论支柱，只是它们往往没有被明确阐述出来。

认识论支柱论述了人们理解现实的能力。它主张存在客观现实，但人类对其认知是片面的，受观察者视角限制，这是无法规避的。随着我们与来访者的接触增多，对他们的了解也更准确，但永远不会完美。本体论支柱讨论社会现实的本质。它采用多层次视角描述人类系统，包括个体、关系、家庭、社区和社会等亚系统（von Bertalanffy，1968）。系统观的概念和原理，如整体性、自我调节和反馈等概念，适用于每个层级或多个层级之间的交互作用。整合系统治疗的因果关系支柱描述了人类系统中的因果关系。它认为系统和亚系统之间的交互作用形成了相互影响的网络。在这个网络中，不同系统对过程和结果有不同的影响。序列支柱认为，人类系统有其模式，有效地描述模式的方式是关注在长短不一的时间间隔中反复出现的事件序列，这些序列包含行动、意义和情感。限制支柱指出了一种通用的改变机制，即识别并移除阻止问题解决的限制可使改变发生（Breunlin，1999；Pinsof et al.，2018）。整合系统治疗的目标在于识别适应性解决方案，消除或减轻阻碍解决方案实施的限制。

考虑到这五大理论支柱的前提都涵盖系统观，整合系统治疗会在多系统的背景下对所有心理咨询实践进行概念化。基于系统的特性，所有形式的心理咨询都会有意无意地在来访系统中进行干预，这个来访系统包含了可能参与维持或解决主诉问题的所有人（Pinsof，1995）。整合系统治疗将来访系统分为直接来访系统和间接来访系统。在特定情境下参与了咨询的成员属于直接来访系统，而没有直接参与咨询的成员则构成了间接来访系统。传统上，咨询师认为自己只在干预咨询室内的成员（直接来访系统）。但整合系统治疗认为，不论是对个体还是家庭亚系统的干预，都应被视为对整个来访系统的干预，包括直接和间接来访系统。因为无论成员是否参与会谈，咨询都会影响到系统中的所有成员，并受到他们的影响。因此，整合系统治疗建议，无论哪些成员出现在咨询室里，心理咨询行业都应超越占主导的对个体的关注，转变视角，把人类行为和治疗干预技术置于多系统（生物、心理、伴侣、家庭、社区和社会）的情境中加以审视。考虑到多系统情境，应更细致地考虑谁应优先参与咨询。咨询师应优先邀请来访系统中的多位成员参与咨询，除非这种安排无法实现。此外，直接和间接来访系统的界线模糊不清；在很多情况下，间接来访系统中的成员也可能受邀参与咨询。在理想情况下，在咨询过程中的任何时刻，直接来访系统中的成员都是完成当下咨询任务所必需的。

　　整合系统治疗拓展了系统性视角，将咨询构建为两个系统的交互关系，即来访系统和咨询师系统（Pinsof et al., 2018）。上文阐述了来访系统。而咨询师系统则包含了进行会谈的直接咨询师系统（咨询师）和间接咨询师系统。间接咨询师系统由未直接参与会谈却会影响咨询师的专业人士构成（包括督导师、顾问、其他参与过个案讨论的咨询师和机构的政策决策者等）。这两个系统之间的界线也是可变的。例如，督导师可能决定参加一次会谈，从而进入直接咨询师系统。如图1.1所示，来访系统和咨询师系统构成了整个治疗系统。两个系统之间的箭头表示系统间的相互影响，而在每个系统内部的箭头指的是间接和直接系统之间的相互影响。

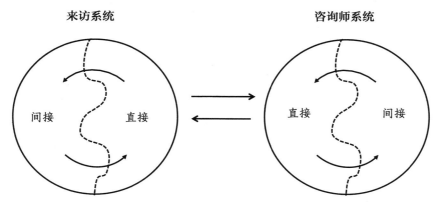

图 1.1 咨询系统

改 编 自 *Integrative systemic therapy: Metaframeworks for problem-solving with individuals, couples, and families* (p. 46), by W. M. Pinsof, D. C. Breunlin, W. P. Russell, J. L. Lebow, C. Rampage, and A. L. Chambers, 2018, American Psychological Association. Copyright 2017. Adapted with permission.

整合系统治疗的精髓

整合系统治疗的核心在于咨询师和来访者合作，共同努力处理或改善来访者的主诉问题和困扰。这种由咨询师主导的合作关注问题所处的生物、心理和社会情境。咨询师对这种情境初步、有限的理解建立在召集来访者、定义主诉问题以及商定对问题序列的描述之上。问题序列指的是伴随问题出现的一系列重复的行为、想法和感受。当咨询师带着对问题序列的好奇与来访者合作时，可以在时间和空间的维度上定位问题，并清晰地描述在问题发生的前、中、后都发生了什么。例如，对于婚姻冲突，问题序列可能描述了冲突的过程以及冲突在伴侣生活中的作用。每个问题序列都是对来访系统的一种实用且局部的理解。

当来访者和咨询师确定了一个解法序列时，改变就开始了；这个解法序列是可以改进或取代问题序列的；而且如果实行它，也许可以解决或至少开始解决问题。一旦对解法序列达成共识，咨询师便会鼓励来访者实行它。如果来访者尝试了解法序列，并且改善了问题，那么他们或许正在达成咨询目标。但如果来访者反馈他们并未实行或无法推进商定的解决方案（这是普遍现象），那么咨询师需要跟来访者一起工作，以明确阻碍解法序列成功实行的限制。在找出限制之后，咨询师和来访者会通过合作来移除限制，以便实行既定的解法序列或其优化版本；而这个优化版本也基于双方持续的治疗合作。

　　来访者面临的限制因素多种多样，涵盖了各个层面：从最基础的信息不足，到对提出解决方案的恐惧，再到文化期待上的差异和健康问题，甚至延伸到最复杂也最深远的早期童年创伤遗留的影响，可谓层出不穷。整合系统治疗的问题解决流程正如精髓图示（Russel et al.，2016）所示（图 1.2）：定义问题，通过问题序列定位问题，提出并实行解法序列，识别并移除阻碍解法序列的限制，以及维持解法序列。在一个问题得到解决后，咨询会转向其他主诉问题或结束。在整合系统治疗中，咨访双方在精髓图示的各个任务上的精诚合作会加强治疗同盟，因为咨询师会回应来访者关心的议题（问题），

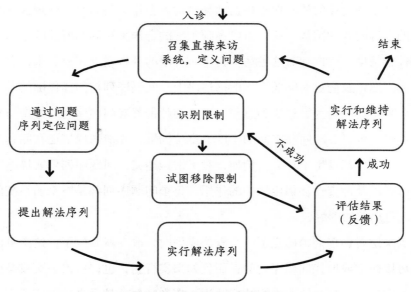

图 1.2　整合系统治疗的精髓图示

摘自 "Integrative Problem Centered Metaframeworks (IPCM) Therapy," by W. P. Russell, W. Pinsof, D. C. Breunlin, and J. Lebow, in T. L. Sexton and J. Lebow (Eds.), *Handbook of Family Therapy* (p. 531), 2016, Routledge. Copyright 2016 by Taylor & Francis. Reprinted with permission.

并在精髓图示中的每一步上都认真地与来访者达成共识。精髓图示中描述的问题解决过程是笼统的，在结合来访者的经验和咨询师对整合系统治疗蓝图的使用之后，这一过程会变得更具体、更贴近实际。

治疗蓝图

精髓图示以路线图的方式列举了咨询过程中问题解决的通用步骤，而整合系统治疗的蓝图（Breunlin et al.，1992；Pinsof et al.，2018）则指出了如何完成精髓图示中的任务以及如何选择治疗策略的知识体系和决策过程。治疗蓝图取代了整合系统治疗整合各种心理咨询模型的临床逻辑。它一共有四个要素：假设、计划、对话以及读取反馈。整合系统治疗的治疗蓝图（图1.3）描绘了一个不断迭代的制定并评估决策的过程，这个过程会在每次会谈中以及贯穿整个咨询的计划中反复出现。它引导咨询师处理与精髓图示步骤和治疗同盟相关的所有问题。与传统的评估理念不同的是，"假设"是一种逐步渐进地了解来访系统的方式，在咨询过程中的任何时刻都可以揭示新的关键信息。同样地，"计划"也并非一成不变的，我们在对话和反馈中会逐渐发展出新假设，而新假设会带来新的改变方向。

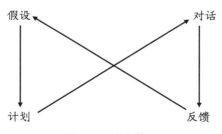

图1.3 治疗蓝图

摘自"Integrative Problem-Centered Metaframeworks (IPCM) Therapy Ⅰ: Core Concepts and Hypothesizing," by D. C. Breunlin, W. Pinsof, W. P. Russell, and J. Lebow, 2011, *Family Process*, *50*(3), p. 300. Copyright 2011 by John Wiley & Sons. Reprinted with permission.

全面的整合需要既能囊括各种治疗模型本身的内容，又能提供可以超越其本身的逻辑体系进行操作的自由度。整合系统治疗中的"假设"要素就是运用假设元构架来超越并整合特定治疗模型的逻辑体系。下面描述的七个假设元构架提供了心理咨询中最常见的人类体验的归类框架和信息。假设元构架为如何构建假设提供了想法，这些假设涵盖了解法序列、来访者优势、限制解决方案的因素以及治疗同盟中的细微差别等方面。治疗蓝图还详细列出了一系列计划元构架，涵盖了各种治疗模型和循证疗法的干预策略。

对于治疗蓝图中的对话要素，采用整合系统治疗的咨询师会运用一系列工具，更密切地专注于建设治疗性对话，有目的地塑造在会谈中的语言，从而完成精髓图示中的每一步任务，并与来访者保持良好的工作同盟。而在治疗蓝图中，反馈作为另一个要素，需要我们密切留意言语和非言语沟通中的微妙之处，并关注沟通的内容和过程这两个层面。这种关注所获取的信息可作为反馈，影响假设，从而进一步影响对干预技术的选择。

假设元构架

整合系统治疗的七个假设元构架（组织、发展、心智、文化、性别、生物和精神信仰）集合了来自各个治疗模型和其他相关知识领域的丰富信息。在会谈内或会谈外，咨询师可以通过"打开"某一元构架来解释或应用所获得的反馈（包括来访者的报告、咨询师的观察和关于咨询进展的评估数据）。以下是对各个假设元构架的简单描述（Breunlin et al.，2011；Russell et al.，2016）。

- **组织**：描述系统的组成部分如何彼此协作并作为整体运作的概念（比如，界线、领导力以及和谐）。
- **发展**：有关家庭、关系和个体的发展议题及能力的信息。

- **心智**：在序列、组织以及发展这三个复杂性递增的层面上，对于认知、情感和意图进行剖析。
- **文化**：用于理解种族、民族、社会阶层、经济地位、教育水平、性身份认同和性取向等文化背景之影响的框架，也包含理解这些议题与社会包容度、社会正义的关系。
- **性别**：与性别身份认同、基于性别的权力以及对性别角色的看法相关的信息。
- **生物**：医学、生理学和神经生物学因素（比如，疾病、残障、脑化学和情绪生理学）。
- **精神信仰**：对信仰和身心灵资源的观点，包括信仰、祈望、超越体验和接纳。

假设元构架可被用来理解多层次生物心理社会系统中的各层面。人类系统是一系列层层嵌套、有层级顺序的亚系统，包括个体、二元和三元关系、家庭、社区、社会以及全球背景层面。整合系统治疗的人类体验之网将各系统层次和假设元构架结合为一张图（图 1.4）。在这张图中，假设元构架（直线）贯穿系统性组织的不同层面（同心圆）。人类体验之网是咨询师形成关于来访系统假设时可用的启发性工具，包含对来访者优势、解法序列、限制和同盟的假设。这个工具可帮助咨询师思考让来访系统解决问题受限制的因素的本质（由元构架描述），也能指导咨询师发现这些因素（在生物心理社会系统中）的位置。例如，当父母在如何应对青少年逆反行为的问题上存在分歧时，整合系统治疗的咨询师可能会假设在家庭层面存在组织方面的限制。

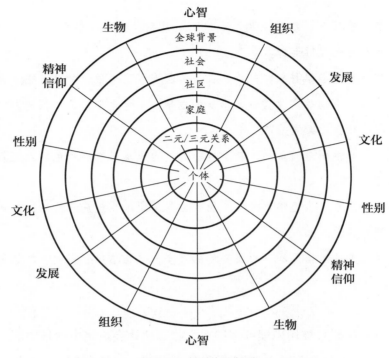

图 1.4   人类体验之网

摘自 "Integrative Problem-Centered Metaframeworks Therapy I: Core Concepts and Hypothesizing," by D. C. Breunlin, W. Pinsof, W. P. Russell, and J. Lebow, 2011, *Family Process*, *50*(3), p. 301. Copyright 2011 by John Wiley & Sons. Reprinted with permission.

计划元构架

在计划中，整合系统治疗区分了策略和干预技术。策略指向宏观方向，为咨询师解决问题或消除限制提供指导；而干预技术则是执行策略的具体方法。整合系统治疗从综合的角度出发，从各种流派汲取策略和干预技术。初始的解法序列通常源自咨询师的日常见解和临床经验。整合系统治疗采用更系统化的方式来提出解法序列并试图移除限制，这种方式演变自三个方面——各种心理咨询模型，在所有有效咨询中通用的改变机制（共同因素；Sprenkle et al.，2009），以及对心理咨询过程和成果的研究。整合系统治疗的整合性在于将干预策略整合为一系列计划元构架，将这些元构架置于计划矩阵的对应位置，并提供关于如何运用它们的指导原则。计划元构架包含各种咨询策略及相关的干预技术，而计划矩阵则描述了选择策略和干预技术的指导原则。

计划元构架涵盖了各种类型的策略，这些策略描述了建立解法序列或移除限制的常用计划。同时，这些策略是超越特定模型的。因此，在通常情况下，每种策略都可以在多个心理咨询模型中找到适用的地方。用通俗的话来说，策略实际上是从各种咨询模型中提取出来并进行分类的，而这种分类方式基于模型的重点和改变机制。因此，咨询师应根据已有的假设来选择计划元构架中的策略。这样，咨询师即可实行解法序列或移除阻碍实行解法序列的限制。咨询师所选择的策略可以通过多种干预技术来实现。与策略相关的干预技术通常是从各种心理咨询模型中演变而来的。每位整合系统治疗的咨询师会学习不同的干预技术来支持策略，从而构建自己的计划元构架。以下是对六个计划元构架的简要介绍（Pinsof et al.，2011；Pinsof et al.，2018；Russell et al.，2016）。

- **行动**：这些策略及其相关干预技术旨在帮助来访者调整行动和人际交往模式。咨询师和来访者之间的合作意愿以及相互理解对建立行动计划来说不可或缺。这种合作和理解是在认知和情感的层面达成的，但行动策略最核心的部分依旧要在行为层面带来变化。行动策略包括从以下心理咨询模型中提取的干预技术：社会学习理论（Bandura，1991）、行为和认知行为治疗方法（Barlow et al.，1989；Baucom et al.，1990；Craske，1999；Jacobson & Margolin，1979；Patterson et al.，1992）、辩证行为治疗（Linehan，2015；Linehan & Wilks，2015）、结构派家庭治疗（Minuchin & Fishman，1981）、策略派心理咨询（Haley，1987；Watzlawick et al.，1974）和焦点解决治疗（Berg，1994）。

- **意义/情感**：这类策略及其相关干预技术旨在改变想法和情感。它们尝试调整限制改变发生的情感，增强适应性情感，或是发展并锻炼适应性想法、意义或叙事。这种意义/情感策略包括从以下心理咨询模型中提取的干预技术：认知行为（Beck，1996；Beck，2011）、整合行为（Baucom et al.，2002；Christensen et al.，1995）、情绪聚焦（emotion-focused；Greenberg，2011）、情绪性聚焦（emotionally focused；Greenberg & Johnson，1988）、叙事（White & Epston，1990；McAdams & Janis 2004）、辩证行为（Linehan，2015；Linehan & Wilks，2015）、接纳承诺（Hayes et al.，1999）、心理教育和经验性（Safran et al.，1988；Greenberg，2004）治疗方法。

- **生物行为**：这类策略强调了可能限制解法序列的生物性过程。生物行为的干预技术包括药物、生物反馈（Rogers，1981）、眼动脱敏与再加工（Shapiro，1995；Shapiro，2001）、正念冥想（Tang，2017）、针刺疗法（Chon & Lee，2013）和体育锻炼。

- **原生家庭**：这类策略主要致力于处理成年来访者与其原生家庭的关系，由此促进来访者自体的分化并和原生家庭以成熟的方式共存。咨询师可以把策略的重点放在提升对原生家庭的洞察力上，即看看原生家庭如何影响来访者当下的关系，或对原生家庭进行直接干预，从而改变限制了来访者的人际关系模式。原生家庭计划元构架的策略和干预技术借鉴自以下家庭治疗先驱者的工作：默里·鲍恩（Murray Bowen；Bowen，1974）、伊万·鲍斯泽门伊-纳吉（Ivan Boszormenyi-Nagy；Boszormenyi-Nagy & Spark，1973）、詹姆斯·弗拉莫（James Framo；Framo，1992）、莫娜·菲什班（Mona Fishbane；Fishbane，2016，2015）以及莫妮卡·麦戈德里克（Monica McGoldrick；McGoldrick et al.，2008）。

- **内在表征**：这些策略旨在处理限制问题解决的心理表征，而这些表征是通过内化早期人际交往的经历和家庭的人物角色而形成的。这类策略旨在调整内在客体或内在的部分，调整它们之间的关系，和／或这些客体或部分跟他人的关系模式。内在表征策略融合了来自以下模型的干预技术：内在家庭系统（internal family systems，IFS）疗法（Schwartz，2013）、客体关系理论（Guntrip & Rudnytsky，2013；Scharff，1995）以及其他心理动力学治疗方法。

- **自体**：这个元构架旨在促进咨访关系的改变，从而帮助来访者发展出强大且灵活的自体。当咨询师在别的计划元构架中付出了巨大的努力但限制仍未被移除时，我们推荐大家通过个体咨询来加强来访者的自体。这类导向的咨询方式包括功能分析心理治疗（functional analytic psychotherapy；Kohlenberg & Tsai，2007），这种治疗模型把临床上的行为分析应用到了咨访关系和自体心理学中（Kohut，1977；Kohut，1984），并同时专注于分析移情作用以及治疗同盟的破裂及修复过程。但如果来访者有自伤行为、高冲动、对批评和拒绝的反应强烈或满足边缘型人格的诊断描述，那么辩证行为治疗是更适合的治疗手段（Linehan，2015）。

行动、意义／情感以及生物行为计划元构架主要关注当下（此时此地），专注于直接解决那些无须过度关注过去的限制。而原生家庭、内在表征以及自体计划元构架则更侧重于历史和过去，即基于早前的时间点（彼时彼地）的计划元构架。这些计划元构架旨在处理源自过去的、至今仍对问题解决产生影响的限制。整合系统治疗对计划元构架策略的使用是有先后顺序的。在通常情况下，咨询师应首先从当下的计划元构架入手；如有必要，再采用历史性的策略。《整合系统治疗——解决个人、伴侣和家庭问题的心理治疗元构架》一书对每一个计划元构架有更详尽的阐述（Pinsof et al.，2018）。本书附录 A 中收录了针对每个计划元构架的策略示例，还提供了可以丰富策略的干预资源。

咨询情境

整合系统治疗提供了三种可以应用计划元构架的干预情境。家庭/社区治疗情境包括两个或两个以上家庭成员（除伴侣外），也可能包含社区成员。在这个情境中，参与者通常来自不同的代际，但也可能涉及同代际的关系，例如成年兄弟姐妹或者密友。伴侣情境包括处于有承诺伴侣关系中的双方，这种有承诺的关系意味着有过去，也可能会有未来。伴侣情境中的参与者可能是已婚伴侣、恋爱关系中的伴侣或未婚同居的伴侣。在这里，伴侣的定义并不受性别身份认同或性取向限制。在个体情境中，只有来访系统的单个个体参与咨询。

图 1.5 描述了整合系统治疗的矩阵，包括治疗情境和计划元构架。其中，

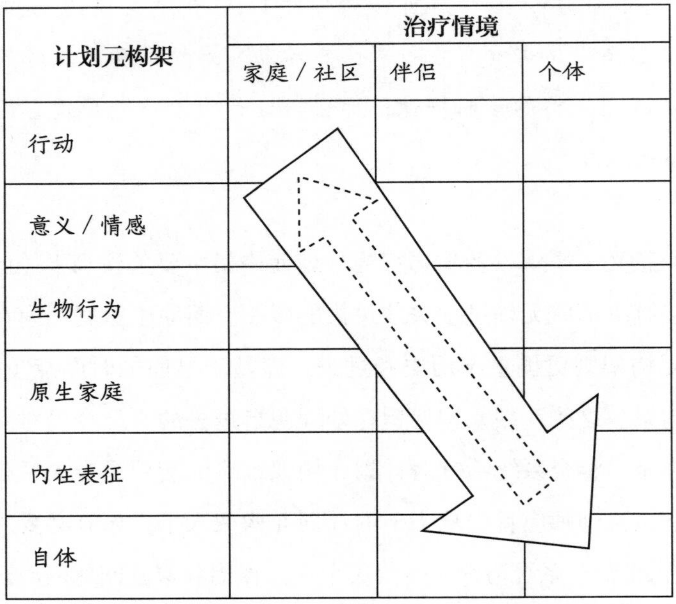

计划元构架	治疗情境		
	家庭/社区	伴侣	个体
行动			
意义/情感			
生物行为			
原生家庭			
内在表征			
自体			

图 1.5 计划矩阵

改编自“Integrative Problem-Centered Metaframeworks Therapy II: Planning, Conversing, and Reading Feedback,” by D. C. Breunlin, W. Pinsof, W. P. Russell, and J. Lebow, 2011, *Family Process*, *50*(3), p. 318. Copyright 2011 by John Wiley & Sons. Adapted with permission.

自体计划元构架是一个例外，通常仅用于个体咨询。整合系统治疗的其他干预技术并不受特定情境的限制，可以在任何干预情境下使用。比如，行动或原生家庭策略可适用于三个情境，无论是个体情境、伴侣情境还是家庭情境。与传统观念不同的是，整合系统治疗将个体、伴侣或家庭视为情境，而非不同的咨询形式。传统观念通常将参与咨询的人（咨询形式）与特定的咨询模型和策略相联系，使用的模型和策略往往适用于特定的咨询形式。然而，计划元构架和治疗情境则将整合系统治疗塑造成一种后模型（post-model）和后形式（post-modality）的视角。

干预技术指导原则：在何时做什么？

如前所述，整合系统治疗的决策过程受蓝图引导。在蓝图中，假设和计划得以在对话（干预技术）中验证，并从来访者的反馈中获得调整的建议。此外，一系列计划指导原则也指引着咨询师的决策过程（Breunlin et al.，2011；Pinsof et al.，2011）。这些指导原则会建议咨询师在不同的治疗进程阶段优先考虑不同的假设，并据此实施干预技术。尽管指导原则有优先考虑的方面，但它们也是可变通的。本书的附录 B 详细列出了整合系统治疗实践指导原则。下面会简要描述应用到矩阵中的指导原则，这些原则涵盖了整合系统治疗的实践准则，正如图 1.5 中的箭头所示。

人际情境指导原则指出，如果有可能且情况适当，咨询应该是在人际关系背景下开始的，并在必要时发展到个体情境下。矩阵中从家庭和伴侣情境开始的大箭头正展示了这一原则。该原则只是说明了一个大致的偏好，咨询要从个体情境开始也没有问题。时序指导原则指出在咨询初期应聚焦当下和历程。如有必要，再关注彼时彼地（遥远的过去及其相关模式）。这一原则主要体现在从矩阵左上角发出的箭头上，旨在突显计划元构架优先重视当下。成本效益指导原则依旧在图示中由箭头的起点体现。这一原则指出，在转向矩阵下半部分，即更为间接、复杂和昂贵的干预技术之前，咨询师应当从最直接、简单且成本最低的干预技术着手。优势指导原则认为：在最低限度地进行干预的情况下，来访系统通常具有解决问题的优势和能力，除非现实情况证明不然。由于更为复杂的限制网络需要从更深层次的矩阵中提取策略，因此只有当此时此地的元构架策略无法移除来访者面临的多重限制时，咨询师才会转向更为复杂的限制网络，并提出新的假设。失败驱动指导原则表明：如同矩阵中的箭头所示，当咨询师从左向右或从矩阵的上层转向下层时，是因为矩阵中更靠左侧的情境或更上层的元构架已被证明对来访者无效了。因此，在整合系统治疗中，失败被视为学习的机会，让我们能更深入地了解来访系统并寻找更有效的解决方式。即使如此，失败仍然是一个沉重的字眼，因此在与来访者的对话中不应使用这个词。换个角度来看，整合系统治疗将干预技术看作一系列"实验"，而正是这些实验让来访者及其咨询师更加了解解决主诉问题所需付出的努力。

矩阵大箭头中往回指的小箭头是为了强调位于矩阵下层的干预技术的目的——改变来访者之间的相处方式，同时探寻如何建立一种解法序列，而这种解法序列正是来访者通过咨询希望达成的目标（解决主诉问题）。在咨询的过程中，来访者及其咨询师可能会一致同意开始解决新的问题；但在此之前，咨询的主要目标是成功地解决最初的主诉问题及相关问题序列。在探索更复杂而又遥远的限制时，小箭头时刻提醒咨询师不要因为自己的原因而迷失在探索之路上，这样的代价往往是对于主诉问题的忽视。治疗计划是从矩阵中提取出来的，是在蓝图中不断验证的；然而无论如何，治疗计划都是为精髓图示中的任务服务的。

矩阵的箭头并不是要建立临床实践中一成不变的完美顺序。我们作为运用整合系统治疗的咨询师，在谨遵指导原则的同时，也应该随机应变。指导原则的灵活性是极其必要的，而这种必要性体现在三个方面。首先，如果来访者面临安全上的威胁，无论是身体的威胁还是情感的威胁，那么咨询师都需要推翻人际情境指导原则。比如，一位女性来访者要求跟她的继父做一次联合会谈，而这次会谈的主题是他在过去对她实施的性虐待。咨询师在安排联合会谈之前，应该跟来访者及其继父进行个体会谈，以评估风险，尽可能把咨询的可控性和安全性最大化，同时降低发生二次创伤的可能性。其次，咨询师从反馈中得出的可靠假设可能会使他们跳出特定的咨询情境，或是跳出计划矩阵元构架中的某一层级。比如，若来访者的精神病性症状明显限制了上层矩阵（也就是行动或意义／情感）策略的实施，那么咨询师应该在用这些策略之前取得药物评估报告（下层生物行为计划元构架）。最后，要维持治疗同盟，咨询师需要在实际运用指导原则时有一定的灵活性，因为来访者可能会反感由矩阵中的某一层级生成的治疗计划。还是举例来说，在咨询初期，某些来访者会比较抗拒直接从他们的行动模式着手，而是希望把心智的模式以及意义／情感计划元构架作为咨询初期的切入点。

虽然整合系统治疗的实践原则（如矩阵中的箭头所示）表明，咨询师应该优先考虑行动策略，然后才是意义／情感策略；不过，应用整合系统治疗的咨询师还是在每一次会谈中都会用行动、意义／情感的语言进行跟进和对话。如果咨询师要做直接的行动干预，往往需要咨访双方对于干预技术的目的有共同的理解（意义），并且需要咨询师与来访者的情感同调。反过来，来访者在意义／情感上的改变往往会立竿见影地带来行动上的突破口。限制一旦被识别出来，那么通过综合考虑限制的本质和来访者的反馈，咨询师就可以明确在行动、意义和／或情感中应优先考虑哪一个，以及各自占比多少。

整合系统治疗的所有工作都基于建立治疗同盟。在这种治疗模式中，治疗同盟包含三个要素：目标、任务和盟约。目标方面涉及咨询师和来访者对咨询的目标是否有一致的认知。任务方面指的是咨询师和来访者对于咨询中的特定任务（策略和干预技术）是否存在一定程度的共识。盟约方面描述了一种随时间发展的关系，这种关系不限于具体的目标或任务。随着时间的推移，盟约的建立可以在保持目标和任务一致的前提下，给予咨询师更多空间来挑战来访者的观念，同时建立更深层次的治疗同盟。整合系统治疗遵循着同盟优先指导原则。这个原则强调建立和维持良好的治疗同盟是最优先考虑的事情——这比咨询师提出的假设或计划矩阵中描述的其他治疗过程指导原则都重要。除非对治疗的有效性或伦理原则有根本性的违背，否则咨询师应该尊重并维持与来访系统的治疗同盟，即使这意味着暂时搁置某些假设或指导原则。

社会正义指导原则是另一项额外的原则，不仅支持治疗同盟，还考虑到了来自社区和社会的潜在压力对来访者的影响。这一原则强调，在问题解决的每一步中，咨询师都应该特别关注来访者的多元文化背景（身份交叉性）、社会包容度以及社会正义问题。具体来说，咨询师需要审视所提出的问题和建议如何影响来访者，确保治疗方向让来访者感到合适和被尊重。

对话及读取反馈

精髓任务的执行，包括干预技术的具体计划，都是在协作性对话的背景下进行的。整合系统治疗的咨询师是这些对话的领导者；这些对话也是一个工具，用来建立治疗同盟，深入了解来访系统，促进来访者参与改变，以及组织安排治疗框架。来访者带入咨询室的是对自身经历、处境和背景的深刻理解。而咨询师则带来了关于治疗对话、问题解决以及治疗方法的专业知识。整合系统治疗的咨询师需要谨慎选择在会谈中所说的话，认真观察对话的进程，并对自己的行为保持觉察。这需要咨询师有意识地关注在完成咨询任务时所使用的语言。同时，要觉察自己的内在体验（反移情），以免它成为对话中的限制因素。

整合系统治疗的咨询师也应当关注对话和干预后的反馈。反馈是指让咨询师了解来访系统，并指出治疗方向的各种信息。反馈的来源包括：来访者的直接反馈、咨询师对行为和互动的观察、咨询师自身的情绪反应、与其他咨询师的沟通以及各种文件（如初始会谈表、心理测验结果以及实证进展调查工具所得的数据）。对于假设、计划和对话来说，反馈是主要的信息来源。咨询师将密切关注所得到的反馈内容作为契机，设计一种既适合来访系统，又能监测治疗进程的反馈方式。

精髓图示为咨询师找到问题解决办法提供了指引。在推进精髓图示步骤和建立治疗同盟时，蓝图有助于做出决策。反馈使对话得以扎根于来访者的主诉、目标、处境以及实际的行为模式。尽管整合系统治疗提供了指导原则、构架和启发性策略，但它并不是一种手册性方法。"整合系统治疗认为，咨询是一种个性化的、针对每个个案的即兴咨询过程。每次咨询都是独特的，需要咨询师灵活应对并及时做出临床判断。把整合系统治疗比作爵士乐或许是合适的。因为整合系统治疗是一个有结构、有计划、有规章的过程，但这个过程又以不同且极为独特的方式在每个来访系统和每次咨询中展现。就像每个爵士乐大师都有自己独特的演奏方式一样，整合系统治疗的咨询师通过调整模型来使之契合自己的性格和价值观，创造出独特的'声音'，让咨询变得更真切、更真实"（Breunlin et al.，2018，p. 10）。

咨询师的发展

有经验的整合系统治疗的咨询师已经从各种模型中获得了丰富的知识和技能，同时也从假设、计划、对话和反馈中获取了超越模型的重要技能。整合系统治疗的新手咨询师尚未掌握有关各种咨询模型的广泛知识，因此他们的任务是在未来的时间里学习多样的咨询模型策略和干预技术。而对于有经验的咨询师来说，如果他们决定通过整合系统治疗扩展并优化其工作，那么由于他们已经在实践中掌握了各种概念和干预技术，所以其任务是专注于学习本书论述的整合系统治疗元模型的概念和技术。

极为重要的是，整合系统治疗是一个永远无法完全掌握的领域，咨询师会不断学习，将新知识融入自己的实践。它不仅是为治疗而生的视角，更是一种框架，为咨询师在职业发展中的个人成长和学习提供支持。每个蓝图元素（假设、计划、对话和反馈）都象征咨询师在多年实践中积累的知识、干预技术和技能。所储备的知识和技能会在咨询师使用蓝图中的某个元素时被调动。比如，当进行假设时，咨询师会调用有关人类体验之网的知识，包含了假设元构架的信息。或者在对话中，咨询师会运用沟通的原则以及提问和表述的艺术，使咨询对话更加深入。

咨询师的成长和学习涉及对特定知识和技能的习得过程。因为整合系统治疗倡导从多个流派汲取知识和技术，所以整合系统治疗的咨询师难以精通各种流派模型的所有细节。整合系统治疗认为：并不需要对特定模型了解得非常深入，对所选择的干预技术有"足够好"的理解反而更为实际；同时，建立良好的治疗同盟并仔细读取反馈也能代替更高水平的有关特定模型的专业知识（Russell & Breunlin，2019）。很多干预技术可以通过有限的学习和实践来掌握。但对于另一些干预技术来说，只有接受更系统的模型或方法的培训才能在一定程度上掌握它们。复杂的干预技术往往需要专业培训，因此可以作为整合系统治疗的一个干预模块。比如，咨询师可以整合暴露疗法方案（protocol）来处理恐惧情绪或恐惧症。或者换个角度来说，如果对某项正式干预方案了解得不够，整合系统治疗的咨询师可以将个案转介给具备特定干预技能的专业人士。区分哪些干预技术需要接受正式系统的培训，哪些只需要非正式的了解学习，也是咨询师的一种责任。咨询师在接受培训时，督导师可以承担这种责任；而在完成培训后，咨询师则需自行承担这份责任，或与其他专业同行进行讨论并接受帮助。

整合系统治疗提供了许多工具来理解和协助来访系统，不过咨询师的所作所为都基于其个人特点及工作经验带来的影响，以及他们是如何以自己为工具来建立关系、理解来访系统并推动改变的。"咨询师的自我修养（person-of-the-therapist，POTT）"（Aponte & Kissil，2016）的发展主要基于对自身心理的理解，以及对自身所处文化背景和特权的批判性认识。培训课程往往设计了各种体验形式，既有课堂形式，也有小组形式，以帮助受训者更深入地了解自己的特点和个人局限。在整合系统治疗中，可以直接提升咨询师的自我修养的资源主要有两个方面，都基于临床工作实践和督导。首先，我们鼓励受训者在会谈中展现并表达其独特的自我。其次，督导师会与受训者合作，帮助他们反思自己的工作，识别限制他们在咨询中起效的情绪反应和文化假设（He et al.，2021）。

结　论

整合系统治疗并非咨询模型，而是一种元层级的系统观。这种视角提供了一个框架，整合了大量信息，涵盖了人类系统及其问题的各种信息，以及从这些问题中衍生出来的解决方案——咨询模型和干预技术。它为个体、伴侣和家庭治疗提供了一个超越各种心理咨询模型的框架，涵盖了不同模型的概念和干预技术，以及共同因素和最佳临床实践，始终围绕满足特定来访系统的需求这一目标。在指导原则和框架的支持下，整合系统治疗是一个灵活即兴的过程，通过假设、计划、对话和读取反馈来处理一系列关于问题解决的必要任务。作为处理多样问题和情境的全面视角，整合系统治疗难免显得复杂。因此，它的概念和框架不仅构成了临床实践的基础，也是整合系统治疗的咨询师终身学习和成长的基石。

本章是对整合系统治疗的概览。第二章将探讨治疗过程的第一步——第一通电话。而接下来的章节会讨论精髓图示（见图 1.2）中关于问题解决的每一个任务。在解决与这些任务相关的实际问题时，本书将着重讲述如何运用蓝图来完成任务，并维护治疗同盟。

练　习

1. 挑选你生活中常常出现的一项挑战或一个问题。思考（或讨论）一个或一个以上解决方法。选择一个解决方法并在脑海内加以实施。是不是觉得有些迟疑？有没有什么东西阻止了你继续实行这个解决方法？如果有，将这个解决方法复盘一遍并加以改进，确保这个解决方法在行为上更加合理。由此，再思考是否有新的东西（可能是你的想法或是期待值）依旧阻碍着这个解决方法的实行。思索如果需要让自己最终达成实行解决方法的目标，你还需要符合什么条件？

2. 思考（或讨论）整合系统治疗的支柱。有没有哪些支柱是你从一开始就认同的？有没有哪些支柱是你不太理解或有点抗拒的？如果有，可以温习《整合系统治疗——解决个人、伴侣和家庭问题的心理治疗元构架》的第 41–52 页[①]（Pinsof et al.，2018），进一步思考是否有新的心得体会？

3. 回顾整合系统治疗实践指导原则（见本书附录 B）。重新理解一遍人际情境指导原则。思考（或讨论）你对以下情境的反应。

一位男士给咨询师来电，希望可以治疗他在工作中的焦虑情绪。在电话里，咨询师意识到他是有伴侣的。咨询师建议他和伴侣一起出席第一次会谈。

你认为，这位咨询师为何会给出这样的建议？如果你是这位咨询师，并给出了这样的建议，你会如何提出建议并和这位男士解释原因呢？如果这位男士说他不希望和伴侣一起出席，你又会怎么做呢？

参 考 文 献

Aponte, H. J., & Kissil, K. (Eds.). (2016). *The person of the therapist training model: Mastering the use of self*. Routledge.

Bandura, A. (1991). Social cognitive theory of self-regulation. *Organizational Behavior and*

---

① 见中文版《整合系统治疗——解决个人、伴侣和家庭问题的心理治疗元构架》的第 48–61 页。——译者注

Human Decision Processes, *50*(2), 248–287.

Barlow, D. H., Craske, M. G., Cerny, J. A., & Klosko, J. S. (1989). Behavioral treatment of panic disorder. *Behavior Therapy*, *20*(2), 261–282.

Baucom, D. H., Epstein, N. B., & Norman, B. (1990). *Cognitive-behavioral marital therapy*. Brunner/Mazel.

Baucom, D. H., Epstein, N. B., LaTaillade, J. J., & Kirby, J. S. (2002). Cognitive behavioral couple therapy. In A. S. Gurman & N. S. Jacobson (Eds.), *Clinical handbook of couple therapy* (3rd ed., pp. 31–72). Guilford Press.

Beck, A. T. (1996). Beyond belief: A theory of modes, personality, and psychopathology. In P. M. Salkovskis (Ed.), *Frontiers of cognitive therapy* (pp. 1–25). Guilford Press.

Beck, J. S. (2011). *Cognitive behavior therapy: Basics and beyond* (2nd ed.). Guilford Press.

Berg, I. K. (1994). *Family-based services: A solution-focused approach*. W. W. Norton.

Boszormenyi-Nagy, I., & Spark, G. M. (1973). *Invisible loyalties: Reciprocity in intergenerational family therapy*. Harper & Row.

Bowen, M. (1974). Toward the differentiation of self in one's family of origin. *Georgetown family symposium*, *1*, 222–242.

Breunlin, D. C. (1999) Toward a theory of constraints. *Journal of Marriage and Family Therapy*, *25*(3), 365–382.

Breunlin, D. C., Pinsof, W., & Russell, W. P. (2018). Integrative systemic therapy. In J. Lebow, A. Chambers & D. Breunlin (Eds.), *Encyclopedia of couple and family therapy*. Springer.

Breunlin, D. C., Pinsof, W. M., Russell, W. P., & Lebow, J. L. (2011) Integrative problem centered metaframeworks (IPCM) therapy I: Core concepts and hypothesizing. *Family Process*, *50*(3), 293–313.

Breunlin, D. C., Russell, W. P. Chambers, A., & Solomon, A. (In Press). Integrative systemic couple therapy. In Snyder, D. & Lebow (Eds.), *Handbook of couple therapy*.

Breunlin, D. C., Schwartz, R. C., & Mac Kune-Karrer, B. M. (1992). *Metaframeworks: Transcending the models of family therapy*. Jossey-Bass.

Chambers (2019). African American couples in the 21st century: Using integrative systemic therapy (IST) to translate science into practice. *Family Process*, *58*(3), 595–609.

Chon, T., & Lee, M. (2013). Acupuncture. *Mayo Clinic Proceedings*, *88*(10), 1141–1146.

Christensen, A., Jacobson, N. S., & Babcock, J. C. (1995). *Integrative behavioral couple therapy*. Guilford.

Craske, M. G. (1999). *Anxiety disorders: Psychological approaches to theory and treatment.* Basic Books.

Fishbane, M. D. (2015). Couple therapy and interpersonal neurobiology. In A. S. Gurman, J. Lebow, & D. Snyder (Eds.), *Clinical handbook of couple therapy* (5th ed.). Guilford.

Fishbane, M. D. (2016). The neurobiology of relationships. In J. Lebow & T. Sexton (Eds.), *Handbook of family therapy* (4th ed.). Routledge.

Fraenkel, P. (2009). The therapeutic palette: A guide to choice points in integrative couple therapy. *Clinical Social Work Journal, 37*(3), 234–247.

Fraenkel, P. (2018). Integration in couple and family therapy. In J. Lebow, A. Chambers, & D. C. Breunlin (Eds.), *Encylopedia of couple and family therapy*. Springer.

Framo, J. L. (1992). *Family-of-origin therapy: An intergenerational approach.* Psychology Press.

Greenberg, L. (2004). Being and doing in psychotherapy. *Person-Centered & Experiential Psychotherapies, 3,* 52–64.

Greenberg, L. S. (2011). *Emotion-focused therapy: Theory and practice.* American Psychological Association.

Greenberg, L. S., & Johnson, S. M. (1988). *Emotionally focused therapy for couples.* Guilford Press.

Guntrip, A. S., & Rudnytsky, P. L. (2013). *The psychoanalytic vocation: Rank, Winnicott, and the legacy of Freud.* Routledge.

Haley, J. (1987). *Problem-solving therapy* (2nd ed.). Jossey-Bass.

Hayes, S. C., Strosahl, K., & Wilson, K. G. (1999). *Acceptance and commitment therapy: An experiential approach to behavior change.* Guilford Press.

He, Y., Hardy, N., & Russell, W. P. (2021). Integrative systemic supervision: Promoting supervisees' theoretical integration in systemic therapy. *Family Process, 61,* 58–75.

Jacobson, N. S., & Margolin, G. (1979). *Marital therapy: Strategies based on social learning and behavior exchange principles.* Brunner/Mazel.

Kohlenberg, R. J., & Tsai, M. (2007). *Functional analytic psychotherapy: Creating intense and curative therapeutic relationships.* Springer.

Kohut, H. (1977). *The restoration of the self.* International Universities Press.

Kohut, H. (1984). *How does analysis cure?* The University of Chicago Press.

Knobloch-Fedders, L. M., Pinsof, W. M., & Haase, C. (2015). Treatment response in couple therapy: Relationship adjustment and individual functioning change processes. *Journal of Family Psychology*, *29*, 657–666.

Lebow, J. L. (1997). The integrative revolution in couple and family therapy. *Family Process*, *36*, 1–17.

Lebow, J. L. (2014). *Couple and family therapy: An integrative map of the territory*. American Psychological Association.

Linehan, M. M. (2015). *DBT skills training manual* (2nd ed.). Guilford Press.

Linehan, M. M., & Wilks, C. R. (2015). The course and evolution of dialectical behavior therapy. *American Journal of Psychotherapy*, *69*(2), 97–110.

McAdams, D. P., & Janis, L. (2004). Narrative identity and narrative therapy. In L. E. Angus & J. McLeod (Eds.), *The handbook of narrative and psychotherapy: Practice, theory, and research* (pp. 331–349). Sage.

McGoldrick, M., Gerson, R., & Petry, S. S. (2008). *Genograms: Assessment and intervention*. W. W. Norton.

Minuchin, S., & Fishman, H. C. (1981). *Family therapy techniques*. Harvard University Press.

Patterson, G. R., Reid, J. B., & Dishion, T. J. (1992). *Antisocial boys: A social interactional approach*. Castalia.

Pinsof, W. M. (1995). *Integrative problem centered therapy: A synthesis of biological, individual and family therapies*. Basic Books.

Pinsof, W. M., Breunlin, D. C., Russell, W. P., & Lebow, J. L. (2011). Integrative problem centered metaframeworks (IPCM) therapy II: Planning, conversing, and reading feedback. *Family Process*. *50*(3), 314–336.

Pinsof, W. M., Breunlin, D. C., Chambers, A. L., Solomon, A. H., & Russell, W. P. (2015). Integrative, multi-systemic and empirically informed couple therapy: The IPCM perspective. In A. Gurman, J. Lebow, & D. K. Snyder (Eds.), *Clinical handbook of couple therapy* (5th ed., pp. 161–191). The Guilford Press.

Pinsof, W., Breunlin, D., Russell, W., Lebow, J., Chambers, A. L., & Rampage, C. (2018). *Integrative systemic therapy: Metaframeworks for problem solving with individuals, couples, and families* (1st ed.). American Psychological Association.

Pinsof, W., Zinbarg, R. E., He, Y., Goldsmith, J., Latta, T., & Hardy, N. (Unpublished manuscript). The Family Institute at Northwestern University.

Rogers, K. (1981). Biofeedback. Reference Section, Science and Technology Division, Library of Congress.

Russell, W. P., Pinsof, W., Breunlin, D. C., & Lebow, J. (2016). Integrative problem centered metaframeworks (IPCM) therapy. In T. L. Sexton and J. Lebow (Eds.), *Handbook of family therapy* (4th ed.). Routledge.

Russell, B., & Breunlin, D. (2019). Transcending therapy models and managing complexity: Suggestions from integrative systemic therapy. *Family Process*, *58*(3), 641–655.

Safran, J. D., Greenberg, L. S., & Rice, L. N. (1988). Integrating psychotherapy research and practice: Modeling the change process. *Psychotherapy Theory Research & Practice*, *25*(1), 1–17.

Scharff, M. E. D. (Ed.). (1995). *Object relations theory and practice: An introduction*. Jason Aronson Inc.

Schwartz, R. (2013). *Evolution of the internal family systems model*. Center for Self Leadership.

Shapiro, F. (1995). *Eye movement desensitization and reprocessing: Basic principles, protocols and procedures*. Guilford Press.

Shapiro, F. (2001). *Eye movement desensitization and reprocessing: Basic principles, protocols and procedures* (2nd ed.). Guilford Press.

Sprenkle, D. H., Davis, S. D., & Lebow, J. L. (2009). *Common factors in couple and family therapy: The overlooked foundation for effective practice*. Guilford Press.

Tang, Y. (2017). *The neuroscience of mindfulness meditation: How the body and mind work together to change our behaviour* (1st ed.). Springer International Publishing.

von Bertalanffy, L. (1968). *General systems theory: Foundations, development, applications*. Braziller.

Watzlawick, P., Weakland, J. H., & Fisch, R. (1974). *Change: Principles of problem formation and problem resolution*. Norton.

White, M., & Epston, D. (1990). *Narrative means to therapeutic ends*. Norton.

第二章

召集来访系统并定义问题：
第一通电话

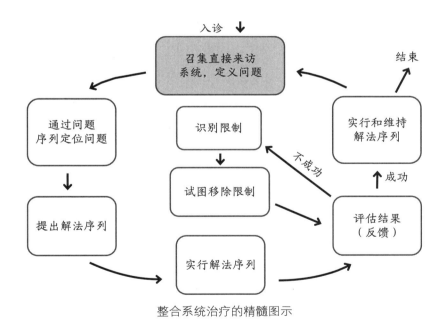

入诊 ↓

召集直接来访
系统，定义问题

结束

通过问题
序列定位问题

识别限制

实行和维持
解法序列

不成功

成功

提出解法序列

试图移除限制

评估结果
（反馈）

实行解法序列

整合系统治疗的精髓图示

目　　标

本章讲述与潜在来访者第一次电话沟通时的目标。这些目标包含：与来电者建立联系，了解他们来电的原因（主诉问题），明确家庭成员和与主诉问题相关的其他人员，识别任何紧急的风险或危险，初步介绍整合系统治疗的观点，以及确定第一次咨询会谈需要邀请哪些成员，并安排第一次会谈的时间。值得一提的是，本章提到的第一通电话也包括通过符合健康保险流通与责任法案（HIPAA[①]-compliant）的视频会议进行的视频通话。

概　　述

在不同的治疗情境（机构、个人执业工作室和医院等），与来电者的第一次沟通方式各有不同。有些机构设有专门的初谈部门，负责处理潜在来访者与机构的第一次联系。这些机构会对第一通电话的来电者进行筛选，根据机构的使命目标和所需的照护水平，将来访者分配给不同的咨询师。在这种情境下，许多必要的信息已经在咨询师与来电者的第一次接触中被收集完了，因此咨询师通常准备得比较充分，可以直接安排第一次会谈并着手工作。在其他情况下，来电者初次接触的往往是最终会成为其咨询师的人。这时，咨询师变成了接收来访者的人。在本章中，我们假设来电者与咨询机构的首次实质性接触是与为他做咨询的人进行的。整合系统治疗的咨询师相信：将第一次接触仅视为练习收集信息的过程是不够的，它的影响远超于此。第一通电话标志咨询的开始，在通话时发生的一切都为未来的治疗奠定了基础。

在整合系统治疗中，咨询师与来访系统中某一成员的第一通电话沟通是至关重要的第一步，其意义远不限于安排第一次会谈时间这个目标。在通常情况下，联络咨询师的这位来访系统成员是最积极寻求咨询帮助的人。这种积极性通常是因为来电者对主诉问题备感苦恼。例如，"我的岳父岳母总是干

涉我和妻子的婚姻，我已经忍受不了了"，或者"我女儿一直不愿意吃东西，我非常担心她患上饮食失调"。

很重要的是，来电者可能会在不经意间把对第一通电话的印象传递给来访系统中的其他成员。因此，第一通电话不仅是咨询师与来电者的初次接触，也是与整个来访系统接触的开始。这次电话为咨询师提供了一个机会，来确定应该邀请哪些成员参加第一次会谈。除此之外，它为咨询师提供的反馈（信息和观察）非常有助于对个案形成初步假设。比如，若来电者对于和伴侣一同参与第一次会谈表现出了焦虑或阻抗，同时他本人表现出了抑郁倾向，咨询师可能就会思考来电者是不是对自己的抑郁症感到羞愧，是不是对伴侣的信任度有限，或者在他和伴侣之间是不是存在难以言说的秘密。这样的反馈可能会促使咨询师鼓励来电者表达对于让伴侣共同参与咨询的担忧。

经过一遍又一遍地接起来访者打来的电话，有经验的咨询师已经积累了一定的专业知识，因此可能无须为第一通电话做特别的准备。然而，对于新手咨询师来说，精心做准备至关重要。对于第一通电话的准备包括：仔细回顾入诊信息，核对需要提出的关键问题，以及培养一种以共情、好奇和尊重为特征的治疗性气质。

咨询师需要关注一系列任务，包含但不限于：（1）介绍自己，并与来电者建立联系；（2）倾听并理解来电者的忧虑；（3）询问家里都有谁，以及是否有其他人与主诉问题相关联；（4）排除直接的危险或是需要更高级别照护的风险；（5）把咨询中的保密条款的限制告知来电者；（6）引导来访者签署文件并完成在第一次会谈前需要填写的筛选工具；（7）确认咨询费用并询问保险（若适用）覆盖范围；（8）读取来访者的反馈，以此形成对来访系统的初步假设；（9）确定第一次会谈需要邀请的成员；（10）确保来访者知道如何抵达咨询室，或明确远程会谈需用到的电子技术及设备。这些任务中的大部分适用于所有形式的咨询；但根据不同机构的不同规程，有一些任务或许会不尽相同。本章将重点讨论与整合系统治疗相关的在第一通电话中需要注意的各个方面。

方　　法

对一些人而言，主动联系咨询师或机构，并承诺参加第一次会谈，可能是令人兴奋且充满希望的；但对其他人来说，这个过程可能会令人感到困扰，甚至会引发恐惧或焦虑情绪。咨询师需要牢记来访者可能怀有矛盾心理；为来访者创造一个空间，让他们自由地表达自己的感受，而这些感受是正常的、可被接纳的；同时肯定来访者寻求帮助和探索问题的勇气。认真回答来访者的问题至关重要，包括有关咨询过程和咨询师背景的问题。坦诚地回答这些问题是建立治疗同盟的重要一步。

整合系统治疗鼓励咨询师认真对待来访者在第一通电话中表达出来的挣扎和困境，以及他们表达这些挣扎和困境的过程。他们所表达的内容以及他们表达这些内容的方式构成了可以在第一通电话之中和之后读取的反馈（被观察到的或是被推理出来的）。这些反馈可用于支持咨询师的假设，涉及如何在接来电时应对以及理解主诉问题。来访者是如何讲述他们的故事或描述他们的困境的？对来电者来说，什么看起来尤其重要？他们讲述的故事伴有怎样的情绪？咨询师需要关注来电者直接表露的情绪以及隐藏在故事背后的情感内容，对这些情感表示理解、认可，并表达真诚的关怀。

这些来电者给出的回应可以很好地反映他们对某些话题的敏感度以及对咨询师的初步的信任度和不信任度。咨询师需意识到，可能有来电者担心受到评判或对保密问题有顾虑。对于一些来访者来说，这种情况可能更加严重。他们或许期望处理心理创伤，或许觉得来做咨询象征着软弱，或许在面对可能受到社区或社会批评的选择时感到困扰（比如考虑是否离婚）。整合系统治疗的咨询师非常重视来电者的反馈。同时，对于涉及创伤、困境、可预见的失败或者来访者生活中其他方面的信息（可能涉及敏感内容或涉及隐私问题），咨询师也会尊重来电者关于是否透露这些信息的意愿。

来电者可能对通话感到焦虑，不确定该在通话中分享多少信息，这是非常可以理解的。作为咨询师，提前预设通话时长可以让来访者感觉对于接下来的谈话更有准备。为了明确通话过程，咨询师可以从简单介绍通话需涵盖的内容开始。在介绍中，咨询师可以明确讨论的重点和期待谈及的内容，以便界定哪些部分不需要过于详细。在通话中，虽然可能会有一些偶然或附带的事情值得评论，比如对于双方建立联系的过程有什么意见；但是只要来访者的时间和所处情境都方便，咨询师就可以开始正式的谈话了。以下是在第一通电话中做出初始导向性表述的例子。

> 咨询师：很高兴今天有机会跟你聊一聊。我想听听你来电的原因；同时我可能会问一些问题，这些问题会帮助我决定如何推进之后的工作。在这个过程中，我们可以各自想想，看我是否可以与你的需求相匹配。对于困扰你的问题，现在只需要你做一点简短的介绍，详细的内容可以留到我们决定继续会面并一起工作下去的时候再讨论。我想说明一点，我理解，要谈论那些让我们来寻求咨询的事情有时会很艰难或令人痛苦，所以如果我问的问题让你有任何不舒服的感觉，请告诉我，我们可以暂时跳过这个问题。

这种开门见山地设定期待值的方式可以减少来访者的顾虑，同时表明咨询师尊重他们的自主性，并且开始建立咨访同盟。经过来电者的同意，咨询师可以请他们描述一下让他们打这通电话的问题。

在来电者描述寻求咨询的原因时，咨询师应聚精会神地听来电者的叙述，并针对主诉问题提出具体问题，例如：问题出现的时间，来电者为什么在此时寻求咨询，以及是否有突发事件触发了此次通话。咨询师应引导谈话，直至获取了足够的信息，可以召集第一次会谈所需的直接来访系统，从而开始工作了。值得注意的是，在此时，咨询师提出的建议或意见不应直接涉及来访者的主诉问题，而应针对需要哪些成员参与第一次会谈；如何鼓励家庭成员参与会谈；以及如果咨询师认为该个案需要不同级别的照护或专业技术，来电者应该如何寻求其他帮助。

咨询师需要区分来电者是作为个体来寻求咨询的，还是代表一群人来寻求咨询的（比如伴侣之一寻求伴侣咨询，或父母寻求家庭治疗等）。如果来电者代表了其他成员，咨询师需了解其他成员是否对此次来电知情以及是否同意寻求咨询，并确定他们能否出席咨询会谈。不论咨询对象是谁，咨询师应尽力了解来电者的直系家庭成员都有谁，以及是否有其他成员对主诉问题有显著影响。这些信息有助于咨询师决定邀请哪些成员参加第一次会谈。

在某些情况下，来电者可能只打算进行一次咨询，因此并未准备好谈论主诉问题或提供与来访系统的相关信息。在通常情况下，治疗师会在会谈前提议在一个指定的时间进行电话沟通；但有时可能会决定面对面地进行首次实质性沟通，尤其是在来访者对电话通话的隐私性有顾虑的情况下。对于这种情况的处理方式会因机构的政策和程序的不同而有所不同。

一些来电者可能很难提供咨询师所需的信息。在这种情况下，来电者可能会以模棱两可的方式回答问题，答非所问，或者分享一些让人难以理解的故事情节。在尊重来电者的同时，咨询师可以尝试引导对方改变回答问题的方式，总结归纳对方的陈述，或者在合适的时机打断并提出问题。然而，在来电者继续进行描述的过程中，咨询师可能仍对他们寻求咨询的原因感到困惑。对于这种情况，咨询师可以根据来电者的叙述进行适当的猜测和假设。例如，如果来电者的叙述表明他们在生活的许多方面都感到焦虑，那么咨询师可以说："在你刚刚分享的故事中，你似乎面临许多挑战，而这些挑战让你感到焦虑。这是不是你希望在咨询中处理的问题呢？"

风险评估和所需的照护水平

咨询师在咨询伊始就需要（自主地或在督导师的协助下）确定自己是否具备为该来访系统提供咨询的胜任力，这一点至关重要。换句话说，来电者所呈现的个案需求必须与咨询师的专业能力相匹配。咨询师还必须确保准备开展工作的设置能够提供适当级别的照护，该照护级别应与来访系统的需求的严重程度相匹配。如果来访系统需要更高级别的照护或者特定专业技术，咨询师应为来电者提供合适的资源和转介途径。例如，一位家长为了刚刚出院的女儿打电话来寻求门诊心理咨询，而她女儿住院的原因是第二次试图自杀。经过谈话，咨询师得出结论：门诊心理咨询无法为这位青少年提供她所需的照护。因此，咨询师建议来电者让女儿接受日间医院项目评估，并提供了联系方式。

当来电者本身即为来访者时，咨询师可以直接进行风险评估，以此判断合适的照护级别。风险评估和管理需考虑多方面限制：当地法律、职业伦理、最佳咨询实践以及特定机构的政策和程序。咨询师需要熟悉并遵守这些要求。本章并未试图指定某一个风险评估方案，因为作者承认，整合系统治疗能够整合和适应各种模型的风险评估方案。如果来电者是代表家庭、伴侣系统或来访系统中的某一位成员（例如，儿童或青少年）致电的，那么咨询师应预设更广泛的视角，并询问来电者是否察觉到来访系统中的成员面临任何风险。通过收集信息，咨询师可以初步判断是需要召集整个来访系统，还是召集部分来访系统，或者将该成员纳入更高的照护级别，如高强度门诊治疗、日间住院治疗或住院治疗。

决定出席第一次会谈的人员

在第一通电话中，主要目标是了解来电者寻求咨询的原因，并决定如何最大限度地满足其需求。在来电者回答问题时，咨询师可以运用蓝图中的假设来理解主诉问题，并思考来访系统的哪些成员对该问题产生了影响。这个过程有助于咨询师决定哪些成员应该参与第一次会谈。尽管咨询还未正式开始，但通话过程已涵盖了评估和干预技术。正如第一章所述，评估和干预技术在整合系统治疗中密切相关。在第一通电话中，评估包含两个方面：内容（来电者提供的信息）和过程（来电者如何提供信息）。例如，阿曼达（Amanda）打电话来寻求伴侣咨询。在通话中，她透露，她和伴侣在争吵中发生了互相推搡的情况，这涉及家庭暴力问题，是值得探讨的。另外，阿曼达的措辞以及在提供信息时的犹豫不决让咨询师不得不考虑：阿曼达是否担心无法在会谈中开诚布公地跟伴侣谈论家庭暴力。咨询师向阿曼达提出她对于透露信息显得很犹豫，并询问这种犹豫对她来说意味着什么。虽然阿曼达没有说话，但她明显在哭泣。咨询师通过非语言反馈进一步了解阿曼达或她的伴侣是否因此受过伤害，以及她是否在这段亲密关系中感到人身安全受到威胁。阿曼达表示，之前没有受过伤害，同时她感到在这段关系中是安全的。接着，她表示想要尝试伴侣咨询，但不确定是否要继续这段关系。咨询师进一步探索：如果她的伴侣参与会谈并讨论之前的推搡事件，她是否会感到安全；以及她的伴侣是否明白她可能不想继续这段关系了。得到肯定的回答后，咨询师认为邀请他们二人共同参加第一次会谈是合适的。在许多情况下，咨询师可能会从给阿曼达做个体会谈开始，例如，阿曼达表现出不安全感，有更严重的家暴迹象，或是她的伴侣并不知道她在犹豫是否要继续这段关系。

如第一章提及的，整合系统治疗将来访系统分成直接来访系统和间接来访系统（见图 1.1）。让我们简单回顾一下：直接来访系统由出席咨询的成员组成，而未直接出席咨询的成员则属于间接来访系统。一些来访系统的成员会一起出席第一次会谈，但在后续的会谈中，出席的人可能会发生变动。在之前的个案中，咨询师召集了一对伴侣作为直接来访系统；由于他们的孩子并未参加会谈，所以孩子属于间接来访系统。而在伴侣咨询的过程中，他们提到 10 岁的女儿对于他们的离婚打算感到焦虑，儿子则变得孤僻。于是在随后一次或多次会谈中，咨询师和这对伴侣可能会决定邀请孩子们加入直接来访系统，以讨论孩子们的恐惧和担忧。直接和间接来访系统的概念帮助咨询师建立了对成员及其问题的系统观。这种观念让咨询师不仅关注着咨询室内的成员，还能持续考虑未直接参与咨询的成员。

整合系统治疗的咨询师会邀请尽可能多的合适的家庭成员参与会谈。邀请的过程需要提出建议，在必要时互相商量，关注咨访同盟，并且在描述咨询过程时要易于理解。因为整合系统治疗的咨询师非常喜欢召集关系系统，所以他们更需要审慎地对待那些联合会谈被禁止的情况。这样的情况包括：面临身体或情绪安全的威胁，个体咨询是联合会谈的先决条件，以及来电者坚决希望进行个体会谈。下面的例子就是需要通过个体咨询作为先决条件来架构联合会谈的情况：一位成年女性希望与她的父亲共同参与会谈，以直面父亲在她小时候对她实施性虐待的问题。在这种情况下，咨询师在与两位当事人单独见面并了解情况之前，无法承担直接安排联合会谈可能带来的风险。首先是伤害的风险，联合会谈给来电的女士造成二次创伤的风险过高。其次，在没有详细安排会谈过程的情况下，成功地谈论或处理过去创伤的可能性过低。

基于整合系统治疗的同盟优先指导原则（详见附录B），构建同盟关系的重要性不容忽视，在确定第一次会谈中直接来访系统的成员时，绝不能牺牲初期的同盟关系，因为初步形成的同盟尚未牢固。有时候，来电者和咨询师很容易直接就来访系统的构成达成共识。比如，来电者希望为自己和伴侣寻求伴侣咨询，这时我们显然会邀请双方一同参加第一次会谈。在其他情况下，来电者可能希望寻求个体咨询，但主要问题涉及伴侣关系。除非是出于对安全问题的考虑，否则整合系统治疗的咨询师倾向于邀请双方参加第一次会谈。不过，即使咨询师强调双方到场对解决伴侣问题有益，但来电者可能仍然希望独自参加第一次会谈。基于同盟优先指导原则，咨询师会尊重来电者的意愿，同意从个体会谈开始，并在后续过程中尝试邀请伴侣参与会谈。

描述整合系统治疗的方式

来电者很可能对于咨询师的工作方式以及在咨询中可能会发生的事感兴趣，所以咨询师需要准备好对整合系统治疗进行描述。虽然这样的描述在第一次会谈中可能会被重申，但是来电者在第一通电话中就有可能问及。以下是一个对此进行描述的例子。

> 咨询师：我的工作基于我和来访者的紧密合作。我关注来访者的主诉问题，并找寻他们应对问题和与人相处的模式。我往往希望从最简单直接的解决方案开始，而这样的方案一定是和来访者共同商讨出来的。它们要么会使你离想要达成的目标更进一步，要么会帮助我们更好地理解为了达成目标还需要做些什么。当我们碰到困难时，我会参考各种处理方法，并从中选择最适合你的。

这样的解释有助于树立来访者对咨询进程的期望，并启动咨询的第一步——确立共同目标和咨询用语。咨询师可以在说明工作导向的过程中锤炼个人风格，并根据来电者的需求调整表达方式。整合系统治疗的咨询师在表述时的正式程度、表达能力和语言风格上往往各有不同，每位咨询师都会以独特的方式展现真诚、好奇、尊重与合作。

咨询的具体需求

每位来访者的情况各有不同，但在考虑谁将参加第一次会谈（直接来访系统）时，参考常见的情况和相应的建议非常重要。以下是整合系统治疗的咨询师在第一次接听来电时可能遇到的几种常见情况。当然，这些情况可能有很多变式，所以下面的内容旨在为如何思考在第一通电话中遇到的各种需求和问题提供初步指导。

成年人进行个体咨询的需求

成年人通常会在遇到问题或困扰时选择做个体咨询。有时候，这些问题可能涉及他们的亲密关系，因此，若整合系统治疗的咨询师探索让伴侣或亲密关系中的其他人参与咨询的可能性，来电者可能不会感到意外。咨询师可以在了解来电者的倾向的同时解释这一做法的基本原理，即当关系中的其他人参与时，他们可以更有效地为咨询进程做贡献，从而更有效地处理人际关系问题。但是咨询师也应理解，对一些人来说，他们不想跟伴侣一起参加会谈一定有原因。

一些来电者表现出的问题看似与人际关系无关，比如，一位男士描述了焦虑和入睡困难的情况。即便问题最初并未显示出在具体的情境下与人际关系有关的迹象，然而如果这位男士是有伴侣的，整合系统治疗的咨询师还是会建议他与伴侣一同参加第一次会谈。咨询师或许会这样说："我认为这个问题可能影响到了你的伴侣。伴侣通常会比表面上看起来更深地卷入问题，而且他们往往可以帮上忙。如果我想邀请你的伴侣一同参加第一次会谈，你对此怎么看？"如果他没有伴侣，咨询师会询问他的家庭成员或其他人是否可能受到此问题的影响，或者是否有人可以协助他改善这个问题。在一些情况下，来电者的父母和兄弟姐妹可能会与问题紧密相关，并可以参加第一次会谈，或是能在后续会谈中加入直接来访系统。即便来电者可能与原生家庭成员相隔甚远，不过远程治疗的出现使地理距离不再是无法逾越的鸿沟——这消除了原生家庭成员无法参加会谈的限制。

如果某位成年人来寻求咨询，而所咨询的问题可能需要对隐私保密，那么咨询师需要理解并支持这一点，并从个体会谈开始咨询工作。比如，一位年轻人可能对自己的性身份认同感到困扰，担心家人的评头论足和反感嫌弃。咨询师可以通过个体会谈帮助他探索自己对性身份认同的想法和感受，并在他同意的情况下帮助他准备与家人的谈话。另一个需要隐私的例子是来访者被捕入狱，但尚未告知家人。在通知家人之前，来访者可能需要在个体会谈中处理内心的愧疚和羞愧。当来访者准备向家人坦白时，咨询师可以邀请他们一同参与会谈。

伴侣咨询的需求

当来电者寻求伴侣咨询时，伴侣双方通常会一起参与大部分会谈。但例外情况是存在家庭暴力或一方对暴力风险有担忧。因此，咨询师需要询问是否有家庭暴力史，或来电者是否有任何与安全相关的顾虑。如果在安全问题上存在任何不确定性，咨询师应分别召集与伴侣中一方的第一次会谈。同时，需要评估伴侣咨询对他们来说是否适合；或者考虑在家庭暴力的循环模式下，是否需要将他们分别转介到不同的治疗设置中，以便每个人都能在适合他们的治疗设置中接受咨询。

来电者可能会向咨询师吐露秘密，这样的秘密可能是外遇、离婚计划或者还没有向伴侣坦露的经济上的变化。所以咨询师在电话中和第一次会谈中表明自己是否会为来电者保守秘密至关重要。来电者可以由此决定是否说出秘密。本书作者以及其他整合系统治疗文献的作者通常会采用全透明原则（no secrets policy）。全透明原则是将伴侣作为一个整体，认为对于一方吐露的信息，另一方有知情权。需要注意的是，这样的原则将决定是否选择分享秘密的重任全部交予了来访者。一旦这一原则被采纳，就可能出现来访者之一怀揣秘密的情况，而这样的举措损害了治疗同盟并导致咨询结束。整合系统治疗充分认识到了可能存在特殊情况，因此不排除对保密原则进行调整。但重要的是来访者要了解并清楚地掌握这些原则的内容，即咨询师将如何处理这些信息以及是否会为来访者单独提及的事情保密。

家庭治疗的需求

整合系统治疗的咨询师倾向于邀请整个家庭系统参与咨询，恰逢有些来电者也希望家庭成员都参与咨询。乍看起来，这种情况似乎是理想的。尽管有时确实如此，但咨询师并不总是会在第一次会谈中召集整个家庭系统，因为咨询师考虑到了人身安全、来访者对隐私的要求等因素，或是咨询师决定首先从个体或亚系统会谈开始。例如，一位30岁的女士打来电话，希望和她的父母一起接受家庭治疗。咨询师询问来电者是否有兄弟姐妹，她回答说有一个哥哥。然而，由于在她离婚和陷入监护权纠纷的过程中，她的哥哥站在了她前夫那一边，因此来电者并不希望她的哥哥参与会谈。在这种情况下，在第一次会谈中召集所有家庭成员反而是不当的：一是因为来电者坚决反对；二是因为不提前让所有人准备好就这么做，所带来的风险反而会大于回报（假设）。在这种情况下，咨询师可以召集来电者及其父母参加会谈，明确主诉问题，并询问来电者与她哥哥的关系是否和他们希望处理的问题有关。

单亲和双亲家庭进行儿童咨询的需求

整合系统治疗强调在家庭情境下对表现出问题的儿童进行咨询。通常，这意味着整个家庭都要参与会谈，这种方式通常是最理想的。但有时，咨询师也会选择只让家长和表现出问题的孩子参加会谈。让来电者计划进行家庭治疗可能并不容易，因为很多家长认为孩子需要在一个私密的空间中与咨询师进行谈话。如果表现出问题的是孩子，并且家长是来电者，那么咨询师可以在通话中找到合适的时机使用类似下面的话术。

咨询师：我相信家庭中蕴含着解决问题的力量。我进行儿童咨询的方式是确定他们在家庭情境中的思维、感受以及行为模式，并和家庭成员联手，一起解决孩子的问题。家长以及兄弟姐妹往往是这个过程中不可或缺的一部分。你对孩子的了解必然超过我对他的了解，你在他的身边帮助他的时间也远超过我，所以我很真诚地希望和你（还有你的家庭）协作，共同解决促使你给我打电话的问题。

　　不是所有家长都能当场完全接受这种方法，但是大部分家长都会同意在某些时刻参与治疗。在第一次会谈的安排方式上，针对青少年的咨询也类似，当然也会根据主诉问题和具体情况有所调整。而整体的咨询过程可能会包括青少年的个体会谈，并混合家庭会谈的形式。

双核家庭（离异和再婚家庭）进行儿童咨询或家庭治疗的需求

　　双核家庭（Ahrons，1994；Pinsof，1995）是一种扩展家庭，这样的家庭通常包含了两个家庭系统，因离婚或者是未婚伴侣关系的结束而形成。这种个案是复杂的，正因其复杂性，所以咨询师需要下功夫决定谁可以参加第一次会谈。当咨询的重点是孩子的行为或其适应性时，整合系统治疗的理想做法是尽可能多地召集两个家庭系统的成员，但是这样做可能会因为两个家庭系统或家长之间的矛盾升级而变得不合时宜。尤其是在面对再婚家庭的情况下，进行这样的会谈可能需要高超的技巧。基于以上原因，通常最好和每个家庭进行单独的会谈。虽然如此，在某些情况下，离婚的家长或许会保持良好的共同抚养孩子的关系，召集他们进行只有家长出席的第一次会谈可能是合理的。所有这些都取决于咨询师的判断，而这一判断的基础是在第一通电话中收集到的信息——特别是关于家长的共同抚养关系的信息。随着咨询进程的推进，谁来参加会谈将最终取决于问题序列及后来发现的限制是什么，因为咨询师会对解决问题以及移除限制都需要哪些成员参与提出假设。

　　当来电者寻求对所在家庭系统而非两个家庭系统的咨询，并且孩子并未被视为有问题的那个人时，第一次会谈通常仅涉及来电者所在的单一家庭系统，即使这样的咨询需要征得另一个家庭系统中的家长的同意。这样的咨询需求通常侧重于家庭内部的沟通、关系的改善以及对家庭凝聚力的发展。在任何涉及儿童的情况下，咨询师都必须遵守机构政策和当地法律，核实监护安排，并征得监护人同意，以便让儿童参加咨询。

儿童强制咨询的需求

在需要对儿童进行强制咨询时，第一通电话是决定如何在复杂的多系统环境下进行咨询的第一步。咨询师必须充分了解：进行强制咨询的原因（例如，被监护人虐待或忽视），谁有权获知咨询评估结果和进展（例如，监护人和／或法院系统），以及是否需要向法院报告。这意味着咨询师在召集来访者之前有更多工作要做，并且在跟进案件时要严格遵守机构政策、当地法律和法院的诉讼命令。在通常情况下，咨询师需要查看儿童监护文件以及强制咨询的报告。然后，咨询师需要获得家长的许可，与诉讼监护人、社会工作者以及法院的其他代表沟通，以深入了解情况。之后，咨询师可根据法院指令和对个案的现有了解进行第一次会谈。这类个案很复杂，没有充分准备的咨询师可能会遇到许多挑战。因此，最好由专门研究此类个案的咨询师负责，或者咨询师要在这方面专家的督导下进行咨询。

结　　论

整合系统治疗的咨询师将第一通电话作为咨询的起点，因此会从系统性角度认真思考如何处理第一通电话。来电是咨询师与来电者的初次接触，这位来电者可能代表着伴侣系统或家庭系统，并可能促使他们都进入咨询。即使来电者寻求的是个体咨询，咨询师也需要牢记来电者仍然是来访系统的一部分，该系统包含在某些情况下可能参与咨询的成员。在来电过程中，咨询师需要实现以下目标：建立与来电者的联系；理解来电者希望在咨询中解决的问题；识别与问题相关的家庭成员或其他相关人员；确定是否存在任何迫在眉睫的危险或风险，且需要更高级别的照护；简要地介绍整合系统治疗方法；以及如果咨询师和来电者同意安排一次会谈，则需要决定哪些成员会参与第一次会谈。

无论来电者寻求哪种咨询，从第一通电话开始，咨询师就需要特别注意来访者正在寻求什么，并时刻牢记：建立治疗同盟的机会从咨询师说出第一个字起就到来了。从接起电话的那一刻开始，咨询师就在收集信息并且读取反馈，这些反馈将支持咨询师对来访者提出假设，包括对来访者的优势以及来访系统的行为、思维和感受模式的假设。对通话内容和过程的仔细观察，对整合系统治疗中人际情境指导原则及同盟优先指导原则的遵守（见附录B），以及对整合系统治疗假设元构架的了解，都有助于咨询师提出假设。

练　习

1. 来电者会询问咨询是什么样的。为整合系统治疗写一段简短的描述，并练习口述。

2. 阅读以下个案。回答下列问题，写下或记录你的回答，并保存妥当。在下一章中，你需要参考你对这些问题的回答。

   a. **来电者是一位父亲：** 家长（分别是 47 岁和 45 岁）寻求家庭治疗，希望讨论 9 岁的二儿子近期越来越多的过激行为。

      i. 想一想，你会如何开始在电话中进行谈话。尝试直接说出来，或者进行角色扮演。

      ii. 你会如何探索来电者的主诉问题？你可能提出哪些问题？

         在谈话中，你了解到了以下信息：这对家长还有一个 13 岁的儿子和一个 4 岁的女儿。这对家长在 10 年前从乌拉圭移居到美国。他们在镇上没有亲戚朋友，所以感到孤立无援。母亲在考虑要不要带孩子们搬回乌拉圭。

      iii. 想一想，你会邀请哪些来访系统成员出席第一次会谈，并解释为什么。

      iv. 你觉得哪一个或是哪一些假设元构架与该个案有关？为什么？

   b. **来电者是一位母亲：** 离婚后，这对父母正在尝试找到共同抚养孩子的方式。

i.　想一想，你会如何开始在电话中进行谈话。尝试直接说出来，或者进行角色扮演。

ii.　你会如何探索来电者的主诉问题？你可能提出哪些问题？

在谈话中，你了解到了以下信息：他们的婚姻是因为一段外遇而结束的。但是来电者在考虑与前夫复合。她也跟前夫说了这个想法。他提出，他并不考虑作为伴侣复合，但希望可以与前妻一起进行关于如何共同养育孩子的咨询。他们希望让两个孩子（分别是5岁和8岁）也参与咨询。在摄入性会谈中没有发现风险因素。

iii.　想一想，你会邀请哪些成员出席第一次会谈，并解释为什么。

iv.　你觉得哪一个或是哪一些假设元构架与该个案有关？为什么？

c.　**来电者是一位35岁的女性**：她希望和40岁的同性伴侣进行伴侣咨询，主诉与其伴侣近期的外遇有关。

i.　想一想，你会如何开始在电话中进行谈话。尝试直接说出来，或者进行角色扮演。

ii.　你会如何探索来电者的主诉问题？你可能提出哪些问题？

在谈话中，你了解到了以下信息：这对伴侣已经在一起7年了，她们希望处理关系中的信任危机。之前，她们尝试过讨论外遇，但都没有成功。两人成年后在这段关系之外都有遭遇性侵害的经历。在摄入性会谈中没有发现风险因素。

iii.　想一想，你会如何开始在电话中进行谈话。尝试直接说出来，或者进行角色扮演。

iv.　你觉得哪一个或是哪一些假设元构架与该个案有关？为什么？

d.　**来电者是一位44岁的男性**：他的主诉问题是焦虑和哀伤。

i.　想一想，你会如何开始在电话中进行谈话。尝试直接说出来，或者进行角色扮演。

ii.　你会如何探索来电者的主诉问题？你可能提出哪些问题？

在谈话中，你了解到了以下信息：他是一位已婚并有 4 个孩子的父亲。这几年，他开始有严重的焦虑。他的父亲在 3 年前去世了，他希望处理对此的哀伤。他还希望自己能更加关心妻子和孩子。来电者否认有任何风险因素。

iii.　想一想，你会邀请哪些来访系统成员出席第一次会谈，并解释为什么。

iv.　你觉得哪一个或是哪一些假设元构架与该个案有关？为什么？

e.　**来电者是一位 19 岁的多元性别者：** 来电者寻求关于焦虑的个体咨询。

i.　想一想，你会如何开始在电话中进行谈话。尝试直接说出来，或者进行角色扮演。

ii.　你会如何探索来电者的主诉问题？你可能提出哪些问题？

在谈话中，你了解到了以下信息：在家长的建议下，来电者希望处理他们现在的焦虑问题。来电者除了广泛性焦虑之外，还很难清楚地定义主诉问题，无法将焦虑跟生活中的具体压力源联系起来。来电者没有提及任何风险因素。

iii.　想一想，你会邀请哪些来访系统成员出席第一次会谈，并解释为什么。

iv.　你觉得哪一个或是哪一些假设元构架与该个案有关？为什么？

参 考 文 献

Ahrons, C. (1994). *The good divorce*. Harper Collins.

Pinsof, W. M. (1995). *Integrative problem centered therapy: A synthesis of biological, individual and family therapies*. Basic Books.

第三章

召集来访系统并定义问题：
第一次会谈

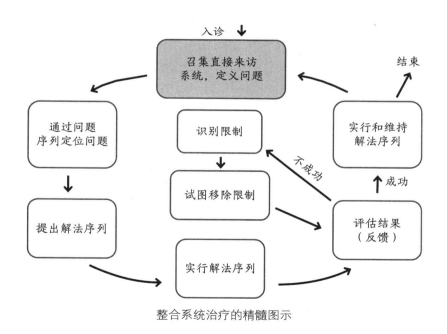

整合系统治疗的精髓图示

目　　标

本章主要讲述第一次会谈的目标。虽然第一次会谈有一些共通要素（如加深对个案的了解、处理行政事务以及评估风险与合适的照护级别）——这些是整合系统治疗的咨询师也会关注的，不过本章还是会将重点放在整合系统治疗的特有要素上，包含：将咨询描述为问题解决过程，定义主诉问题，在问题序列中定位问题，搜集信息以了解来访系统的背景，以及开始与直接来访系统中的所有成员建立同盟。

概　　述

杰伊·黑利（Jay Haley）在其经典著作《问题解决疗法》（*Problem Solving Therapy*，1976）一书中撰写了关于第一次会谈的章节。他指出，第一次会谈的结构对应特定的目标，达成这些目标可为后续所有会谈奠定基础。布瑞林及其同事（Breunlin et al.，1992）认为，第一次会谈的目标是来访者愿意进行第二次会谈。咨询师通过与来访者互动，设定了积极基调，激励已参与第一次会谈的来访者继续做咨询。咨询师在引导会谈并展现对来访者真诚的兴趣、接纳和尊重时，会逐渐发展出自己的风格。在整合系统治疗中，咨询师会引导协作过程以实现第一次会谈的目标，这不仅涉及处理通用目标，还包括处理整合系统治疗的特有目标。本章提及的这些目标组成了会谈的规程。从会谈开始的那一刻起，咨询师的一举一动都会给来访者留下深刻的印象，治疗同盟的建立也由此展开。

方　　法

与几乎所有疗法一样，整合系统治疗的咨询师会收集来访系统中成员的信息，描述咨询的做法，并评估风险和所需的照护水平。有经验的咨询师可能已经建立了实现这些目标的方法，而帕特森等人（Patterson et al.，2018）提出的第一次会谈的四个阶段对新手咨询师来说非常有用。这四个阶段包括：

自我介绍、行政事务（包含描述咨询过程、保密条款及收费政策）、设定来访者的目标以及开始评估。按照这样的阶段对第一次会谈进行排列组织，与整合系统治疗的视角是一致的；但需注意：由于整合系统治疗中的评估和干预是同时进行且不断交织的，所以第一次会谈中的评估需要在后续咨询中持续进行。在帕特森等人提出的四个阶段的基础上，关于第一次会谈，整合系统治疗还有一些特有的要素，这些方面有助于澄清设定目标和建立同盟的方法。

关于第一次会谈，整合系统治疗特有的五个目标或具有整合系统治疗内涵的五个目标包括：将咨询视为问题解决的过程，定义主诉问题，在问题序列中定位问题，收集来访者在系统情境下的信息，并与直接来访系统内的所有成员建立同盟。达成这些目标需要一定的经验，因此仍在受训中的咨询师通常需要通过多次会谈来达成这些目标。另外一个目标是：启动解法序列——有经验的咨询师有时或许在第一次会谈中就能达成这个目标，但前提是在前五个目标有了足够进展的情况下才能继续推进。

第一次会谈的共通要素

经验丰富的咨询师拥有高度成熟的技术和个人风格，能够利用这些优势在第一次会谈中与来访者建立关系，引导他们适应咨询过程，了解他们期望从咨询中获得什么，并评估潜在风险。在采用整合系统治疗时，这些经验丰富的咨询师的任务是将整合系统治疗特有的第一次会谈的目标融入他们已有的与来访者建立关系的模式。另一方面，由于咨询师在职业早期发展的个人技术和风格终会融入后续的实践，因此处于受训阶段的咨询师需要学习并整合两方面的第一次会谈目标：共通的目标以及整合系统治疗特有的目标。

第一次会谈的第一步是了解所有出席的来访者（直接来访系统），但这种了解是循序渐进的，应当适度。咨询师在问候所有出席成员时应以友好的语气活跃气氛，比如随意聊一下来访者在来咨询室的路上的情况、登录线上平台是否顺利，或是天气怎么样等。咨询师通常会通过询问每位来访者的个人情况（例如，他们的学习或工作情况；如果是儿童或青少年，可以问及他们的兴趣）来加深对他们的了解。尽管看似随意，但这其实并非闲聊，因为咨询师正在尝试让来访者更加放松并逐步了解他们。在咨询过程中，早期收集到的反馈可以帮助咨询师形成初步的假设。比如，在第一次家庭会谈中，当咨询师请大家做自我介绍时，一位家长对另一位说："是你觉得我们该来的，就该你先说！"这种行为不仅当场显示了他对另一位家长的期待，还展示了这位家长对参加咨询的积极性。咨询师可以从中了解这个家庭系统。

在了解来访者的过程中，咨询师需要特别关注所有参与成员的发展水平。对于跟有孩子的家庭系统工作的从业者来说，这一点显得尤为重要。即将出版的"家庭研究院系列之整合系统治疗模式的临床应用"后续图书会着重探讨与家庭治疗中的儿童打交道的复杂性。这里先提供一些初步的建议，帮助大家了解如何与儿童互动。如果孩子出席了第一次会谈，咨询师可以通过以下方式与他们初步建立关系，并引导他们适应咨询环境：关注他们在环境中的舒适度，提供适合他们年龄的玩具或绘画用品，以及讨论分享他们感兴趣的事物。例如，要了解一位参加第一次会谈的 7 岁儿童，咨询师会对他说下面的话。

> 咨询师：塔拉（Tara），很高兴认识你。今天在这里见到你，我很开心。你妈妈可能跟你提过我。（后续的谈话可以建立在孩子对于咨询的理解上。）
>
> 咨询师：我喜欢和大家一起聊天，不管是和父母还是和孩子，然后我们会一起探索聊天的新方式。我们有时候可以画画或者玩游戏。希望你会喜欢。你有什么问题想问我吗？
>
> 咨询师：我看到你有个小狗的钥匙圈。我养了一只狗，它叫勒基（Lucky）！你想看看它的照片吗？

以上示例说明咨询师可以如何与孩子开始对话，了解他们是否明白为何会和咨询师会面，并对咨询过程进行初步描述。寻找与孩子共同的兴趣爱好（例如喜欢狗）也有助于建立治疗同盟。咨询师可以通过提供用蜡笔和纸画画的选项给予孩子一些自主权，这样做可以缓解新环境带来的冲击和压力，也有助于孩子管理可能产生的焦虑。咨询师不仅需要关注孩子的谈话内容，也要重视孩子在会谈参与过程中的互动过程。例如，孩子是否与人进行了眼神接触？在做出回应时，孩子何时会看向家长寻求指导、肯定或许可？家长又是如何回应的？即使在相互了解的阶段，咨询师仍在倾听并了解这个家庭。从欢迎孩子参与咨询的简短对话中，可以看出直接来访系统成员的发展水平对咨询过程有显著影响，这也突显了咨询师对发展阶段的理解至关重要。

一旦咨询师和来访者建立了一定程度的信任关系，接下来就是解决行政上的问题了，比如解释并填写所需的表格，讨论收费政策，以及解释保密条款及其限制。咨询师可以利用这个时机简单地介绍咨询过程，回答来访者的问题并回应其顾虑。完成这些步骤后，咨询师就可以继续讨论来访者的主诉问题了。我们建议咨询师简要地提及之前与来电者的通话，并邀请所有出席会谈的成员分享他们来做咨询的原因。咨询师需要仔细聆听来访者所关心的主题和故事，并开始理解他们寻求咨询的动机。咨询师需要对所有成员表现出理解和同情，并展现出无条件的积极关注（Rogers，1965）。在第一次会谈的问题定义阶段，我们会在后面有关整合系统治疗的特有要素的部分进行详细阐述。

评估风险及所需的照护级别

延续在第一通电话中提到的主题，咨询师要确保自己有能力（自主地或是在督导的帮助下）为来访系统提供他们所需的咨询，这是极为重要的。换句话说，个案在第一次会谈中的呈现应该在咨询师的实践能力范围之内。咨询师必须确认的是：自己的工作环境能够提供的照护水平是否足以匹配来访系统的需求的严重性。如果来访系统需要更高水平的照护或是特定领域的专业知识，而咨询师没有相关经验，那么咨询师应该给来访者提供适当的资源和转介建议。

　　风险评估和管理以及虐待上报的责任受到多方面的约束，包括当地法律、伦理准则、最佳实践标准以及特定机构的政策和程序。在咨询过程中了解并遵循这些要求至关重要。本章不会尝试制定一份特定的风险评估方案和虐待上报指南，但强调了咨询师应把来访者的安全（包含自伤、自杀、危害他人、家庭暴力、人口买卖、性侵害以及对老人的虐待和忽视）放在首位，并且保护儿童免受虐待和忽视。其他地方的风险评估方案和虐待上报指南都能很好地融入整合系统治疗的实践。

第一次会谈的整合系统治疗特有要素

建立同盟

　　建立治疗同盟是任何咨询想要取得成功的必要条件。本章之所以提及建立同盟，是因为它涉及整合系统治疗特有的概念，比如同盟优先指导原则（见第一章）以及在整合系统治疗中采用的建立治疗同盟的多维方法。有关心理咨询结果的研究反复证明，治疗同盟对于取得积极的临床结果来说非常重要（Fife et al.，2013；Sprenkle et al.，2009；Sprenkle & Blow，2004）。此外，还有可靠的证据表明，"早期治疗同盟很准确地预测了后续治疗将如何展开"（Sprenkle et al.，2009，p. 95）。因此，无论是在第一通电话中、第一次会谈中还是整个咨询进程中，咨询师都有责任时刻牢记治疗同盟的重要性。整合系统治疗采用了整合性的心理治疗同盟模型（Knobloch-Fedders et al.，2007；Pinsof，1995；Pinsof & Catherall，1986），该模型强调同盟包含三个维度：目标、任务和盟约。在建立治疗同盟时，有三个方面至关重要：首先，与来访系统达成目标共识；其次，共同合作并认可需要完成的任务（解法序列）；

最后，与来访系统内的所有成员建立关系。第一次会谈的开始涵盖了欢迎来访者，进行自我介绍，以及描述在会谈中会发生什么。以下是咨询师可以使用的一段开场白的示例，主要介绍了在会谈中会发生什么。可以把这段开场白放在介绍（熟悉了解）阶段之后和行政管理（填表和走流程）阶段之前。重要的是，这段开场白说明了咨询师和来访者都有权决定是否继续一起工作。

> 咨询师：我们今天需要填表以及走一些基本流程，除此之外，第一次会谈的目标是让我对你有一个初步的认识，了解你寻求咨询的契机，以及评估一下我跟你的适配度。一开始，我会就你和你的困扰问一些问题，同时让你有机会也了解我。所以在我分享完自己的工作风格之后，我会给你留一些时间，你可以问任何关于我或咨询历程的问题。我希望我们的合作会让你感到舒服；如果有不舒服，我也愿意敞开心扉，倾听你的想法。

在会谈中，咨询师可能不经意地损害初期的治疗同盟。带有隐晦评判意味的陈述和提问可能让来访者感到羞耻或对咨询师抱有怨怼之情。此外，咨询师还必须注意防止一味地迎合直接来访系统中的来访者对间接来访系统成员的负面评价，因为后者在某些时刻也可能变成直接来访系统中的一员。例如，一位女士在第一次会谈中强烈要求单独见咨询师。在会谈中，她声称她的伴侣是一个自恋狂，声称自己阅读了好几本关于自恋狂的书，并认为她的伴侣和书里描述的一模一样。这种情况让咨询师陷入了两难境地。如果咨询师挑战她的说法，可能会损害和来访者刚刚建立的同盟；但如果同意她的说法，又可能伤害和她伴侣的潜在同盟关系，因为她的伴侣终有可能参与咨询。咨询师需要运用整合系统治疗的对话技术来维持中立的态度，以此保留与双方都建立同盟的可能性。在应对这样的困境时，并没有唯一正确的答案，不过咨询师可以说："我听到了你的顾虑。你在谈论一些让你感到困扰的事情，思考你的伴侣为什么会以这种方式待人。但我也理解你是希望避免离婚的，所以我想深入了解你的情况，以便更好地探索你的伴侣是否有令你欣赏的一面。"毕竟，如果她回到家后告诉其伴侣，咨询师认同她给对方贴的"自恋狂"标签，那么要把这对伴侣一起请进咨询室可能不那么容易。

文化谦逊、文化胜任力和治疗同盟

建立与来访者的治疗同盟不仅需要咨询师承认文化的重要因素，例如种族、民族、性取向、性别身份、健全或残疾；还需要确保来访者能够在咨询中自由地探讨这些因素。举例来说，凯利及其同事（Kelly et al.，2020）就指出：咨询师在咨询一开始就提及种族话题，这仿佛是发出了一张通行许可证，让非裔家庭能够在后续咨询中谈论种族本身及种族对其工作和生活的影响。然而，将咨询范围拓展至文化和交叉领域已经超出了咨询师在培训中的学习范畴。因此，学习建立并保持有效的治疗同盟需要咨询师持续努力培养文化敏感性（Awosan et al.，2018；Kelly et al.，2014）。这段旅程是发展咨询师的自我的重要环节，它涉及发展一种对于自身文化背景及特权优势的批判性觉察，因为咨询师的背景和特权可能会限制他们，导致他们无法看到或理解被来访者视为真实存在且至关重要的事物。这段旅程还需要文化谦逊的加持，这种文化谦逊会让咨询师心怀尊重，保持开放，去了解对来访者而言最核心的文化身份所带来的影响（Hook et al.，2013）。此外，咨询师需要持续接受培训，以了解来访者在其文化背景下可能经历什么，因为这样的了解有助于建立关系并预测问题解决因素。我们推荐咨询师参加有助于培养批判性意识的培训，无论是讲授式的还是体验式的（Awosan et al.，2018）；我们也推荐咨询师保持对文化谦逊和文化胜任力的自省，包括对权力、特权和压迫的理解，这些都将是持续一生的"修行"（Hardy & Bobes，2016）。

整合系统治疗：一个问题解决过程

对于某些来访者来说，第一次会谈可能是他们有生以来第一次接触咨询。对于另一些来访者来说，尽管他们与新的咨询师开始工作了，但刚开始时可能会带着过去咨询师的痕迹。此外，许多来访者在进入咨询室之前就对咨询的性质和过程有一些看法。有人可能认为咨询就是集中抱怨在过去一周发生的事情；另一些人可能认为这个过程关乎自我实现，而不需要设定具体的目标或任务；还有些人可能期望学到具体的方法来改变当前的状况或症状。无论来访者之前的经历是怎样的，或者他们对咨询有何先入为主的想法，整合系统治疗的咨询师都需要解释这种咨询的运作方式，并为来访者的预期设定基调。在第一次会谈中的什么时机做介绍并没有一个固定的标准；不过，在咨访双方初步了解彼此之后，咨询师再向来访者介绍第一次会谈的过程并涵盖行政事务是合理的。整合系统治疗的咨询师通常会非常坦诚地阐述"我是如何工作的"。比如，咨询师可能会进行如下介绍。

> 咨询师：我的工作建立在我和来访者之间的合作上。我会聚焦于困扰他们的问题，并找寻这些问题是如何发展并持续到现在的模式的。我会从我们同意的最直接的解决方法入手。我把这些解决方法称为实验，因为这样做既可以带领我们靠近你想要达成的目标，也可以帮助我们更好地了解要达成你的目标需要具备什么。而当我们遇到困难时，我会从心理咨询领域发展起来的各种方法中找寻最适合你的。我们称这种方式为整合系统治疗。

来访者可能会对咨询的性质进行提问或讨论。咨询师可以转而询问来访者在咨询中希望达成什么目标。以下是一个示例。

> 咨询师：咨询的起点因人而异。对我来说，能够理解你们今天来这里的

原因非常重要，因为我会聚焦在你们所追求的目标上。在玛丽
亚预约咨询的时候，我就简单地跟她在电话里聊过了，但是今
天我想听听你们各自的说法。是什么把你们带到这里来见我
的？我会尽量不参与，希望你们可以作为一个整体来回答这个
问题。不过我是一个充满好奇心的人，所以我可能不会沉默太
久。我们的谈话将帮我们就需要做什么达成一个共识。那么是
什么把你们带到这里来的？

　　这个系统如何应对这样的开放式邀请，将揭露系统中领导地位的归属，
或各个成员对主诉问题的不同程度的关心。不过，从之前打过电话的人或作
为一家之主的家长问起，也是合理的。尤其是当有儿童在场或者咨询师假设
需要尊重家庭中的辈分和地位等级时，从父母开始就显得尤为重要。虽然以
上示例主要用于家庭会谈，但这种表述方式同样适用于伴侣会谈或个体会谈。
此外，咨询师可以适当变通，使这段表述更适合自己和来访者。

　　在这种谈话过程中，精髓图示（见第一章的图 1.2）中的通用任务和蓝图
（见第一章的图 1.3）所阐明的过程都能给予咨询师指引。蓝图所涵盖的过程
包括假设、计划、对话和读取反馈。这一过程使咨询师能够以系统性、整合
性的方法进行决策制定和评估。蓝图是完成精髓图示步骤并同时维持同盟的
方法。精髓图示则明确了第一次会谈的具体任务，其中包括恰当地给主诉问
题下定义，以及在问题序列中定位问题。虽然在第一次会谈中不必完成所有
任务，但咨询师需要意识到整合系统治疗的目标在于启动这些任务。可以理
解，处理这些任务的速度会根据来访者状况和咨询师经验的不同而不同。在
少数情况下，第一次会谈可能会呈现足够多的问题序列，从而促使咨询师实
行一个解法序列来进行实验。

定义问题

问题解决的第一步通常是定义问题。整合系统治疗认可并尊重来访者对问题和困扰的表达，同时将问题放在中心位置，作为展开工作的基石（参见附录 B 中的以问题为中心指导原则）。以问题为中心指导原则明确了咨询的目标，限定了工作范围，并维系了治疗同盟。有时，问题已经被明确定义，来访者也认可这是他们希望在咨询中解决的问题。例如，一对伴侣可能出现矛盾，这可能与一方的父母过于介入这对伴侣的生活有关。他们可能对问题有清晰的认识，但在解决方式上存在分歧。在另一些情况下，对于自身的压力和失落感，来访者会有一套自己的叙事说辞，但不会定位到一个能被解决的问题上。在这种情况下，咨询师需要从来访者的叙述中提炼出他们具体希望改变什么。通常，邀请来访者思考以下问题会很有帮助：如果让他们烦恼的事情得以妥善处理，生活会有什么不一样呢？比如，"我想，我理解你觉得你们的关系没有那么亲密了。你可以说一说，如果你们又变得亲密了，一切会有什么不同吗？会发生什么现在没有发生的事情吗？"

有些来访者在进入咨询室时就有所觉察了，要么是他们解决了些什么，要么是他们需要一个空间来聊聊自己所承受的压力和面对的冲突。这样的情况在个体咨询中时常发生。尽管咨询师可以尝试了解来访者是否愿意定义自己的问题，但在第一次会谈中不宜过于用力地推动他们找出一个待解决的具体问题。这样做可能会让来访者感到被评判，或者治疗师没有考虑到来访者当前所处的具体情况和状态。整合系统治疗中的同盟优先指导原则（见附录 B）给咨询带来了更多的灵活性——不仅能够放慢咨询的节奏，还可以在提出与改变和问题解决有关的想法之前，更好地了解来访者的经历。

来访者终将从自己的内在或周围世界中找出困扰他们的具体问题。咨询师只需询问："你有什么想改变的吗？"如果答案是肯定的，问题就已经被定义了。而如果来访者对问题的描述不够具体，通过一系列会谈，他们生活中的重复模式也会逐渐显露，于是咨询师可以采取另一种方法，即从识别问题序列的步骤开始执行精髓图示。咨询师可以说："这种情况好像一直在发生。我们要不要多探讨你想对此做出的改变？"用这样的方式，咨询师邀请来访者在处理问题序列的过程中进行合作。

在来访者的忧虑中，通常不会只出现单一的问题。在这种情况下，咨询师需要小心地为他所忧虑的每一件事进行定义，并试图根据来访者的需求确定这些问题的优先顺序。例如，"在我们刚才讨论的问题中，有没有哪个是你想先着手解决的？"整合系统治疗的咨询师常召集伴侣或家庭成员一起来咨询，自然地，不同成员也对做咨询的缘由有不同的观点。这些观点或许相同，比如伴侣一致认同他们想减少矛盾，或者家庭成员认为需要谈论近期的丧失；但有时候，直接来访者彼此可能没有对咨询的切入点或目标达成一致。对于伴侣来说，这可能表现为一方想要挽回婚姻，另一方想要探索是否值得继续这段婚姻。在家庭中，不同的观点可能源自代际差异、生命周期转变和关于家庭边界的分歧。当家庭成员对于他们寻求咨询的原因持不同观点时，咨询师可以从一个包含两种或两种观点的总体问题开始进行探讨。对于持有不同观点的伴侣，可以说："我明白你们两位来咨询是因为一方想要延续婚姻，但另一方还在考虑是否应该结束。我觉得这是咨询的起点。你们对此有什么看法？"如果一个家庭苦于无法满足青少年在成长过渡期的要求，那么可以说："我听到你们来咨询是为了解决问题，即在家庭发展过程中的这个阶段如何应对成员的不同期待。作为父母，你们希望约翰（John）能更有责任感；约翰，你希望父母给你更多自由，不要过分管着你。也许二者是相关的。我们可以从这里开始讨论。"

在问题序列中定位问题

通常，来访者或多或少都知道如何描述问题，而他们的局限在于不清楚自己是如何对问题做出反应的，即他们是如何参与问题序列的。问题序列指一系列行动、意义和情感，它们是可预测、有模式且可重复的，也往往是问题的根源。当问题出现时，问题序列为问题的发生提供了最简洁明了的初步解释。随着咨询的深入，越来越多的限制被识别，对系统的解释明显变得更加复杂，但问题序列和直接解决问题的尝试仍然是了解系统复杂性的重要手段。

在第一次会谈中，咨询师的主要任务是引导和示范，帮助来访者开始意识到他们关系中存在的问题。为了实现这一目标，咨询师会使用苏格拉底式提问（Rutter & Friedberg，1999；Freeman，2005；Overholser，2018）和循环提问（Selvini et al.，1980；Tomm，1987）等技巧来了解来访者的困扰的性质，以及系统中的成员如何受影响。这些方法适用于个体来访者、伴侣和家庭。对于个体来访者来说，咨询师可以询问系统中的其他成员是如何对问题和困扰做出反应的；相应地，他自己又是怎样应对这些反应的。这些答案逐步揭示了问题如何嵌套在来访系统的序列中，以及系统如何承载并维持了这些问题。

在问题序列中定位问题是一种访谈技术，这种技术不断地重复使用着蓝图中的决策属性，构思并提出一系列问题。关于要问什么的想法（假设）会引出对一个具体问题的构思（计划），从而引导提问的行为（对话），最终注意到来访者的言语以及非言语反应（读取反馈）。虽然这个过程是即兴的且无法复制的，但是至少有两种维度可以引导咨询师提问：一是从人际情境的角度探索来访者如何影响问题和其他成员，以及他们自己如何被影响；二是从时间的角度，关注问题和相关事件是如何演变和发展的。一些来访者可以在咨询师的帮助下通过思索他们生活中通常会发生的事情来直接识别问题序列。而在其他情况下，深入检视具体例子也有助于咨询对话，因为咨询师可以从具体例子暗含的常见模式中提取潜在的问题序列。当来访者在会谈中上演问题序列时，咨询师可以在工作中进行实时的观察。

以下是咨询师提问的示例，可以通过这些问题来增进对问题序列的理解。由于来访者可能对他们在问题序列中的贡献感到羞愧，所以咨询师在提问时应抱以尊重和好奇的态度。整合系统治疗的咨询师采取了非评判的导向，即假设所有成员的行为都是可以理解的，并且存在潜在的进行调整的可能性。

> "我理解你希望减少争吵。你能举例说明你脑海中的争吵是什么样的吗？"
>
> "当你描述此次争吵的时候，你觉得其他争吵与之相像吗？"
>
> "你能多跟我说一说在一次典型的争吵中都会发生什么吗？"
>
> "争吵开始时，都会发生什么事？"
>
> 可以接着问："争吵是怎么开始的？""接下来呢？""这之后呢？""通常是怎么结束的？"
>
> "当争吵开始时，你有没有尝试采取措施来阻止争吵或让情况有所改善？"
>
> 继续问："你是怎么受争吵影响的？""别人是怎么受它影响的？""他们会做什么或说什么吗？"
>
> "如果我理解得对，那么争吵往往是从你不同意给女儿设定的限制开始的……"咨询师对问题序列进行了总结性描述，并获取来访者的反馈以判断描述是否准确。

对于问题序列的描述并不需要完美复刻每一次矛盾，只要它能代表通常发生的情况就足够了。为了方便来访者，咨询师可以总结问题序列，甚至是在白板或纸上用循环的方式表示：先发生了这个，然后是这样，再然后是这样，等等。序列可以包含每个成员的内在反应（比如想法和感受），以此表明他们在那个时刻正在经历的或尝试去做的事情。咨询师应与来访系统合作，在对问题序列的描述上达成共识。

某些个人议题（比如慢性疼痛、车祸创伤或工作上的失意）看似与人际关系无关，实则往往潜藏在人际关系中。举例来说，患有慢性疼痛的家长可能只有在感到自己照顾孩子的能力不足时，才会体验到身体疼痛和虚弱。因此，疼痛存在于关系情境下，这些关系情境又会继续影响人际互动模式，同时也反过来被互动模式影响。整合系统治疗的对话过程有助于揭示对互动模式的描述，即主诉问题是如何在来访系统中形成并发展的。比如，抑郁症患者的伴侣一再试图让他振作，但这样的行为促使他更加沮丧。而他的伴侣也相应地变得沮丧并离开了。乍一看，抑郁加重是由这样的互动模式导致的，但不能完全解释它，因为其他因素（如生物学、个人习惯以及发展史）都可能与之相关。即便如此，考虑到系统取向的假设，从问题序列开始仍会有收获。同时，当咨询师在蓝图的指导下深入评估和干预过程时，问题序列并不会妨碍咨询师提出更深层次的假设。

在第一次会谈中，序列有时会直接呈现。保护性序列可能被各种因素触发，比如不信任或不了解咨询过程，担忧保密问题，害怕被评判，以及害怕引发冲突或伤害他人的感受。例如，一对伴侣寻求咨询以期缓解关系中的压力，但当其中一位描述了一定程度的不适时，另一位可能会转而谈论在关系中令他们感到满意的方面，或者以轻抚的方式安慰对方。咨询师可以假设他们或许在保护他们自身及其关系。若是如此，咨询师可以选择提及所观察到的关系优势，并肯定地表达——在会谈中，他们能如此积极和亲密是很重要的。这种表态可以化作一座桥梁，说明第一次会谈可能因为各种原因而让人感到不适。由此入手，咨询师可以询问他们对开始做咨询是否有顾虑，是否有人愿意做一点分享。这样的努力不仅承认了来访者的体验对于咨询师的重要性，还可能有助于建立治疗同盟。

在第一次会谈中，保护性序列还可能以极度的阻抗和回避的形式出现。这可能与强制咨询或近强制咨询（虽无法律要求，但来访者的到场是迫于重大关系压力或其他压力）有关，还可能跟复杂性关系创伤相关。在强制咨询中，来访者可能会感到咨询是一种入侵，或是担心所揭露的私密信息可能被用来对付自己。本书第十一章讨论了强制咨询的个案。若个案涉及复杂性关系创伤的背景，来访者可能会在第一次会谈中觉得不安全。在这样的情况下，整合系统治疗的咨询师需要放慢识别问题序列的过程，因为对来访者而言，这样的行为可能看起来具有入侵性和控制性。所以在此之前需要先建立信任，同时让来访者感到他们可以按照自己的步调慢慢前进。第九章将详细讨论与创伤有关的个案。

收集有关成员及来访系统的背景信息

在整合系统治疗中，评估和干预是相辅相成的两个过程，从第一通电话开始，直至最后一次会谈。不过这并不排斥最初的正式评估过程，正如之前所说，评估和风险管理一直非常重要。整合系统治疗并不一定需要全面的书面评估，但如果机构或咨询师有特定要求，提供这样的评估也是可以的。此外，提供此类评估并不会改变整合系统治疗的核心理念，即在咨询过程中将评估视作了解来访者及其人际关系的方式。换言之，不断尝试解决问题可以揭示来访者和咨询师需要了解的大部分信息，这也是有关系统限制的信息。但在治疗初期，整合系统治疗的咨询师需要对来访系统有基本的了解，同时对来访者提及的信息感兴趣，因为这些信息是来访者觉得重要的，也是他们认为咨询师需要了解的；这样更有助于咨询师进一步了解来访者。

基于第一次电话沟通（详见第二章），咨询师能获知家庭成员的姓名和年龄，也包括不会作为直接来访系统出现在第一次会谈中的成员的信息。凭借这些信息，咨询师足以绘制简要的家谱图，并开始思考整个家庭及成员所处的成长阶段。在第一次会谈的社交（熟悉）和问题定义阶段，咨询师将了解来访系统的许多重要信息。当然，有些信息是在随后的咨询中才能了解的。尽管如此，在第一次会谈中，只要时间允许，整合系统治疗的咨询师就希望了解以下内容：参与咨询的成员的工作或学习情况、来访系统的文化背景、成员的精神信仰情况、现有或最近的健康问题、重大丧失、最近的变化或压力来源、其他心理健康工作者（如果有）的情况，以及不在场的家庭成员的信息。咨询师也可以在第二次会谈中继续收集这些信息。最后，咨询师可以问："你觉得还有其他需要我了解的事情吗？"或者说："下次见面时，我会再问一遍，看看是否还有你觉得我应该知道的事情。"初期收集到的信息让咨询师快速了解了系统影响因素，这也为咨询早期阶段和后期阶段形成假设奠定了基础。

直接来访系统中的个体、伴侣和家庭

无论哪些成员构成了直接来访系统，第一次会谈都会着眼于共通目标，同时也会关注整合系统治疗所特有的目标。整合系统治疗的共通过程适用于个体、伴侣和家庭咨询情境，由两个关键部分构成：一是在精髓图示中明确定义的初期和后期任务，二是通过使用蓝图来完成这些任务。重要的是，正如经验丰富的咨询师所观察到的，本书并未详尽描述在每种咨询情境下的所有知识，而是强调整合系统治疗在解决个体、伴侣和家庭问题时的核心过程。"家庭研究院系列之整合系统治疗模式的临床应用"丛书中的其他书籍将专注于在这些情境下工作时需要考虑的特殊因素。下面将讨论每种治疗情境在第一次会谈中可能需要做的初步考量。

个体

来访者之所以寻求个体咨询，通常有不同的原因。正如第二章所述，整合系统治疗的咨询师希望将寻求个体咨询的来电转变为多人参加的第一次会谈，即来电者与其伴侣或家庭成员一同参与。尽管如此，来电者往往仍然选择独自参加第一次会谈。他们可能在与一种甚至多种情境因素做斗争，比如无法开始或维持亲密关系，对职业规划感到迷茫，或正从创伤中慢慢恢复。来访者或许在致电时已经意识到了背景问题，尤其是在涉及对关系问题的忧虑时；但可以理解的是，他们通常会用简洁的描述或分类的语言来陈述其生活中的复杂问题。他们所使用的语言可能涉及个人议题（如焦虑、抑郁或愤怒管理问题），也可能涉及他人（如固执、精神病或虐待倾向），但通常无法对问题进行系统的描述。即使只有一个人参与第一次会谈，整合系统治疗的咨询师也会努力将主诉问题置于系统情境，并用具体的问题序列描述问题。然而，仅描述症状或概括问题和状况是不够的。因此，咨询师需要加深对特定模式的理解，无论是来访者与他人之间的行动、意义和情感模式，还是来访者个人的内在思想和感受模式。

许多来访者常将主诉问题归结为焦虑或抑郁。的确，一些循证疗法旨在缓解被归类为由焦虑和抑郁导致的症状（Kirmayer，2001；Hofmann et al.，2010；Normann et al.，2014；Greenberg & Watson，2006；Watson et al.，2003）。在完成评估和风险规划之后，如果咨询师认为自己有能力提供适当水平的照护，那么整合系统治疗的咨询师可以选择把上述一种或多种循证疗法纳入咨询，或就这一部分问题将来访者转介给其他咨询师。在采用所选的循证疗法之前，咨询师应与来访者共同努力，在情境中描述来访者给症状贴的标签（如抑郁症），以便更系统地理解问题。因此，咨询师应把主诉问题从"抑郁症"这样的标签延伸出去。首先要在个人生活背景中定位抑郁症（例如，在职业生涯发展中遇到的困难），这一步需要询问来访者的沮丧和挫折之源。其次是建立一个问题序列，作为探索问题系统模式的切入点。当个体表达对自身情况的担忧时，这个问题序列往往是混合型的，不仅包含有关意义和情感的内在序列，还包含与这些内在序列相关的行为和互动的外部序列。咨询师选择的干预技术应该与来访者形成的特定行为、意义和情感模式相匹配，比如选择适合来访者抑郁症状的干预技术。

以下个案是将个体来访者的主诉问题定位在大背景下的情况：一名20岁的女性因为焦虑问题来参加第一次会谈。她自述在大部分时间里都感到焦虑，晚上常难以入睡，经常早醒且难以再次入睡。

咨询师：这一定很困扰你。你一直感到焦虑吗？还是你能够意识到你会在某个特定时刻突然变得焦虑？

来访者：我在高中的时候都还开心得像个孩子。去年秋季上了大学之后，我就开始焦虑了。我到那边才一个月就接到了爸爸的电话，他告诉我，妈妈得癌症了。

咨询师：很抱歉听到这个消息。对你来说这一定很难熬吧，不但开始上大学，还突然听说家人生病了。

来访者：我就像被撕裂了一样痛苦。我知道爸爸能把妈妈照顾好，但是在我内心深处有个声音让我退学回家帮他。而我妈妈一直说我应该继续上大学。另一半的我又觉得她说的是对的。

咨询师：你是不是一直能听见这两个声音在脑海里打架？

来访者：一直能听到。理智地分析，我知道我该留在学校，但是我的心就是不允许我这么做。我的感性每一天都在催我赶紧退学回家。

咨询师：这些怀疑、猜测和批评似乎都加剧了你的焦虑。

来访者：是的。

咨询师：我们能多聊聊你妈妈的状况吗？以及你和家里人关于这件事情的对话。

在直接处理来访者的症状之前，咨询师需要先了解家庭系统内部围绕疾病的互动，同时也要了解可能阻碍来访者缓解焦虑的特定思维、感受和行为模式。

整合系统治疗的咨询师在考虑个体来访者的情况时，会将他置于特定的情境和关系中进行思考，牢记对个体的干预实际上也是对间接家庭系统的干预，并且这个家庭系统存在于多重系统的情境之下。因此，在考虑模式、优势和个体的限制时，咨询师要关注包含了不同层级系统和假设元构架的人类体验之网（见第一章的图1.4）。诚然，建立在心智元构架上的假设与个人来访者密切相关，但其他假设元构架（文化、发展、组织、性别、生物和精神

信仰）也是理解来访者的至关重要的一部分。比如，在母亲生病时，一位
20 岁的大学生对自己所扮演的角色的理解可能受到家庭文化背景和性别角色
的限制。

当咨询师觉察到多样性、交叉性和特权等主题，或者当来访者直接或间
接地提及它们时，需要考虑文化元构架和社会正义指导原则（见附录 B）的
适用性。咨询师在处理这些差异时需要保持中立和开放，同时探索这些差异
对于来访者的意义。这有助于理解这些差异如何影响来访者对主诉问题的看
法，以及这些问题是如何嵌入他们的生活模式的。

伴侣

伴侣关系与个体咨询一样，呈现出多种多样的复杂形式。如何处理伴侣
带入咨询的问题，以下考量明确了不同的方式。当伴侣描述他们关系中的问
题时，这种描述直接引出了对问题序列的定义。特别是对于伴侣之间的冲突，
因为冲突过程本身就是问题序列，这在与伴侣深入交谈的过程中会变得更加
清晰。如果要处理伴侣关系中的缺失部分，就需要更多地了解伴侣的互动模
式、想法和感受是如何阻碍沟通或亲密关系的。

有些伴侣的困扰只涉及一方的问题（例如，精神或身体健康问题），有
些困扰涉及面临挑战性境遇（例如，家庭中的丧失或适应退休生活），所以这
些伴侣并不一定想在咨询中处理他们之间的相处模式。在这种情况下，咨询
师可以开始描绘伴侣围绕主诉问题进行互动的方式——他们如何受问题影响，
如何表达自己的反应，以及这些反应如何影响了对方。关于如何定位问题序
列中的问题，可以从前面章节提到的问题形式入手，逐步揭示问题所处的背
景。围绕问题，伴侣需要从对方那里获得什么，以及他们如何以不同的方式
应对问题，这些内容都可以在对话中逐渐显现。通过这种方式，咨询师可以
时刻将伴侣的互动模式与主诉问题联系起来，并开始寻找解法序列。

家庭

整合系统治疗的人际情境指导原则（见附录B）鼓励尽可能多的家庭成员出席第一次会谈。这条指导原则源自整合系统治疗的系统性基础，以及关于问题序列在所有成员参与时更易被看到的信念。在第一次家庭会谈中，咨询师的目标是在第一次会谈结束时让所有家庭成员愿意下次再来参加会谈。这就需要咨询师花费大量心思，让成员接受一个观念：通过合作，他们都可以获益。咨询师需要留意与每位家庭成员建立同盟，因为一些成员可能对参加咨询持怀疑的态度，也可能没有发言权来表达他们对主诉问题的看法。确保所有成员都能在会谈中表达意见是非常重要的，即使是最年幼的孩子也是如此。

在来访系统中，出席会谈的成员越多，达成一致的目标就越难，因为成年人可能认为问题在于一个或几个孩子的行为不当，而孩子则怀疑成年人的家庭教养方式。在这些目标中找到所有家庭成员都认同的共同点是具有挑战性的。因此，有时，在第一次家庭会谈中达成对主诉问题的一致看法并不现实，更不用说清晰地识别问题序列了。因此，推进到第二次会谈非常重要。在此阶段分享第二次会谈会涉及的内容是非常有帮助的，如下所示。

咨询师：很高兴今天能见到你们，并对你们个人和家庭有了初步了解。我很感谢你们今天分享了这些内容。我也开始逐步了解你们每个人对于家里发生的事情的看法。在下一次会谈中，我希望每个人都能更好地帮助我理解你们各自的期望，以便我们找到一种方式来建立大家都能接受的工作目标。

结　论

第一次会谈是咨询过程的开端。它的目的是推动第二次会谈，并为后续的整合系统治疗奠定基础。在咨询师与来电者协作定下出席第一次会谈的人员后，咨询师带着定义主诉问题、初步建立同盟以及达成一起工作的共识等目标召集来访者。咨询师还会尝试多行一步，即在问题序列中定位问题。然而，第一次会谈还有其他附加目标，包括熟悉来访者、引导他们适应咨询过程、了解来访者的背景、处理行政事务、评估风险以及解释咨询过程。因此，在许多情况下，咨询师可能无法在第一次会谈中完成对问题序列的定义。本书的第四章详细探讨了这一关键的精髓图示步骤。

练　习

以下个案跟你们在第二章读到的一样。回顾你对于第一通电话形成的初步概念化，思考你会如何在第一次会谈中处理这些个案。

1. 想象现在见到了来访系统。练习、角色扮演或是写下你会如何开启这次会谈，又会如何开始介入直接来访系统。
2. 角色扮演或直接练习你会如何引导来访者适应会谈。角色扮演或直接练习你会如何向他们描述整合系统治疗。
3. 角色扮演或直接练习通过构建及提问来定义问题。注意提问时的态度和语气，要抱有尊重、非评判性和好奇心。
4. 思考文化和发展元构架会如何影响你在会谈中采用的方法。角色扮演或记录与这些元构架相关的问题应该如何在会谈中表述出来。

一个家庭出席了第一次会谈：父母（分别是 47 岁和 45 岁）寻求家庭治疗，希望讨论 9 岁的二儿子近期越来越多的过激行为。他们还有一个 13 岁的儿子和一个 4 岁的女儿。这对家长在 10 年前从乌拉圭移居到美国。他们在镇上没有亲戚朋友，所以感到孤立无援。母亲在考虑要不要带孩子们搬回乌拉圭。第一次会谈时未发现风险因素。

一对欧裔父母出席了第一次会谈：离婚后，这对父母正在尝试找到共同抚养孩子的方式。他们的婚姻是因为一段外遇而结束的。但是来电者（女方）在考虑与前夫复合。她也跟前夫说了这个想法。他提出，他并不考虑作为伴侣复合，但希望可以与前妻一起进行关于如何共同养育孩子的咨询。他们希望让两个孩子（分别是 5 岁和 8 岁）也参与咨询。在摄入性会谈中没有发现风险因素。

一对同性伴侣出席了第一次会谈：来电者（35 岁拉丁裔女性）因为伴侣（40 岁欧裔女性）近期的外遇而寻求咨询。这对伴侣已经在一起 7 年了，她们希望处理在关系中的信任危机。之前，她们尝试讨论外遇，但都没有成功。来电者提及两人成年后在这段关系之外都有遭遇性侵害的经历。在摄入性会谈中没有发现风险因素。

一对夫妻（44 岁的非裔男性以及 45 岁的非裔女性）出席了第一次会谈：丈夫希望缓解焦虑并处理与他父亲在 3 年前去世相关的问题。他们育有 4 个孩子。他还希望自己能更加关心妻子和孩子。他表示对于咨询的形式并没有什么偏好，只是不知道自己更需要个体咨询还是家庭治疗。他否认有任何风险因素。

一名 19 岁的多元性别者及其父母出席了第一次会谈：在家长的建议下，来电者希望处理他们现有的焦虑问题。他无法将焦虑跟生活中的具体压力源联系起来。来访者未提及任何风险因素。

参 考 文 献

Awosan, C. I., Curiel, Y. S., & Rastogi, M. (2018). Cultural competency in couple and family therapy. In J. Lebow, A. Chambers, & D. Breunlin (Eds.), *Encyclopedia of couple and family therapy*. Springer.

Breunlin, D. C., Schwartz, R. C., & Mac Kune-Karrer, B. M. (1992). *Metaframeworks: Transcending the models of family therapy*. Jossey-Bass.

Fife, S. T., Whiting, J. B., Bradford, K., & Davis, S. (2013). The therapeutic pyramid: A common factors synthesis of techniques, alliance, and way of being. *Journal of Marital and Family Therapy*, *40*(1), 20–33.

Freeman, A. (2005). Socratic dialogue. In A. Freeman, S. H. Felgoise, C. M. Nezu, A. M. Nezu, & M. A. Reinecke (Eds.), *Encyclopedia of cognitive behavior therapy* (pp. 380–384). Springer.

Greenberg, L. S., & Watson, J. (2006). *Emotion-focused therapy for depression*. American Psychological Association.

Haley, J. (1976). *Problem-solving therapy*. Jossey-Bass.

Hardy, K. V., & Bobes, T. (2016). *Culturally sensitive supervision and training: Diverse perspectives and practical applications*. Routledge.

Hofmann, S., Sawyer, A., Witt, A., & Oh, D. (2010). The effect of mindfulness-based therapy on anxiety and depression: A meta-analytic review. *Journal of Consulting and Clinical Psychology*, *78*(2), 169–183.

Hook, J. N., Davis, D. E., Owen, J., Worthington Jr., E. L., & Utsey, S. O. (2013). Cultural humility: Measuring openness to culturally diverse clients. *Journal of Counseling Psychology*, *60*(30), 353–366.

Kirmayer, L. (2001). Cultural variations in the clinical presentation of depression and anxiety: Implications for diagnosis and treatment. *The Journal of Clinical Psychiatry*, *62*(13), 22–30.

Kelly, S., Bhagwat, R., Maynigo, P., & Moses, E. (2014). Couple and marital therapy: The complement and expansion provided by multicultural approaches. In F. T. L. Leong, L. Comas-Diaz, G. C. Nagayama Hall, V. C. McLoyd, & J. E. Trimble (Eds.), *APA handbook of multicultural psychology, Vol. 2: Applications and training* (pp. 479–497). American Psychological Association.

Kelly, S., Jérémie-Brink, G., Chambers, A. L., & Smith-Bynum, M. A. (2020). The Black Lives Matter movement: A call to action for couple and family therapists. *Family Process*, *59*(4), 1353–1957.

Knobloch-Fedders, L. M., Pinsof, W. M., & Mann, B. J. (2007). Therapeutic alliance and treatment progress in couple psychotherapy. *Journal of Marital and Family Therapy*,

33(2), 245–257.

Normann, N., van Emmerik, A., & Morina, N. (2014). The efficacy of metacognitive therapy for anxiety and depression: A meta-analytic review. *Depression and Anxiety*, *31*(5), 402–411.

Overholser, J. (2018). *The Socratic method of psychotherapy*. Columbia University Press.

Patterson, J., Williams, L., Edwards, T. M., Chamow, L., & Grauf-Grounds. (2018). *Essential skills in family therapy: From the first interview to termination*. Guilford.

Pinsof, W. M. (1995). *Integrative problem centered therapy: A synthesis of biological, individual and family therapies*. Basic Books.

Pinsof, W. M., & Catherall, D. R. (1986). The integrative psychotherapy alliance: Family, couple and individual therapy scales. *Journal of Marital and Family Therapy*, *12*(2), 137–151.

Rogers, C. R. (1965). The therapeutic relationship: Recent theory and research. *Australian Journal of Psychology*, *17*(2), 95–108.

Rutter, J. G., & Friedberg, R. D. (1999). Guidelines for the effective use of Socratic dialogue in cognitive therapy. In L. Vandecreek, & T. L. Jackson (Eds.), *Innovations in clinical practice: A sourcebook* (pp. 481–490). Professional Resource Press.

Selvini, M. P., Boscolo, L., Cecchin, G., & Prata, G. (1980). Hypothesizing - circularity - neutrality: Three guidelines for the conductor of the session. *Family Process*, *19*, 3–12.

Sprenkle, D. H., Davis, S. D., & Lebow, J. L. (2009). *Common factors in couple and family therapy: The overlooked foundation for effective practice*. Guilford Press.

Sprenkle, D. H., & Blow, A. J. (2004). Common factors and our sacred models. *Journal of Marital and Family Therapy*, *30*(2), 113–129.

Tomm, K. (1987). Interventive interviewing: Part II. Intending to ask lineal, circular, strategic, or reflexive questions? *Family Process*, *27*, 1–15.

Watson, J. C., Gordon, L. B., Stermac, L., Kalogerakos, F., & Steckley, P. (2003). Comparing the effectiveness of process-experiential with cognitive-behavioral psychotherapy in the treatment of depression. *Journal of Consulting and Clinical Psychology*, *71*, 773–781.

第四章

在问题序列中定位问题的策略

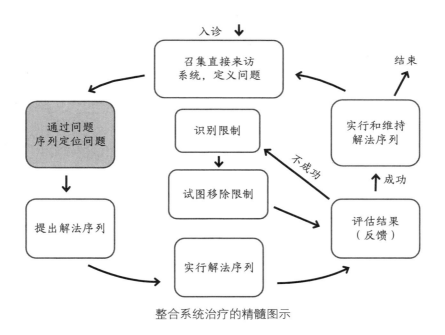

整合系统治疗的精髓图示

目　标

本章将向读者展示如何将主诉问题纳入系统框架。在整合系统治疗的实践中，问题序列是关于问题如何在一个系统中产生的最初描述。本章讨论了咨询师如何与来访系统合作揭示问题序列，并通过临床个案来展示这一过程以及与之相关的挑战。

概　　述

系统性治疗实践立足于一个基本假设，即问题所处的环境是维持问题的原因。因此，适当地调整环境能使问题得到解决。环境通常是极为复杂的，但咨询师并不需要彻底厘清系统的千头万绪。相反，咨询师只需要处理环境中能够让问题得到解决的那部分即可。当咨询师开始引导咨询过程时，问题解决的复杂程度是未知的。

在整合系统治疗中，要在问题序列中理解主诉问题。问题序列指的是一系列可预测的、模式化的、反复出现的行为、意义和情感的集合。对问题序列的阐述使咨询师和来访者有机会寻求一个不一样的、更适配的、能够解决或改善问题的序列（解法序列）。随着咨询的深入，来访者在采用或维持这个解法序列方面遇到的限制可能会变得愈发清晰。在限制因素被确定以后，对问题情境的描述也将变得更加复杂，咨询师要尝试找到足以解决问题的环境。

基于整合系统治疗的同盟优先指导原则，咨询师会格外关注主诉问题，即来访者在咨询中希望解决什么问题。当主诉问题被定义以后，咨询师会与来访系统合作，一起将它定位到问题序列中。问题序列通过帮助建立解法序列，为咨询提供了初始方向。在咨询师和来访者携手探寻能够达成来访者目标的解法序列时，治疗同盟会就此形成并得到巩固。

识别问题序列

要清楚地呈现一个问题序列所需的时间长短不一。影响它的变量有：咨询师的经验水平（咨询师的经验越丰富，越有可能遇到过类似的序列）、来访系统在描述问题序列时的清晰度、问题序列的复杂度，以及来访者之间对于问题和问题序列的共识度。一些问题序列在咨询一开始很容易出现，在这种情况下，治疗师可能会开始讨论解法序列。其他问题序列需要经过几次会谈才会浮现。还有些时候，在尝试了一个或多个解法序列后，问题序列的某个额外的部分才会被发现。

问题序列是理解和描述问题如何嵌套在来访系统中的第一步，也是最基础的理解。对它进行定义是一种快速开启咨询的方式，因为正是它所关注的行为模式带来访者前来寻求咨询的，这让来访者有机会感受到被听见和被重视。这种关注可以直接指向一个个解决方案以改进或解决当前呈现的问题；或者，在更常见的情况下，对当前问题的关注可能只是发现系统性因素的第一步，这些系统性因素可能是导致来访者问题的根本原因，或者是对实现咨询目标来说至关重要的方面。

对于序列的分类方案

为了防止咨询师因为受困于细节而看不清序列，整合系统治疗提供了一套对序列进行分类的方法，这样来访者提供的信息就更容易被提炼成问题序列了。在对序列的早期概念化过程中，周期性，即完成一个序列周期所需的时间，被作为分类各种序列的组织原则（Breunlin & Schwartz，1986；Taussig，2018）。四种不同周期长度的序列被识别并标记为 $S^{①}1$、S2、S3 和 S4。持续时间较短的序列被认为会嵌套在持续时间较长的序列之中。在对整合系统治疗理论框架的最初构想中，组成整个问题系统的每一层序列都需要得到充分的阐明。随着问题序列和解法序列的概念被引入，有一点变得逐渐清晰，即变化并不是只能发生在所有序列都被阐明之后。另外，咨询师在阐明一个复杂的问题序列时，可能会混合使用不止一类序列。以下是对四类序列的简单总结。

---

① S 为英文 sequence（序列）的首字母。——译者注

　　S1 序列的周期为数秒至数小时。S1 序列很容易在此时此地被观察到。它们被称为面对面序列。S1 序列的例子有：一对伴侣的争吵方式、一次困难的性接触、围绕家庭作业的纠纷以及早晨为上学做准备时发生的争执。

　　S2 序列捕捉到了来访系统每日或每周日常惯例中的某些部分。它们可能包括昼夜节律中的一些方面。比如，有睡眠障碍的人经常遇到晚上难以入睡的情况，并会通过在白天小憩一会儿来缓解疲惫，但这只会加剧晚上的睡眠困难。S2 序列的周期长度从一天到一周不等。例如，在一段婚姻关系中，丈夫每天工作 12~15 小时，而妻子则在家照顾 3 个不到 6 岁的孩子。当丈夫终于下班回家时，夫妻双方都很疲惫。吃完了简单的晚餐后，妻子哄孩子入睡，丈夫则看了一会儿电视。然后他们匆匆上床睡觉，几乎不看对方一眼。这就是一个日常惯例的 S2 序列。S2 序列的另一个例子可能是一个离异家庭，孩子们在一周中的一些日子里和母亲在一起生活，在另一些日子里和父亲一起生活。完整的序列是在一周之内完成的。

　　S3 序列的周期长度是从几周到一年或更长，包括起伏性[①]S3 序列和间歇性 S3 序列。起伏性 S3 序列包含一个随时间变化的变量。这个变量有时会导致问题，有时不会。比如，在季节性情感失调症中，抑郁情绪和想法的起伏与日照时间的长短有关。夏季阳光充裕，患者的情绪通常是积极的；但等冬季来临，日照时间缩短，抑郁症状就开始增加。另一个例子是性欲，它会自然地起伏。在一对伴侣中，当他们性欲的起伏不同频时，他们很可能遇到与性生活频率相关的挑战。

　　间歇性 S3 序列围绕会改变来访系统运行方式的事件展开。间歇性 S3 序列的例子包括周期性出现的亲友探访、家暴事件、酗酒事件和慢性复发疾病。每当事件发生时，来访者都不可避免地需要围绕它重新组织生活。一旦这样

[①] 英文为 ebb and flow，在此前出版的《整合系统治疗——解决个人、伴侣和家庭问题的心理治疗元构架》一书中，被译作"潮汐"。但此处考虑到该类序列的反复并不都像潮汐一般有规律的节律，因此决定将 ebb and flow sequence 改译为"起伏性序列"。——译者注

的 S3 序列开始出现，来访系统就会学习预测它，因此它的前兆也成了 S3 序列的一部分。此外，事件发生后可能有一段恢复期。因此，一对夫妻可能会焦虑地准备迎接一方父母的来访，经历父母来访本身带来的挑战，并在父母离开后有一段时间的冲突。另一类扰乱生活的间歇性事件的例子是当事人对周年纪念日的反应。周年纪念日可能是失去至亲或离婚的日子。比如，一个家庭在元旦前经受了一次创伤性的婚内分居，随后的元旦就成了一个令人痛苦的周年纪念日。

S4 序列是跨代序列。它的周期至少跨越两代，甚至更长。这个代际传递过程可能存在于来访系统的基因之中，例如，来访者患乳腺癌、酗酒或精神疾病的风险较高，可能是因为前几代人的身体里有导致这类疾病的基因。行为模式也可以从一代传给下一代，包括对于虐待、遗弃、外遇和自杀等行为的重复。此外，上一代人身上一些显著的态度、价值观和应对机制往往也会反映在下一代人身上。

下面的例子展示了在一个重组家庭（有继父母的家庭）中的几个不同周期的序列。这个家庭遇到的问题是他们几乎在任何决定上都难以达成共识。这个家庭的成员包括一对夫妻、妻子的儿子以及丈夫的儿子和女儿。每当他们的对话中出现不同意见时，父亲就会激烈地表达自己的观点。其他家庭成员容易因为畏惧他的态度而沉默不语。毫不意外，在这个家庭中，任何事情都是按照父亲的意愿进行的，而其他家庭成员觉得被裹挟了。这是一种 S1 序列的互动。

这样的互动通常发生在孩子从另一方家长家回来过周末的晚上。由于这是他们从一个家到另一个家的过渡期，所以他们的情感状态不可避免地变得更加强烈。这构成了一个一周一次的 S2 序列。此外，父亲的前妻经常与他不和，而母亲的前夫则因为儿子希望和母亲相处而感到不满。两位前配偶都时不时地对自己的前任做出负面评价，这是一个 S3 序列。最后，母亲从小就被教育不要挑战她的父亲，一旦她这么做了，她的父亲就会对她大发雷霆。现在，她蜷缩在丈夫激烈情绪的猛攻之下。这是一个代际传递过程，在整合系统治疗中被称为 S4 序列。

如果咨询师同意家庭成员的观点并与他们一同指责父亲在重组家庭中的霸权，那将是一个很诱人的选择。这家人认为，一旦父亲承认他是问题的根源，问题就很容易得到解决。父亲应该改变他的沟通方式。在这种观点下，问题序列将是一种简单的、不试图解释系统复杂性的描述。它可以是：当这个家庭试图做决定的时候，父亲情绪化的表达让其他家庭成员沉默，因此事情总是由父亲的意愿决定。在一些情况下，这样一个简单的问题序列可以引出一个初步的解法序列。这个解法序列要么可以取得一定的成功，要么可以让大家有机会进一步了解制约它的其他层次的序列。但是，在另一些情况下，如果不对其他类型的序列有更多了解，就很难构建一个初步的解法序列。

整合系统治疗的咨询师会做好整合多种类别序列的准备，这样能使对问题序列的描述更具递归性和系统性。最关键的问题是：什么维持了这个问题序列；用限制的语言体系来说，什么阻止了它以更恰当的形式展现？通过蓝图和组织元框架，咨询师提出了两个假设。第一个假设是，从组织结构上来看，母亲／继母应该在减少父亲的影响力这件事上担任领导者的角色。第二个假设涉及重组家庭的特性：现在这个家庭受制于混乱的领导，因为他们在一起只有短短 2 年时间；而咨询师知道，重组家庭的稳定性可能需要至少 5 年时间来巩固。简而言之，这个家庭还在不断进化的过程中。咨询师需要探索这些假设在行为、认知和情感层面的作用。最终的结果将是一个更加系统、更加全面的问题序列。

问题序列是家庭系统这个大宝库中最小的一块珍宝（Russell & Breunlin，2019），它能让来访者和咨询师就一个目标达成一致，并专注于选择和实行解法序列（通常被称为实验）以达成该目标。从这个角度来说，问题序列是进入系统的切入口。如果解法序列有效，咨询师就不必进一步深入探究来访系统的特性了。而如果有多种限制因素使得解法序列不能奏效，那么咨询师要持续地丰富和扩充对系统框架的了解，直到有足够的信息处理咨询中的问题（Russell & Breunlin，2019）。

方　　法

持有系统性的视角

持有系统性的视角意味着咨询师需要始终在关系和情境背景的语境下，根据来访系统经历的相关行为、认知和情绪，不断进行假设和对话。正是这种系统性的视角使得咨询师和来访者能够将问题序列组合起来。对于大多数人来说，包括咨询师在内，拥有系统性视角并不是一件自然而然的事情，因为在成长过程中，大多数人所学到的是以线性的方式看待世界，即每一个行动都会造成相应的反应，是行动本身导致了反应。而咨询师必须接受的视角是，生活中的事情远比简单的行动—反应模型复杂。虽然接受了一个系统性视角，但要真正理解和识别世界中（特别是人际关系中）各种现象背后的系统性结构，我们仍然需要耐心和努力。

当来访者第一次被问及因为什么而来寻求心理咨询时，咨询师会与他们联手，一起定义在咨询中可处理的问题。当来访者能对某个问题产生影响时，它就是可处理的。比如，当一个来访者说自己患有分裂情感障碍时，这个诊断本身并不是来访系统可以处理的，但如果咨询师和来访者一起工作，他们都认为不良的情绪调节正在破坏来访系统的关系，那么情绪调节这个问题就是一个可处理的问题，来访系统的成员可以为改善其情绪调节能力而努力。一个可行的互动性解决方案也被称为可行的现实（Minuchin & Fisherman，1981；Churven，1988）。可行的现实其实就是对解法序列所采取的策略的解释。第五章将详细讨论找到解法序列的过程。

整合系统治疗的咨询师要密切关注与过程相关的语言。有句俗语说得好："考虑过程，而非内容（Think process, not content）"。来访者在最初时往往容易抛开事件发生的情境，简单或断然地描述问题，例如，"我们的儿子在学校表现得很差"，或者"我们被告知，女儿有进食障碍"。因此，咨询师必须在情境之中看待问题，以便揭示问题序列。

　　有时候，来访者对问题的描述包含互动过程。在这种情况下，咨询师能在界定问题序列时取得先机，比如，"我们的儿子在学校的成绩很差，我们每晚都为了他做作业的事情争吵"；又比如，"我们的女儿被诊断为进食障碍；每天吃晚饭时，我们都要和她为食物发生争执，我们感觉疲惫不堪"。在这两个例子中，咨询师至少发现了问题序列的一部分。有时候，问题是以关系的方式展示的，在这种情况下，问题本身和问题序列有部分重叠。例如，"我觉得，能让我的伴侣留在这段关系中的事情只剩下性了，他总是要个不停。"或者，"我们在沟通方面有问题。在争吵时，情况总是会变得一发不可收拾。"在这些情况下，咨询师会要求来访者翔实地阐述他们的互动过程，从而逐步完善问题序列。

在问题序列中定位问题

　　识别问题序列的过程涉及一个或一组对话，这些对话根据来访者和咨询师各自的特性以其独特的方式展开。虽然这些对话不尽相同，但咨询师为完成这一过程而提出的各种问题依然具有共性。以下是一些问题的范例。

　　咨询师（关于一个具体的事件）：请尽可能详细地告诉我发生了什么，越具体越好。

　　咨询师（了解更多细节）：接下来发生了什么？

　　咨询师（了解更多细节）：你在当时有什么感受？

　　咨询师（概括归纳）：像这样的事情是不是经常发生？如果是，多长时间发生一次？

　　咨询师（概括归纳）：事情的过程一般是怎样的？你能概括地描述一

下吗？

咨询师（了解事情的细节）：事情通常是如何开始的？

咨询师（了解事情的细节）：接下来会发生什么？之后呢？事情是如何
　　　结束的？

咨询师（了解内心的细节）：我猜想，你在这个过程中会有一些重要的
　　　想法和强烈的感受。你能谈谈吗？

咨询师（了解内心的细节）：在这个序列的哪个节点上，你开始有了这
　　　样的感受？

咨询师：这种感受是如何影响你的行为的？

咨询师（了解结果）：当序列结束的时候，你有什么感受？

咨询师（了解前置事件）：你觉得什么导致了这个序列的开始？

咨询师（达成共识）：让我试着总结一下你所描述的内容，让我们一起
　　　看看我理解得是否准确。

来访者对问题的回应会使对话向不同的方向发展。围绕着主诉问题，系
统是如何运作的？上述问题向我们大致展示了咨询师是如何对此建立起初步
理解的。对于因为被标定的来访者（比如患抑郁症、焦虑症或者某一行为障
碍）的问题而前来寻求咨询的家庭来说，咨询师可以询问他们曾尝试过什么
解决方法（Watzlawick at al., 1974）。例如，"你们每个人都尝试过怎么做来
改善这个问题？"分析家庭如何应对问题，以及家庭成员如何尝试对问题和
自我进行管理，往往是揭示问题序列的开始。

维护同盟关系

同盟优先指导原则指出，维护同盟关系优先于咨询师对咨询的其他计划
（见附录 B）。这条指导原则通常在做出关于解法序列或消除限制的决定时使
用；在识别问题序列时，也必须考虑这一点。单纯地陈述问题是一回事（例

如，"我们相处不来"），但是让来访者具体分享"相处不来"的细节，就可能让他们处于一种脆弱的、容易受伤的境地。因为来访者需要对自己或他人进行一定程度的披露，揭示在其他家庭成员面前没有透露过或者没有完全被理解的想法、感受或行为。这样的披露可能会造成尴尬，激发防御机制，和 / 或造成同盟关系的破裂。咨询师必须在阐明问题序列的过程中持续不断地监测和维护同盟关系。

例如，洛丽（Lori）和萨米（Sami），一对已婚的欧裔女性，提出了一个在她们讨论具有挑战性的问题时出现的问题序列。她们的对话直到洛丽开始强势地要求萨米理解其观点前，都还可控。但洛丽越是想要萨米理解她，萨米就越会陷入防御性对抗或试图退避。然后，洛丽的行为会升级到对萨米大喊大叫，这时的萨米就不再理会洛丽了，并会指责洛丽在霸凌她。对咨询师来说，问题序列听起来的确包含了洛丽疑似霸凌的行为，但简单地给洛丽贴上"霸凌"的标签可能会让同盟关系破裂。尽管咨询师知道有必要处理洛丽的行为激化问题以及助长它的相关因素，但他认为目前对问题序列的描述可能已经让洛丽感到尴尬了。咨询师决定先寻求一个共识：这样的序列确实会反复出现，它的存在是一个问题；为了让她们完成重要的对话，这对伴侣将一起努力来改变这个问题序列。咨询师将尝试理解伴侣双方在冲突中出现的每一种需要、情感和情感背后的意义，并将以支持性的方式处理洛丽的行为激化问题。因为考虑到洛丽在冲突中的体验，她的反应是可以理解的；但效果适得其反，且可能对关系造成伤害。

处理不同的视角

即便是经历过同一件事的两个人，也鲜少会有一模一样的记忆。咨询师应该和来访者明确的一点是，尊重多种观点是咨询过程的一部分。此外，倾听和尝试理解另一位家庭成员的观点并不等于放弃自己的观点。通过渐进式认识（progressive knowing）的概念，整合系统治疗的认识论支柱得以呈现。

例如，当伴侣双方都能对对方说"我能够从你的角度理解你对待我的方式，但我想分享我的感受"时，他们就能拥有一段更健康的、有商有量的对话。

问题序列的一些组成部分涉及来访者对问题的想法和感受。有时候，来访者会分享这些感受，但在更多时候，它们并没有被公之于众。咨询师必须耐心温和地劝导来访者，让他们更加透明地呈现自己不愿吐露的想法和感受。要做到这一点，咨询师必须与直接来访系统中的所有来访者建立一个协议，即咨询是一个安全的空间，诚实地进行沟通并不会带来打击报复。

模糊不清

为了找出一条可行的问题序列，来访者必须能够找出关于他们的行动、意义和情感的信息。由于各种原因，来访者有时难以提供这样的信息，使得对主诉问题的表述模糊不清。这时，咨询师可以放慢速度，更为具体地定义和定位问题序列。对于有的来访者来说，从具体事件中归纳总结出行为模式并不是一件容易的事。在一些情况下，咨询师可能需要引导来访者对具体事件进行多次描述，从而帮助来访者找出行为模式。咨询师可以利用白板画出序列的走向。如果来访者的情绪过于激动，也可能阻碍这个过程，因此在描述序列之前，咨询师可以先帮助来访者保持稳定平和的情绪。最后，当来访者害怕难堪或者当场被指责时，也会出现表述模糊不清的状况。对于这些来访者来说，重要的是提供更多的情绪安全感。有了安全感、平和的情绪和对细节的关注，来访者对行为模式的反思能力得到提升，更容易看到内部的心智序列和／或外部的互动序列。例如，伴侣中的一方经常为一些鸡毛蒜皮的小事而生气，他意识到了这一点，并对另一方说："是的，当我开始认为你做的一些事情意味着你不爱我的时候，我就会感到受伤，然后我就会生气，说出一些难听的话。"

当有两个或更多的故事时

当两个或更多的来访者就某个问题给出了不一样的问题序列时，咨询师所面临的挑战就是为问题序列提供一个让多方都能接受的共识。这可能需要对该序列进行更宽泛的描述，或将分歧纳入其中。这方面的极端例子近似于每个来访者在观看关于同一事件的不同录像带。这些分歧以及成员如何处理这些分歧，本身就可被构建为一个问题序列。来访者可能需要学习如何看到对方眼中的真实，或者学习用与以往不同的方式一起讨论这些问题。

在识别问题序列时可用的态度类工具

态度类工具反映了咨询师如何看待咨询工作的内核。有三种态度类工具推动了对问题序列的探寻：好奇心、创造力和勇气。

好奇心

整合系统治疗的咨询师是热衷于弄清物品运作原理的修理匠——在咨询的语境下就是弄清问题序列如何嵌入来访系统。他们之所以能成功，是因为充满好奇。主诉问题是了解来访系统的切入口。对于有些咨询师来说，当一位来访者开始咨询并报告感到抑郁时，他可以做出抑郁症的诊断，并按照抑郁症治疗手册进行咨询。而整合系统治疗的咨询师会好奇抑郁症对来访者生活的影响以及来访者的生活环境对抑郁症的影响。他们一直在寻找问题在来访者的日常生活中显现的线索。是谁、是什么、在什么时候、在什么地方、是什么原因，这些都必须得到翔实的描述，才能让问题序列得以呈现。尽管来访者经常甚至每天都在上演他们的问题序列，但如果没有咨询师的帮助，他们很少能完整地构建和描述它。咨询师的好奇心主要涉及："我好奇，来访者的问题序列是如何运作的？"

在上面的例子中，咨询师和来访者的对话可以包含以下几类问题："请跟我说一说，当你觉得自己的情绪变化可能源于抑郁症的时候，你有什么感受？""你的抑郁症在一天或者一周之内是否有变化？""当抑郁症开始或是恶化时，在你的生活中是否发生了一些事情？""有没有什么事情让你的抑郁症状减轻或者加重？""在生活中，你有没有跟谁谈论过你的症状？""你认为伴侣如何受你的抑郁症影响？""伴侣的反应对你有什么影响？"正是这种持续不断且带着尊重的好奇心，为咨询师探寻对问题序列的理解提供了动力源泉。

创造力

在手机和互联网时代来临之前，在孩子之中流行的消遣方式之一是在一张带着数字编号的纸上，把两个连续数字的点连成一条线（例如，8—9，等等）。当所有点都被连起来以后，就会出现一幅画（比如一只小动物）。识别问题序列就像在这些点之间连线一样，只是点的旁边没有数字作为提示。咨询师必须用自己的创造力来假设这些点是如何连接的。通过在提问过程中不断尝试，问题序列（图形）会浮出水面。问题序列在来访系统中的存在方式变化万千。它们就像雪花一样，虽然有一些共同元素，但每个问题序列都是独一无二的。在发掘其独特性这件事上，咨询师的创造力至关重要。

尽管来访者生活在其问题序列之中，但他们并不总能意识到他们的互动如何构成了一个重复的行为模式。例如，在一对欧裔已婚夫妻的个案中，丈夫在争吵中经常指责妻子就像她母亲一样。在这个例子中，咨询师的创造力可能会指向这样的假设：指责妻子像她母亲和她的反应强度之间可能有什么联系吗？有了这个假设以后，咨询师将构建一个问题（蓝图中计划的部分），并通过提出这个问题来推进对话。例如，咨询师问妻子："我知道，当你丈夫把你和你母亲进行比较的时候，你觉得受到了冒犯。你可能只是想让他不要再这么做了，但你的反应似乎比我预想的强烈。我想了解你是否知道有什么让你特别难以接受别人将你和你母亲进行比较？"在该个案中，如果我们揭示了这些与妻子母亲的虐待行为之间的关联性，并仔细地界定其影响，就可以帮助丈夫意识到停止将妻子与她母亲进行比较的重要性。

勇气

对于咨询师来说，决定是说出未曾被说出的话，还是暂时保持沉默，是一项经常面临的挑战。把未曾被说出的话讲出来之所以需要勇气，有两个存在关联的原因：首先，说出对问题序列的任何观察都会使与之关系最大的一方陷入难堪；其次，这种观察也是涉及来访者之间的关系，它可能被认为是对这段关系和／或关系中的人的批评。

在决定是否说出某一观察时，咨询师会权衡该观察的重要性与可能破坏同盟关系的风险。如果这样做很有可能给同盟关系带来实质性的破坏，那么需要综合考量它在咨询过程中被赋予的重要性，需要修改、推迟或放弃一些临床操作（如提问、陈述或建议）。安全问题是这条规则的例外之一。安全问题总是需要得到直接而即时的关注。这些难题是咨询的关键，如果不直面它们，那么咨询的公正性或有效性都将受到影响。在这样的情况下，咨询师需要鼓起勇气，直接且带着尊重地进行表达。在其他情况下，咨询师要根据自己对同盟关系的考量来中和这样的勇气。如果咨询师的结论是，对于同盟关系的潜在破坏是可以修复的，并且这么做有机会推进对问题序列的定义，那么也要鼓起勇气，直接说出自己的观察。

比如，在一对多民族伴侣的第三次会谈中，夫妻开始发生冲突。冲突序列迅速升级，夫妻双方先是抱怨，然后是批评，最后丈夫开始以被咨询师识别为"蔑视"的方式对妻子说话。他说："你看你这辈子都做了什么？你从没完成过任何事情。"咨询师从戈特曼（Gottman，1993）的研究中了解到，蔑视对关系具有腐蚀性，它的存在与关系的消亡高度相关。因此，咨询师意识到，必须将蔑视确定为问题序列的一个主要组成部分。

从同盟关系层面考虑，咨询师意识到，如果这么做，丈夫可能会觉得受到了冒犯，并认为咨询师站在妻子一方。尽管咨询师认为前两次会谈进行得还算顺利，但由于同盟关系尚处于早期发展阶段，因此在咨询师鼓起勇气开口的时候，蓝图中的对话部分变得极为重要，咨询师需要寻找可以减少给尚处于萌芽状态的同盟关系带来压力的方法。有多种方式可以实现这一目标，下面是一个例子。

丈　　夫：你看你这辈子都做了什么？你从没有完成过任何事情。

咨询师（对妻子说）：当你丈夫这么说你的时候，你有什么感觉？

妻　　子：很难受。

咨询师（对丈夫说）：我们现在就来尝试改善你们处理冲突的方式。你妻子刚刚告诉你，你的话让她感到很难受。你能问一问，她为什么会觉得难受吗？

丈　　夫：行。（对妻子说）我刚才说了什么有那么不好？

妻　　子：（对丈夫说）你刚刚的语气听起来充满了厌恶。让我觉得我在你眼中就像一个彻头彻尾的傻瓜。

咨询师：这是一次不错的简短沟通。你们两人都冒了一点风险。（对丈夫说）你的话似乎伤害到了你妻子。这让你有什么感觉？

丈　　夫：我觉得她反应过激。

咨询师：唔，也许，但与"厌恶"非常相近的一个词就是"蔑视"。（对妻子说）这个词能描述你听了他的话后的感受吗？

妻　　子：能。

咨询师：在冲突激化时，我们有时会说一些并不符合我们本意的话。但是当我们传达出了我们不在意伴侣的感受的意思时，这可能是一种蔑视的迹象。一些优秀的伴侣互动研究表明，关系中的蔑视是有伤害性的，也会让伴侣关系更容易以失败告终。

通过这种方式，咨询师开始处理丈夫的言辞对关系造成的负面影响，并将它与关于关系的已有知识联系起来，定义问题序列中需要改变的部分。随着同盟关系的加强，咨询师将能更直接地与双方进行沟通。

治疗性对话

问题序列在治疗性对话中会以下面三种形式之一出现。第一种最直接的方式是问题本身就是一个问题序列。比如，一个非常常见的主诉问题是沟通困难。沟通本身可被看作多个序列的集合，所以在来访者描述他们的沟通问题时，咨询师会仔细地帮助他们找出导致沟通问题的具体因素。例如，

娜塔莎：不管我们谈什么，似乎都会出现分歧，而且我们几乎立刻就会生彼此的气。

咨询师：嗯，基本上任何话题都可能引起争执。

马克斯：对，差不多就是这样。

咨询师：让我们看看能不能更具体地了解一下这些争执是如何升级的。让我们从头开始说起，在对话开始的时候，你们一般都在做些什么？

娜塔莎：哎，这就是问题的一部分。我们俩都上班，晚上哄孩子睡觉之后，时间已经所剩无几，所以我们总是在彼此都很筋疲力尽的时候，挤出时间对话。

咨询师：听起来，这是一个需要考虑的关键因素。所以，冲突通常发生在晚上，那时你已经很累了。你们能描述一下通常的冲突模式吗？或者你们愿意的话，也可以说一说在最近一次冲突中都发生了什么。

许多在需要心理咨询中处理的问题，比如"孩子在学校表现不好"，本身并不描述或指向某一个序列。问题序列在治疗性对话中的第二种呈现方式是，

来访者呈现了围绕主诉问题的互动情境。例如，

> 母　　亲：我们的儿子在学校表现得非常差。他的成绩一直在下滑，我们
> 　　　　　也没有办法鼓励他去做作业。我们每天都和他谈这个问题，他
> 　　　　　虽然嘴上说会更加努力，但总是没有行动。
>
> 咨询师（对儿子说）：你同意妈妈说你在学校的表现不如从前吗？
>
> 儿　　子：上学就是在浪费时间。
>
> 咨询师：你妈妈说他们尝试过鼓励你。当他们这样做时，你有什么
> 　　　　感觉？
>
> 儿　　子：他们告诉我应该像我哥哥一样。他是一个天才，可也是一个书
> 　　　　　呆子。我无论如何也不会跟他一样。

在这个场景中，将小儿子与他哥哥进行比较的行为，很可能是问题序列的一部分。咨询师利用这些情境信息作为跳板，开始对序列进行追踪。在这种情况下，与学校作业相关的序列以及跟父母谈论学校作业的序列将会浮现。

第三种方式是，在有些情况下，问题序列只有通过咨询师的深入提问才会显现。这有时发生在寻求个体咨询且一开始通过去情境的方式描述主诉问题的来访者身上。此时，问题序列虽然存在，但只能从个体来访者的角度进行描述。有一些来访者会把他们的注意力放在内在体验上，而不是对互动模式的描述上。在这种情况下，咨询师可以尝试与来访者共同创建一个包含了意义和情感的内在序列的问题序列。例如，咨询师通过问题引导主诉问题是焦虑的来访者，组织其思维、情感和行动形成一个问题序列，解释他们是如何体验其焦虑的。这些问题的例子有："什么事情会让你感到焦虑？""你的焦虑在什么时候最严重？""你的焦虑是否会在一天中波动起伏？""哪一种情况让你更焦虑，是一个人待着时，还是与其他人在一起时？""当焦虑开始加剧时，你会对自己说什么？""然后呢，你会做什么？"通过充分地怀着同

情心进行探询，焦虑的背景情境——问题序列——将会浮出水面。

　　有时，在个体咨询中更容易看出，人们有两种交织存在的问题序列：内在序列和互动序列。互动模式激起的想法和情绪会反过来影响并成为维系互动模式的一部分。咨询师必须深知这两种序列在对问题的理解和解决中都很重要。为了做到这一点，咨询师可以与来访者合作，确定并理解其内在问题序列对来访者生活中的其他人的影响。因此，这个问题会对个人和人际关系同时产生负面影响。

　　例如，一位欧裔的同性恋男性在被诊断为边缘型人格障碍后来寻求心理咨询。他分享了自己有严重的受虐待史，成年后的大部分生活都是在抑郁和焦虑中度过的。他的目标是找到生命的意义，并让自己更平和。当被问及是否处于一段恋爱关系中时，他变得更加阴沉，说自己已经与一个男人同居一年了；而这个男人最近告诉他，自己已经快没有办法再继续忍受他们关系中的不确定性了。来访者也认为这段关系的确存在问题。在咨询师的指导下，他整理出了一个问题序列。他说，他的伴侣经常对他说一些并无恶意的话，但这些话会让他感到自己被贬低和指责。接下来，他马上就会陷入愤怒，而他的伴侣会尝试解释自己为什么这么说，但是由于愤怒的情绪过于强烈，来访者会叫他的伴侣离他远点。此时，感到沮丧的伴侣会试图追着来访者解释，有时会一直追到另一个房间，直到来访者不再理他，狠狠地把门关上。伴侣也不再追着他了，只是沉浸在被深深误解的痛苦之中。当问到如果伴侣要结束这段关系，他会感觉如何时，来访者说他会感到极度悲伤和心碎。在这个例子中，内在序列和互动序列互相交织，彼此放大，严重威胁到来访者的情绪健康和人际关系。

实操类工具

　　在与来访系统协作，共同构建问题序列时，需要特别关注对蓝图的使用，尤其是对于假设、对话和读取反馈这些组成部分的应用。当需要直接解决同盟关系问题或者当工作重心跟随精髓图示转向建立解法序列时，蓝图中计划部分的重要性也开始凸显。

识别了问题序列之后，咨询师会专注地思考在整个系统中能让他们设定目标并提供任务的那一小部分。设定目标和提供任务也是形成治疗同盟的两个关键点。这样做是因为咨询师充分地认识到了问题序列嵌在一个更为复杂的来访系统中，而其中的一些复杂性可能需要放在咨询的后期再深入了解。

使用治疗蓝图构建问题序列利用了其组成部分（假设、计划、对话和读取反馈）的递归性质。在接下来的讨论中，为了便于理解，我们将分别讨论蓝图的每个组成部分。

假设

假设是一种为来访者所提供的信息（反馈）赋予意义的行为。问题序列的各个部分并不仅是由孤立的行动、意义和情感串联而成的。实际上，每个行动、意义和／或情感都存在于其他行动、意义和情感的背景之下。虽然咨询师的主要任务是拼凑出问题序列，但问题序列的每个部分都可能引出关于来访系统的假设。在这个过程中，咨询师的经验水平起着重要作用。初级咨询师只需要更多地专注于将行动、意义和／或情感整合到问题序列中。随着经验的积累和对假设元构架的更深入了解，构建序列的过程将使人们更加意识到假设的重要性。以下是一个关于假设的例子。请花点时间思考一下你自己的假设，并将它与我们所提供的整合系统治疗框架下的假设进行对比。

　　一位家长抱怨，她 7 岁的患有注意缺陷／多动障碍的儿子不愿上床睡觉：他知道他必须放下电子游戏机去洗澡，但当我上楼去叫他脱衣服时，他只把我说的话当作耳边风。

你的假设：_____

整合系统治疗框架下的假设：针对患有注意缺陷／多动障碍的孩子，最佳的养育方案都基于一个前提——这些孩子在集中注意力方面存在困难。因此，为了确保家长的信息有效地传达给孩子，与孩子进行面对面的沟通非常重要。母亲希望儿子听到并遵从她的指令，但如果她站在楼下给出指令，问题只会变得更糟糕。这个假设为描述问题序列提供了方向。

对话

对话在整合系统治疗中是一个积极而投入的过程。正如本章前面讨论的那样，来访者通常不了解他们内部和互动问题序列的运作方式，因此咨询师必须帮助他们构建这样的序列。整合系统治疗的因果关系支柱在这里起到了作用，即整合系统治疗的咨询师尊崇循环递归的逻辑，也就是相信序列中的任意两个变量的关系是相互影响的，而非简单的因果关系。

整合系统治疗的咨询师通过对语言的运用来示范这种循环递归的思路。其中一种最有效的方式是使用循环提问（Selvini-Palazzoli et al.，1980）。当两个变量（例如，一个行动和一个意义）同时以问题的形式出现时，循环问题就出现了。比如，"当他对你说那句话时，你会有什么感觉？"对于这个问题的回答构成了整个问题序列的片段。当所有片段被整合在一起时，它们就组成了问题序列。

问题序列描述了来访系统中行动、意义和情感之间的关系。咨询师可以通过把行动、意义和情感领域的内容放在一起来构建问题，以下是一些例子。

行动／行动：当她对你大喊时，你会怎么做？

意义／意义：如果你告诉她，你不再相信她了，这会改变她对这段关系的看法吗？

情感／情感：当你感到她的内心涌起恐惧时，这对你的悲伤有何影响？

行动／意义：如果他说了1小时后回家，结果却迟到了3小时，对你来说这意味着什么？

行动／情感：当你发现他吸了大麻时，你有什么感受？

意义／行动：当你告诉自己，儿子就是个懒虫时，你会采取什么行动？

情感／行动：当你感到她的悲伤让你不知所措时，你会做什么或说什么？

意义／情感：当你告诉自己她一定有外遇时，你有什么感受？

情感／意义：你女儿说她很生老师的气，你会如何理解这对她来说意味着什么？

反馈

反馈是蓝图的驱动力。在构建问题序列的过程中，来访者提供的任何关于其人际系统和自我系统的反馈都能作为驱动假设、计划和对话的信息源。反馈包括在会谈期间发生的一切言语和非言语沟通，以及来访者报告的一切关于他们在会谈外的生活。下面呈现了几个包含反馈的瞬间。我们邀请读者一起思考这些反馈意味着什么，并将它与整合系统治疗的假设进行比较。

情境 1　来访者（正在电话上预约个体咨询）：哦，下周我不能安排预约，因为轮到我照顾孩子了。

　　你的假设：＿＿＿＿＿＿＿＿＿＿＿＿＿＿＿＿＿＿＿＿＿＿

　　整合系统治疗的假设：来访者说"轮到我照顾孩子了"，表明她的婚姻状态可能是离异，并与前任一起担负孩子的监护责任。我猜测，孩子在一周内辗转于两个住所之间，会不会有一个跟问题序列相关的 S2 序列存在？

情境 2　一对同性伴侣因沟通问题而寻求心理咨询。他们来到咨询室进行第一次会谈时，选择了并排坐在沙发上，其中一个人把手搭在了另一个人的膝盖上。

　　你的假设：＿＿＿＿＿＿＿＿＿＿＿＿＿＿＿＿＿＿＿＿＿＿

整合系统治疗的假设：这对伴侣看起来对彼此的存在感到舒服、亲近，并愿意向他们的新咨询师展示其关系中的这一面。这对他们来说似乎是一个优势。

情境3 一对夫妻正在因为丈夫晚上时不时地和朋友外出而发生争执。妻子抱怨丈夫不告诉自己他什么时候回家。

妻　子：你就好像可以随心所欲地做任何事一样。我可不能那样。不然谁来照顾孩子呢？

你的假设：_____

整合系统治疗的假设：这是一个间歇性事件（S3），丈夫晚上外出让夫妻关系变得不稳定，并加剧了争吵的激烈度。

情境4 一对父母和他们15岁的女儿正在讨论父亲因为他与女儿之间关系紧张和疏离而产生的抱怨。

父　亲（对女儿说）：每当我敲门进你房间来告诉你一些事情时，你总是没有回应，只是咕哝着叫我滚出去。

女　儿：你这个无聊的人，我为什么要和你说话呢？

父　亲：你不能这样跟我说话。

母　亲：这就是问题之所在啊。只要你一直不停地批评她，你们之间就无法有进展。

你的假设：_____

整合系统治疗的假设：母亲为女儿辩护的行为表明，她可能跟女儿形成了跨代同盟。也许女儿在被父亲批评时之所以会更坚决地表达自己的意见，是因为她知道母亲会保护她。

个　案

下面的个案展示了问题序列作为精髓图示的关键组成部分之一的运作方式。

朱亚妮塔（Juanita）是一位拉丁裔女性，快 50 岁了。她联系了一位整合系统治疗的咨询师，希望改善与她现年 76 岁的母亲斯特拉（Stella）的关系。朱亚妮塔提到她和母亲的关系一直比较紧张，而母亲现在已经到了可能需要女儿参与照顾她的生活起居的年纪，因此她觉得有必要改善一下两人之间的关系。母亲在几十年前离婚后就独自居住在另一座城市。

咨询师假设，照顾年迈父母的工作最好由子女共同负责，于是问朱亚妮塔是否有兄弟姐妹。朱亚妮塔表示，她有一个比她小 2 岁的妹妹伊娃（Eva）。咨询师进一步询问朱亚妮塔是否认为伊娃会参与到帮助母亲的计划中。朱亚妮塔回答，伊娃与母亲的关系非常紧张，两人几乎从不交谈。咨询师又问朱亚妮塔是否打算请妹妹共同分担未来可能出现的责任。朱亚妮塔回答，伊娃对母亲有一些成见，要让她加入，可能需要花大量时间和精力来说服她。为了开始咨询，咨询师决定首先与朱亚妮塔建立同盟，将斯特拉和伊娃暂时留在间接来访系统中，以后再处理。

当咨询师回顾与朱亚妮塔的第一次电话沟通时，问题序列的大致轮廓浮现出来。母亲和她的两个女儿之间的交流都非常少，而且她们的关系中似乎存在一些潜在的张力，尤其是在母亲和伊娃之间。虽然母亲目前的身体状况还不错，但朱亚妮塔担心在未来几年里，她的母亲会需要有人更多地参与到对她生活起居的照顾当中。她提到，母亲的未来这个话题从未被讨论过。

朱亚妮塔参加第一次会谈时提供了额外的背景信息。她透露，父母在她和妹妹还很小的时候就离婚了，而母亲是那个在离婚后离开家的人。朱亚妮塔似乎比伊娃更能接受这一事实。伊娃在经过多年的心理咨询后，将母亲的离开视为一种伤害了她情感依恋的事件，并认为这导致她遭受了心理问题的困扰。朱亚妮塔觉得伊娃能容忍她的母亲，但从未真正原谅她离开她们的行为。她说自己与伊娃关于母亲的谈话总是以激烈的争吵收场，因此她们很少谈论涉及母亲的话题。

对话进行至此，咨询师做出了目标问题序列存在于两姐妹之间的假设。每当两姐妹谈论起母亲时，问题序列就涉及回避和冲突升级。咨询师可以引导朱亚妮塔改变这个问题序列，或者将伊娃纳入直接来访系统，并通过咨询会谈直接处理这个问题序列。咨询师选择了后者。

咨询师向朱亚妮塔说明了为什么从长远来看，伊娃需要参与咨询。朱亚妮塔最终联系了伊娃，并向她提起参加一次会谈的事情。令人惊讶的是，伊娃欣然接受了这个提议。她向朱亚妮塔表示，母亲的事情在她们之间造成如此大的隔阂令她十分痛苦。下一章将介绍解法序列的概念和应用。在这个个案中，我们从行动计划元框架中提取了一个解法序列。通过让两姐妹一起参加会谈，这个解法序列针对问题序列中的回避部分进行了处理，使咨询师直接介入问题序列的第二个组成部分——导致分化和疏离的冲突升级。

朱亚妮塔和伊娃参加了接下来的几次会谈。伊娃明确表示，她非常不愿意与母亲有来往。她认为，母亲从未为抛弃两姐妹的行为道过歉，并且在成年后的生活中一直对伊娃展现出自私的一面。朱亚妮塔则回应，尽管发生了那么多事情，但她仍然爱着母亲，并为母亲将要面临的挑战和孤独而感到遗憾。伊娃觉得朱亚妮塔对母亲没有任何亏欠；而朱亚妮塔则认为伊娃只是躲在自己的伤痛背后，不愿意担负自己应尽的责任。与她们私下讨论母亲的对话不同，在会谈中，咨询师能帮助对话保持和谐，避免两人的对立；随着时间的推移，两姐妹更加理解对方的观点了。伊娃表示，她明白让朱亚妮塔独自承担照顾母亲的责任是不公平的，但她也坦言，她相信母亲永远不会改变，并担心一旦与母亲有了更多接触，她的心理健康可能会受到威胁。

在下一次会谈中，朱亚妮塔透露，母亲对于伊娃对自己的看法有所觉察，并会向朱亚妮塔抱怨此事。朱亚妮塔感到自己夹在两人之间。伊娃之前并不知道这种三角关系的存在。起初，伊娃对朱亚妮塔在背后谈论自己感到愤怒；但伊娃很快意识到，在她们母亲面前，很难避免这样的对话，于是情绪有所缓和。这种三角关系的模式加剧了问题序列的复杂性。

当咨询师试探性地提出让斯特拉参与咨询时，朱亚妮塔保持着警惕的态度，但愿意听取更多信息，而伊娃则立即表示这样做不会有任何好处。咨询师意识到，与伊娃的同盟关系会受到威胁，因此格外小心地维护，以免关系破裂。到会谈结束时，伊娃同意让咨询师与母亲谈一谈，并表示在母亲参加一次会谈是否有益的问题上，她愿意信任咨询师的判断。

当斯特拉来参加会谈时，三位女士似乎都感到不太自在，她们之间的互动显得有些尴尬。很明显，她们在避免讨论彼此目前的关系，并且没有提及早期历史。同时，咨询师清晰地感受到，斯特拉在伊娃心目中的形象比实际糟糕一些。这种情况可能是因为伊娃多年来接受的心理咨询让她以一种倾向于看到缺点的方式来看待斯特拉。这也在维持问题序列并限制其他可能的替代序列上起到了一定的影响。

由于第一次三人会谈取得了足够的成功，母亲和女儿们得以继续一起进行咨询。接下来的会谈涉及了以下话题。首先，由于在父母离婚时，女儿们的年纪非常小，所以她们并不知晓离婚的细节，一直以来都只接受了父亲关于母亲抛弃她们的叙事。这一叙事在问题序列中起重要作用，它让两个女儿，尤其是伊娃，对母亲怀有愤恨。斯特拉讲述了女儿们不知道的细节，使她们对母亲的态度有所缓和。这种叙事取向辅助了新的互动模式的发展，即解法序列。

随着母亲和女儿们在会谈中感到越发安全，伊娃能够说出她觉得每次和母亲互动时，母亲的言语和行为总是一副以自我为中心的样子。斯特拉对此感到十分惊讶。为了仔细探究这个问题，大家进行了大量工作。最终，斯特拉承诺更加关注女儿，并让伊娃在她认为自己又有这种行为时及时指出来。这些干预技术都是解法序列的例子。

朱亚妮塔还提出了另一个涉及斯特拉的问题序列，即她总是通过询问朱亚妮塔来了解伊娃的情况。事实证明，想解开这种三角关系是极具挑战性的，因为伊娃仍然不愿意与母亲进行直接对话。当斯特拉承诺不会总是把话题引向自己时，伊娃最终还是同意了。

最后一个问题是女儿们担心随着斯特拉的衰老，她的需求能否得到满足。起初，斯特拉坚称自己身体健康，不需要女儿们的任何帮助。咨询师提出了"年轻老年"阶段和"高龄老年"阶段的区别。前者指的是身体和心理状况健康良好的老年人，而后者指的是因疾病或受伤而部分或完全丧失自理能力的老年人（Duvall，1957）。目前，斯特拉正处于"年轻老年"阶段。老龄领域的专家鼓励家庭在老年的父母身心健康时讨论和规划"高龄老年"阶段的问题。斯特拉认同这个观点，于是三人一起讨论了需要采取的措施。她们列出了一份清单，并讨论最佳执行方式，其中包括授权书、医疗授权书，以及斯特拉是否要搬到养老院住及可能触发此决定的情况等。伊娃对承担清单上的任务仍有些犹豫，但这比最初的问题序列好得多。在最初的情况下，大家都默认朱亚妮塔会独自承担所有责任。伊娃和母亲之间建立了足够好的关系，使她们能够讨论如何推进下一步。朱亚妮塔建议伊娃选择承担她可以妥善处理但不太需要与母亲沟通的任务，大家都同意了。在几次会谈之后，这份清单上的任务都得到了妥善处理。母亲和女儿们感觉与彼此更加亲近了，咨询初见成效。

结　论

俗话说，"好的开始是成功的一半"。虽然在处理个案时，不去全面了解问题序列就急于工作很有诱惑力，但这样做所付出的代价可能是对个案结果的负面影响。花时间识别问题序列将长期有益于个案的进展。问题序列将成为个案的锚点，它会是支持解法序列中第一次干预的基础；而如果实行解法序列失败了，这也是常见的状况，下一步就是找到阻碍其成功的限制因素。

练　习

1. 请思考一个困扰你的问题。注意它会反复出现这一特点。利用你在学习本章时所获得的知识，尝试发现你在面对这个问题时所展现出的具体行动、意义和情感的序列。请写下问题序列的每一步。

2. 回顾你最近进行的一次咨询会谈。记录下这次会谈的主题。思考你是如何处理这次会谈的。反思一下，这次会谈的过程是否包括对问题序列的关注（即使你可能用其他的名字称呼它）。将这个序列写下来。回顾它，并思考序列中可能缺失了什么，将缺失的部分也写下来。思考一下，为了填补序列中的空缺，你需要做些什么。请务必考虑参与会谈的来访者能否提供这些答案。反思一下，通过这个练习，你获得了哪些看待该个案的新方法。

3. 请思考一个你正在处理的个案。描述你对它的关注点。思考一下其中可能存在的问题序列。根据你已知的信息，将问题序列写下来。回顾它并问自己，它有多完整。为了达成一个可行的问题序列，你还需要收集哪些额外的信息？

4. 录下你的几个会谈，这么做的目的在于识别在会谈中即时发生或被描述的问题序列。从一个录像到下一个，你向来访者清晰地描述问题序列的能力是否在提升？回顾本章描述的态度类工具和实操类工具，看看你是否在使用它们。如果你没有使用它们，想一想什么阻碍了你这么做。选择其中一个工具，并在下一次录像时专注于使用它。

参 考 文 献

Breunlin, D. C., & Schwartz, R. C. (1986). Sequences: Toward a common denominator of family therapy. *Family Process*, *25*(1), 67–87.

Churven, P. (1988). Marital therapy my way: Creating a workable reality. *Australian and New Zealand Journal of Family Therapy*, *9*(4), 223–225.

Duvall, E. M. (1957). *Family development*. J. P. Lippincott.

Gottman, J. M. (1993). The roles of conflict engagement, escalation, and avoidance in marital interaction: A longitudinal view of five types of couples. *Journal of Consulting and Clinical Psychology*, *61*(1), 6–15.

Minuchin, S., & Fishman, H. C. (1981). *Family therapy techniques*. Harvard University Press.

Russell, W., & Breunlin, D. (2019). Transcending therapy models and managing complexity: Suggestions from integrative systemic therapy. *Family Process*, *58*(3), 641–655.

Selvini-Palazzoli, M., Cecchin, G., Prata, G., & Boscolo, L. (1980). Hypothesizing, circularity, and neutrality: Three guidelines for the conductor of the session. *Family Process*, *19*, 3–12.

Taussig, D. (2018). Sequences in couple and family therapy. In J. L. Lebow, A. L. Chambers, & D. C. Breunlin (Eds.), *Encyclopedia of couple and family therapy*. Springer, Cham.

Watzlawick, P., Weakland, J. H., & Fisch, R. (1974). *Change: Principles of problem formation and problem resolution*. Norton.

第五章

提出解法序列

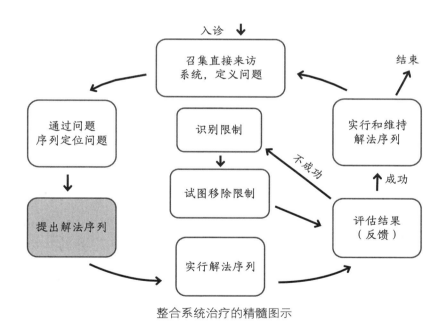

整合系统治疗的精髓图示

目　　标

本章将讨论并展示如何与来访者共同协作，以确定解法序列。解法序列是一个替代性、适应性的序列，用于替换问题序列以促进对主诉问题的改善或解决。各类假设元构架可以为如何选择解法序列提供指导。咨询师需要特别注意确保解法序列符合来访者的发展水平和文化背景。本章将详细阐述整合系统治疗中文化元构架在选择解法序列中的运用。

概　　述

在整合系统治疗中，提出解法序列是一个关键步骤。解法序列是基于问题序列建立的，它的实行能让问题得到解决，或者有助于确定系统中的限制因素。解法序列本身可能相对简单，但它可以成为发现系统内部复杂性的手段。当来访者企图从问题序列中获得缓解时，识别和实行解法序列提供了解决问题需处理的因素的切入点。解法序列通常涉及在来访者同意尝试做一些新的尝试后，在行为或互动上的变化。尽管关注的重点在行动领域，但是咨询师仍需在意义和语言层面为解法序列建立合理性，并将它与来访者希望从咨询中获得的内容相联系。咨询师还需要关注来访者的情绪反应，以建立和维护治疗同盟。因此，行动模式的改变同样需要关注意义和情感。此外，许多解法序列包含了对与行动或互动模式相关联的内在心智序列的修改。还有非常重要的一点是，解法序列需要与来访者的生活背景相契合。由于咨询师在这个阶段还无法了解所有的背景信息，所以需要积极搜集来访者的反馈，判断解决方案是否合适。

整合系统治疗的咨询师通常将解法序列描述为一种实验。这种实验既可以促进问题的解决，也有助于识别系统中的限制。它有赖于咨询师和来访者的共同努力，能够帮助他们更好地了解如何进入问题解决的过程。解法序列的成功实行可以促进问题解决，但即便是失败的解法序列也能通过促进对咨询中需要解决的限制的了解来推动进程。因此，当来访者同意尝试实验时，咨询师可以对此表达一种尊重、协作和双赢的态度。若初始的解决方案就有效当然是很好的，但前进方式不是只有立即做出改变这一种。

当来访者清楚地意识到解决方案与经过仔细描述的问题序列之间的关系时，解法序列对他们而言会更有相关性和吸引力。就像第四章所说的，咨询师帮助来访者看到他们的问题存在一种固定模式，只有改变这种模式才能解决问题。通过识别问题序列，咨询师可以展示家庭成员或其他系统在当前问题下是如何以递归的方式相互影响的，他们自身的行动和与彼此的互动在其中发挥作用。一个序列包含行动、意义和情感三个部分，每个部分都在递归性地为其他部分提供存在的背景。正如之前所述，初始的解法序列通常涉及行动上的改变，并拥有来访者在合理性（意义）和情感共鸣方面的支持。然而，由于问题的性质或来访者的强烈偏好，行动策略有时可能不是最佳的起点。或者说，意义／情感计划元构架也是解法序列的策略来源。例如，一个来访者正在哀悼逝去的伴侣，他在咨询早期显然不想做任何事情。咨询师尊重这一点，并开始在意义和情感领域展开工作。而另一些也处于哀悼期的来访者则可能更愿意尝试一些行动，比如与家人或朋友联系、参加社区服务、散步、每晚点一支蜡烛或者去墓地祭拜所爱之人。

有一个能够成功实行并维持的解法序列可能就足以解决主诉问题了。不过，更常见的情况是，与特定主诉问题相关联的问题序列不止一个，而且可能存在多个主诉问题。因此，解法序列成功与否需要在来访者所关注问题的整体模式的背景下去理解。例如，一个 44 岁的欧裔单身同性恋男性因抑郁而寻求心理咨询。经过评估，排除了风险因素后，咨询师探索了来访者生活中的模式。在来访者的生活中，似乎没有明确导致抑郁的诱发因素，但是咨询师发现了一个关于"孤立"的问题序列：当来访者想到与人建立联系时，会对被视为抑郁而感到羞耻，因此决定不与对方联系。咨询师为来访者赋能，使他改变内在的回避行为，并鼓励来访者联系他的一个朋友（解法序列）。来访者这样做后感觉良好。咨询师协助来访者保持这种改变，同时开始解决另一个涉及"不作为"的问题序列。通过分享行为激活的研究成果（Kanter et al.，2010），咨询师帮助来访者建立了新的活动模式，并开始改变他原本对时间的分配（解法序列）。来访者参与了一些活动，并在这个过程中感觉更好了。咨询师继续协助来访者维持对这些新活动的参与。在来访者分享了对爱情生活的失望后，咨询师开始帮助他探索关于自我挫败性思维的问题序列，他们同意把关注点放在咨询开始前发生的一次特别痛苦的分手事件上。如果一个或多个解法序列不成功，咨询师将对限制进行假设。例如，可能存在一个在生理层面控制情感的限制，可以通过生物行为干预（如锻炼或药物治疗）来解决。在该个案中，来访者（和别人）口中的抑郁其实包含了一系列问题序列。改善抑郁需要通过逐步实行解法序列来处理已经确定的问题序列。

方   法

实验

由于咨询是一个协作过程，咨询师会向来访者解释整合系统治疗的工作原理，并邀请来访者参与，一起解决他们希望在咨询中处理的问题。关于整合系统治疗的过程，可以通过简单介绍一下定义问题和围绕问题的相关模式、实验解决方案、识别并处理阻碍解决方案的因素这几个流程来描述。当咨询师开始讨论解法序列时，重要的是落脚到实验的概念上，并强调在会谈中或会谈外尝试的实验将提供找到解决方案或确定限制的机会。咨询师通过强调来访者将有机会在每个步骤中的提问和提供反馈来营造协作的氛围。

秉持整合系统治疗的优势指导原则，咨询师相信来访系统有助于找到解决方案，因此咨询师会邀请来访者在考虑解法序列的时候从问题序列出发。

咨询师：看起来，你们一直在努力应对这个问题（他们带来的主诉问题），但这真的很有挑战性。上周，我们一起描述了目前存在的一个模式。它不断重复，并且似乎与你来咨询的原因密切相关。你们有没有考虑过改变这种模式或者尝试一些可能会缓解现有情况的新行为？

　　在伴侣会谈或家庭会谈中，如果一个人提出了一个解法序列或其中的一部分，咨询师会询问其他成员对这个提议的看法。如果大家一致认为这是一个好主意，咨询师会询问大家是否愿意进行尝试。来自来访者的想法通常是解法序列极佳的起点。例如，一个五口之家描述了一个关于隔阂的模式。最大的女儿提出每周进行一次"老派周日晚餐"作为解法序列。听到"老派"这个词，父母"扑哧"笑了出来，不知道女儿是从哪里学来的，但他们喜欢这个想法，另外两个孩子也愿意尝试。咨询师认可这一值得尝试的实验，并在会谈中与家庭讨论它的实行方式。这个解法序列虽然简单，但是可行，因为它为建立联结提供了一个可能的载体。咨询师赞扬了该家庭为找到解决方案付出的努力，并分享了实行这个实验的好处：也许他们会成功；也许他们会遇到困难，并在尝试应对困难的过程中有所反思。晚餐计划并没有在每周如期进行，但它提供了一个具体的途径，让这个家庭开始探索限制他们建立联结的环境和历史因素。几年后，这个家庭又联系了咨询师，希望解决一个新问题。在与咨询师叙旧的轻松时刻，他们报告，他们家直到现在仍不时举行"老派周日晚餐"，这一仪式已成了家庭叙事的一部分，也象征着他们在过去的咨询中所做的工作。

　　解法序列也可以由咨询师提出。有时，它们基于一些能够成为好的初始实验的常识性解决方案。这些解决方案通常来自某一计划元构架中正式的干预策略和措施。关于咨询师应该如何与来访者沟通潜在的解法序列，下面的例子可以作为参考："对于你应该如何应对＿＿＿＿＿＿（所关注的问题），我有一些思考，我想跟你分享一下。"咨询师分享的想法将包括解决方案适用于问题序列的依据。通过对于常识、咨询经验、最佳实践或者研究的描述，咨询师可建立起解决方案和问题序列的关联性，由此说明为什么咨询师认为这是一个适合尝试的解决方案。这个依据在别处被称为可行的现实，即对问题的共同构建，其中蕴含着问题的解决方案（Minuchin & Fishman，1981；Churven，1988）。可行的现实向来访者展示了他们能采取什么样的行动来解决问题。

在考虑解法序列时，任何假设元构架都可能发挥作用。其中，发展和文化元构架尤为重要。咨询师的建议需要与咨询参与者的发展水平一致，这在涉及儿童时格外关键。例如，一个8岁的孩子不应被要求掌握演绎推理、抽象思维或完成系统规划类的活动，这类能力在认知发展后期的形式运算阶段才能形成。具有儿童方面专业经验或自己已为人父母的咨询师能了解其中的一些方面。其他咨询师则需要复习有关人类发展的知识，并咨询督导师，以了解对于各个年龄段儿童的能力应抱有怎样的预期。

在制定解法序列时，咨询师需要考虑来访者的文化背景（交叉性）和世界观，以及来访者生活中的环境因素。为了确保正在发展的解决方案和实验不会让来访者感到被误解或不受尊重，同调、尊重和好奇是咨询师在对话中运用的核心要素。如果为来访者提供的解决方案无视家庭价值观或他们面临的现实限制，可能会导致治疗同盟的破裂，进而使咨询过早终止，加剧挫败感。接下来的个案呈现了一个对咨询产生负面影响的解法序列。在该个案中，一对情侣正在为是否要结婚而烦恼。

> 咨询师：我听到，对于结婚，你们的主要担忧是不确定在同一个屋檐下生活时能否像现在这样享受与彼此的相处；我还听到，当你们谈及让关系进一步的话题时，常常会出现冲突。我的理解对吗？

当来访者确认了该假设之后，咨询师继续说，

> 咨询师：在这种情况下，一个简单的解决方案似乎是先试着一起住一段时间，但不要放弃各自独立的公寓，感受一下结婚前在同一个

屋檐下生活会如何。

　　在这个例子中，咨询师识别了问题序列并得到了确认。然而，在没有充分考虑来访者的信念系统、文化背景、间接来访系统以及社会经济因素的情况下，咨询师就断然提出了一个解决方案。更好的做法是放慢节奏，从来访者提出的内容开始，探讨如何应对困境，包括他们已经考虑过的选项。通过这种方式，咨询师将更多地了解来访者在应对困境时的世界观，并能在更有利的形势下，试探性地提出一个解法序列，同时征求来访者的反馈。如果这个解法序列与来访者分享的世界观或背景环境没有明显的冲突，咨询师可能会决定说类似下面的一番话。

　　咨询师：我不确定这个想法对你们来说是否合适，但有一些面临同样困
　　　　　　境的情侣会决定选择同居一段时间，来看看情况如何。我很想
　　　　　　听听你们对这种处理方式的看法。

　　我们没有办法不过分强调发自内心地关注来访者的意义系统、情感体验和实际情况对于引导对话有多么重要。

策略

　　在一些情况下，咨询师会提出更加正式的策略或干预技术来组成解法序列。在考虑过所有成员的身份背景和来访者的具体情况后，咨询师可以在处理问题序列时参考整合系统治疗（见附录 A）中的一些策略。策略是可以通过多种方式实现的通用计划。策略可以通过从现有的咨询模型中借鉴各种干预技术来实现。例如，在有与恐惧症相关的问题序列的来访者中，咨询师可能会提出包含暴露疗法的策略，即通过既定的方式接触所恐惧的事物，以减轻恐惧感。暴露治疗的方式有很多种，包括渐进暴露和延长暴露。暴露可以

通过现实生活中的体验（实境暴露）、想象（想象暴露）或虚拟现实来进行。整合系统治疗会把用于实行暴露疗法的具体方法看作干预技术，这些技术可以被选择用来支持和实现通用的暴露策略。在选择具体的干预技术时，问题序列的性质、相关研究结果和来访者反馈将引导咨询师的选择。

　　另一个有关策略的例子是，将进入原发情绪（Greenberg & Safran，1989）作为处理伴侣系统中的冲突序列的手段。咨询师可以从情绪焦点（Emotion-focused；Goldman & Greenberg，2015；Greenberg，2011）或情绪聚焦疗法（Emotionally Focused Therapy；Johnson，2015）的模型中选择特定的干预技术，以实现这一策略，帮助伴侣调整导致冲突的问题序列。最后一个关于策略的例子可以在一个重组家庭寻求解决人际冲突的个案中看到。咨询师可能建议的策略是，指定亲生父母作为给青少年子女设定期望的主要负责人。解法序列中的这类策略会借鉴结构式家庭治疗中的干预技术，例如划定边界。

　　与来访者合作提出解法序列是一个复杂的需要"逐帧"进行的对话过程。它由整合系统治疗的蓝图（假设、计划、对话和反馈）来指引。咨询师细致地关注来访者的言语和非言语反馈，以及联合会谈中来访者之间的互动。在来访者叙事时，咨询师通过有计划地安排在什么时候以何种方式提问来引导整个过程。由此，咨询师能识别情绪和意义作为来访者的经历如何成为问题序列的一部分或作为限制解法序列的因素。在观察和追踪问题序列时，着眼于情绪和认知有助于咨询师理解问题下的系统运作方式，并提出如何改变系统以解决主诉问题。

现场演练

　　在会谈中观察到的互动是关于序列的宝贵信息来源。问题序列经常通过会谈中来访者之间的交谈向咨询师显现。例如，一位家长在与孩子交谈，另一位家长突然插话并掌控接下来的对话。咨询师观察到这种互动，并推测这可能是一个经常出现的模式，且与当下的主诉问题有关，换句话说，这是一个问题序列。来访者可能在会谈中自发地进行交谈，但咨询师也可以有意要求他们这样做。在现场演练这个技术时（Minuchin & Fishman，1981；Nichols & Colapinto，2017），咨询师会要求来访者直接与彼此交谈。这样做要么是为了观察来访者之间的互动方式，要么是为了与他们一起调整已有的互动序列。

咨询师通过决定对话的话题是什么来建立现场演练。接着，咨询师向来访者清楚地解释了为什么建议这样做。例如："我注意到，对你俩来说，在讨论时不跑题似乎是一个挑战。你们能不能随便谈一件事，让我们看看会发生什么？"有时，现场演练是根据来访者所描述的会谈外的互动而制定的。例如，一位家长可能说每晚的睡前仪式都会出现问题。咨询师可以通过要求来访者在会谈中展示刚刚描述的情境进行现场演练。在另一个例子中，一位家长可能报告说她无法让孩子开始做作业。咨询师可能会说："你能在此时此地给我演示一下那样的对话是怎么进行的吗？"咨询师会要求家长用在家时的方式与孩子交谈，并要求孩子像在家里一样进行回应。现场演练提供了一种具体的方式来研究问题序列和讨论解法序列。

现场演练有助于对解法序列进行实验。当咨询师看到现场演练正在展开成一个问题序列时，可以建议来访者做不同的尝试。在上面的例子中，当一位家长打断了另一位家长和孩子的对话时，如果治疗同盟比较稳固，咨询师可能会说："让我们看看，如果妈妈这时候不插手，让女儿和爸爸自己解决这个问题，对话会有怎样的进展？"如果妈妈不插手，爸爸和女儿沟通得更好了，咨询师就有了建立解法序列的部分基础。如果妈妈继续打断，就需要问一个关于限制的问题："我很好奇，什么使得你没法让丈夫和女儿自己解决这个问题？"

在个体咨询中，现场演练可以发生在咨询师和来访者之间，甚至在来访者和他们的某个内在部分之间。在后一种情况下，可能会用到空椅技术，即来访者与在想象中坐在空椅上的某个内在部分进行对话。有时，来访者也会坐到另一把椅子上对该部分进行回应。这是咨询师可以学习并融入实践的一种技巧。这里的重点是，与咨询师进行角色扮演或与自我的某个部分对话，可以产生重要的新模式，成为来访者在会谈外的生活中可以利用的有效的解法序列。

当会谈中的现场演练变成解法序列时，在会谈中留出足够的时间讨论所发生的变化并赞赏每个人的参与是极其重要的。例如，在上文描述的现场演练中，咨询师可能会说："做得很好。我们看到爸爸和女儿能够成功地讨论一个问题了。而且，妈妈，你也充分地信任了他们可以进行一次很好的沟通。"咨询师通常会将解法序列延伸到会谈外的实验中，让来访者在日常生活中练习在会谈中取得的进展。这主要是为了将解法序列泛化到家庭的自然环境中。这有助于增强对咨询过程的信心，并强化治疗同盟。

文化因素

文化因素可能会影响来访者所适用的解法序列的范围。在过去，有一些治疗模型在没有考虑到来访者不同的经历和文化背景的情况下，就对其心理健康和关系做出了普遍且泛化的规范性假设。整合系统治疗的优势之一在于它并不依附关于健康的规范性假设，而是建立在与来访者合作解决驱使他们前来咨询的问题的基础上。例如，在美国，一个被普遍认可的心理健康价值观是人们能够直接地接触和表达他们的原发情绪。然而，当咨询师考虑将它作为解法序列的一部分时，需要判断对于来自其他文化背景的来访者来说，这是否依旧是一种合适的策略。

咨询师还可能犯的错误是，把对于来访者文化的过于简化的理解加入解法序列。例如，当咨询师对来访者疏远和孤独的模式进行假设时，他可能会基于对其文化的刻板印象提出某种序列。

咨询师：我遇到过许多与你的文化背景相同的人，他们普遍有一个共同点就是与家庭有着紧密的联结。你觉得如果你多花一些时间待在母亲家里，反正她住得离你很近，会怎么样呢？这样，你们两个就都不会觉得那么孤单了。

这样的提议不应该仅基于咨询师自己对文化背景的假设。它只有在咨询师与来访者进行了深度探讨并达成共同的理解之后，才能被提出。面对文化背景方面的考量，咨询师需要采取更具探索性的方法，既不做出假设，也不忽视其重要性。

对文化背景的假设可能导致咨询师引入不适合甚至会再次触发来访者创伤的解法序列。这样的交流可以让治疗同盟破裂（Watson & Greenberg，2000），而一旦没有了治疗同盟，即便是最好的解法序列也不会成功。咨询师务必意识到治疗同盟的破裂可能带来的情感耗损。这可能导致来访者需要再一次解释被误解和异化的影响。

来访者 – 咨询师的差异性

对于整合系统治疗的咨询师来说，如果要在确定解法序列时考虑文化因素，就要先看到咨询师的自身特质[①]（Aponte & Kissil，2016）在整合系统治疗的训练中是至关重要的（Pinsof et. al，2018；Hardy & Bobes，2017；He et al.，2021）。这个训练包括发展出辨别并承认咨询师与来访者之间存在差异的能力。承认并讨论这些差异有助于寻找适合来访系统的解决方案。以下是咨询师在寻找解法序列时如何阐述差异之重要性的一个通用范例。

咨询师：我很高兴你认为我对你带到咨询中的主诉问题有很好的理解。我认为这是一个特别好的开端。下一步是开始思考解决方案。

---

① 根据语境，此处将 person-of-the-therapist 译为咨询师的自身特质。——译者注

我不想假设对我来说可行的解决方案一定适合你，因为我认识到了来访者的传统习俗和文化背景与我不同，并且尊重这一点。因此，在我们共同努力寻找解决方案的过程中，让我们确保有时间谈论你的价值观、背景和现实经历是如何对我们选择的解决方案产生影响的。对于你在这方面的任何想法，我都非常感兴趣。

这类陈述对于在咨询中遇到的任何来访系统都是值得提出的，因为即使咨询师和来访者之间有众多相似之处（例如，欧裔咨询师和欧裔来访者，两者都是异性恋者，年龄在 30 多岁），差异依旧会存在。直接谈论咨询师和来访者之间的特定差异（例如，种族、民族、性别身份认同、性取向、健全／残疾等）是有助于寻找解决方案并强化治疗同盟的另一重要步骤。咨询师需要注意不可低估或高估这些差异的重要性，因为这可能会使来访者感到被冒犯或者尴尬。来访者自己对差异的解读才是关键。

治疗同盟的建立依赖于来访者产生这样的感觉：他们的观点和经历对于咨询师来说是重要的，并能在问题解决的过程中起到关键作用。另外，谈论差异可以减少来访者在讨论问题或提出解决方案时，因顾及这些问题或方案可能涉及咨询师所处文化背景而产生的犹豫。例如，通过邀请来访者探索咨询师自身的残疾对咨询的影响，咨询师帮助来访者表达了她在描述与躯体变形障碍相关的问题序列时，因为面对一个使用轮椅的咨询师而感到的不自在。

在另一个个案中，女儿对母亲的怨恨限制了她们对解法序列的探寻。咨询师对于她与来访者（女儿和母亲）的种族和民族差异可能在咨询系统中造成的影响产生了好奇，并决定明确地讨论这个话题。随后的讨论让女儿承认她对母亲抱有怨恨，因为母亲从小就不断评论她的皮肤颜色比其他家庭成员深。在进一步探索了肤色歧视如何影响了她对母亲的感情后，女儿说到她曾对在咨询中讨论这个话题感到犹豫，因为咨询师的皮肤颜色似乎较深，她害怕提出这个话题会冒犯到咨询师。通过这次对话，女儿对母亲的怨恨感的重要根源得以浮出水面，并随之得到解决，这让母女之间有了更好的沟通，女儿也表示对自己的身份认同和在家庭中的地位感到更加自信了。

来访者 – 咨询师的相似性

咨询师和来访者之间的相似性有时会导致对同质性的假设。如果咨询师和来访系统在文化背景上有同样的成员资格或来自相似的民族背景，咨询师和来访系统都可能产生对解法序列有所限制的假设。例如，有一位年轻的异性恋男性寻求与来自相同民族背景的咨询师工作。由于性的话题在他们共同的文化背景中是禁忌，所以来访者感到羞愧，不愿与咨询师谈论他在性方面的问题。因此，咨询并未触及来访者与性相关的问题，在咨询中识别的问题和解法序列都与来访者最迫切的问题之一毫无关系。咨询师有必要明确指出，虽然他们可能有相似的文化背景，但他们的一些经历可能非常不同。这提早设定了一种期望，即咨询师和来访者都可能带来不同且有价值的想法。

治疗同盟

关于咨询师与来访者在咨询目标和具体任务上是否达成了治疗同盟这方面，咨询师需要征求并密切关注来访者的反馈。在这些维度上的同盟关系将有助于发展和增强治疗同盟的第三个维度，即盟约。通过征询并尊重来访系统对可能的解决方案的意见，并追踪他们对接受和实行咨询师提出的可能的解法序列的意愿，咨询师可以加深同盟关系。因此，在这个精髓图式步骤（提出解法序列）中，咨询师所问的问题对于治疗同盟和咨询过程至关重要：我用了怎样的语气？这种语气是怎么被理解的？来访者是否同意我对问题序列的描述？所建议的解法序列是否适合来访系统的文化和背景因素？来访者是否接受它？我是否过于急切？我们会以来访者的言语和非言语回应作为反馈来考量这类问题。在咨询师拿不准的时候（我们鼓励这种怀疑精神），可以向来访者直接征求反馈，以保护治疗同盟，从而增加来访者认可并尝试解决方案的可能性。

个　案

以下个案说明了解法序列如何成了锚定和追踪咨询进展的方式。它展示了整合系统治疗是怎样为解法序列的运作提供广泛的策略和干预技术的。该个案还示范了假设和计划元构架在创建有效的解法序列中起到的关键作用。

格洛丽亚（Gloria）是一位 24 岁的哥伦比亚裔女性。她在 4 岁时随母亲玛丽亚（Maria）搬到了美国。玛丽亚逃离了一段备受虐待的婚姻关系和缺乏支持的原生家庭。在美国，玛丽亚成了一名成功的商人，在事业巅峰期同时拥有三家企业。她从未再婚。在格洛丽亚上初中时，玛丽亚把家搬到了郊区，希望给女儿提供更好的教育。格洛丽亚获得了政治学本科学位，在开始咨询时正在攻读研究生课程。

格洛丽亚寻求咨询的起因是一次重度抑郁发作。在这期间，她有过一次自杀企图，并接受了短暂的住院治疗，随后参与了为期 2 周的日间住院治疗。出院后，她继续服用医生为她开的一种抗抑郁药。格洛丽亚反映，这两次治疗都让她受到了心灵创伤，且没有任何帮助，她发誓不再重复这样的经历。她被推荐给了一位巴西裔的运用整合系统治疗的女性咨询师。在咨询师与格洛丽亚初次见面时，他们就格洛丽亚持续的自杀念头签订了一份书面合约。咨询师相信，通过合约和每周两次的门诊咨询，格洛丽亚的自杀风险是可以控制的。

在开始咨询时，格洛丽亚仍在攻读研究生课程，但她需要决定是补上在住院期间落下的学业、退学还是请家庭医疗休假。在咨询师的帮助下，她选择了最后一个选项，不再去上课。咨询师判断她的居家作息习惯（一个 S2 序列）是主要的问题序列。一旦她不再上课，整天待在家里，就变得越来越孤僻。她承认自己每天都有自杀念头，但没有具体的计划或意图。她不与任何人交谈，包括母亲。格洛丽亚说她和母亲的关系不太好。

咨询师假设格洛丽亚在序列中经历的思维反刍和身体限制加重了她的抑郁；因此，采用了行动计划元构架中的行为激活策略。咨询师简要总结了行为激活的研究，并将包含了行为激活的解法序列作为一种实验进行阐述。格洛丽亚同意进行一些简单的任务，如洗澡、打扫房间和做饭。她还同意去散步，这是她过去喜欢的活动之一。格洛丽亚实行了解法序列，并很快报告抑郁情绪得到了缓解，但仍然有反复出现的没有行动意图的自杀念头。

格洛丽亚经常抱怨自己和母亲的关系。格洛丽亚感到很不满，因为她觉得没有办法和母亲在自己感兴趣的任何话题上进行沟通。此外，格洛丽亚说母亲总是强迫她做自己能力范围之外的事情。咨询师建议让母亲参加一次会谈，一起讨论两人可以如何改善彼此的关系。若将母亲纳入直接来访系统，那么随着沟通的改善，格洛丽亚的孤立感可能会减少，她的抑郁情绪也可能减轻。当格洛丽亚表示不想与母亲见面时，咨询师感到有些惊讶。咨询师温和地进行劝解，但格洛丽亚依然坚持己见；因此，咨询师使用了同盟优先指导原则，不再跟进。她转而请求格洛丽亚允许她给玛丽亚打个电话。格洛丽亚同意了，并提供了正式的书面许可。

当咨询师和玛丽亚进行沟通时，她们因都有南美洲文化背景而产生了联结。母亲对格洛丽亚感到担忧，但显然没有完全意识到格洛丽亚的抑郁症的严重性及其自杀念头的风险。玛丽亚认为让格洛丽亚休学是一个错误。她承认每次见到格洛丽亚时，她都会不断地督促她做事。咨询师做出了一个假设，即母亲的信念体系导致她总是督促格洛丽亚做事，这让格洛丽亚对自己的工作效率感到内疚。咨询师使用了意义／情感计划元构架中的改变信念策略，希望玛丽亚能够退让并停止说出让格洛丽亚感到内疚的话。为了改变信念，咨询师选择了外化抑郁问题的干预方法。咨询师仔细介绍了抑郁对一个人能量的消耗，并强调格洛丽亚的行为并非出于软弱或懒惰。咨询师着重说明，玛丽亚能帮助格洛丽亚应对抑郁的最好方式是尊重她目前有限的行动能力。玛丽亚同意尝试这个解法序列。

在玛丽亚停止督促格洛丽亚做事后，格洛丽亚报告她更愿意与母亲交谈了。格洛丽亚开始谈论她对政治学领域感到日益矛盾。咨询师意识到，一个或许可以结束格洛丽亚孤僻状态的活动——回到学校学习——现在受到了威胁，因此咨询师决定探索导致格洛丽亚不想成为政治学专家的限制因素。接着，这一探索转向了其他可能的职业选择。格洛丽亚很少对什么职业感兴趣。咨询师建议通过一些测验获取信息。做一份基础的职业兴趣量表是一个好的开始。格洛丽亚觉得测验结果有一定帮助，但它并没有给出明确的方向。咨询师继续追踪格洛丽亚的自杀倾向，并使用了一个进展测量工具来获得额外的反馈。格洛丽亚在抑郁和自杀项目上的得分都有了显著的改善。

在一次会谈中，咨询师提到自己养了一只小狗。格洛丽亚提了很多关于小狗的问题，还回忆起自己曾经的养狗经历。在下一次会谈中，格洛丽亚开始谈论准备养狗的事情。使用心智元构架（M[①]3 水平），咨询师假设格洛丽亚对她产生了孪生移情（twinning transference；Kohut，1984），这意味着治疗同盟关系的加深。尽管咨询师并没有在治疗中运用科胡特的自体心理学，但她意识到孪生移情是一种让来访者感受到被理解和受重视的体验。

格洛丽亚对养狗的兴趣日益增加。咨询师在想，对于格洛丽亚来说，也许养狗和照顾狗可以是一个解法序列。咨询对话转向了讨论领养一只狗的过程。格洛丽亚变得非常有动力。她从住所的公寓管理委员会那里获得了饲养治疗动物的许可。玛丽亚也同样感到兴奋，她们开始每天谈论养狗的事。养狗的想法也让格洛丽亚对自己的生活产生了新的看法。她说："如果我要养一只狗，我必须承诺陪伴它，所以我想我需要放弃把自杀当作对抗抑郁的解决方案。"她在进展测量工具上的得分回到了正常范围，她报告自己很久以来第

---

① M 为英文 mind（心智）的缩写。——译者注

一次对未来的生活有了向往。最终，格洛丽亚找到了自己喜欢的小狗，并全身心地投入成为一名好主人。她不再抑郁，离开了政治学领域，找到了工作，并开始充满活力和激情地探索未来的人生方向。

　　该个案展示了探求解法序列的过程是如何与读取来访者的反馈以及根据来访者的需求调整咨询方向密切相关的。养狗的例子说明，改变的发生时常充满了偶然性。正是因为整合系统治疗的整合性和系统性，咨询师才能对这样的时刻保持开放的态度，通常在严格执行一种治疗模型时，这是不可能做到的。

结　　论

　　确定解法序列是问题解决的关键步骤。构建解法序列是为了处理之前识别的问题序列，并为咨询提供方向。它能改善问题，或者有助于了解系统中限制问题解决的因素。在这种双赢的理念下，整合系统治疗的咨询师经常将解决方案称为一个实验。解法序列可以由来访者或咨询师提出。它可以基于常识，也可以基于某种治疗干预技术。它可能主要涉及人们的行为变化，也可能有显著的认知或情感成分。重要的是，来访者需要觉得解决方案是适合他们的，并且不对此感到有压力、受评判或受辱。在确定解法序列时，咨询师与来访者要一起考虑来访者的文化背景、交叉性和可能涉及的社会正义问题。

练　　习

提出解法序列：个案展示及需要考虑的问题

　　尼马（Nima）是一名 16 岁的双种族男性，他与父母和两个哥哥住在郊区。他因为抑郁和焦虑症状在 16 个月内第二次被送去做日间住院治疗。尼马因为出现了自杀念头（带有具体的计划）而感到害怕，自愿住院寻求帮助。他的父母按他的要求把他送到了医院。他在医院住了 1 周，出院后计划持续接受门诊治疗。

转诊到门诊治疗时，咨询师也收到了重要的关于尼马及其家庭的背景信息。他被描述为一个"好孩子"，与家人几乎没有冲突。在尼马的成长环境中，父亲的酗酒问题对家庭有重要影响。因为父亲酗酒，在尼马 3 岁时，他的父母离婚了。他的母亲（一位非裔美国女性）和父亲（一位亚美尼亚裔移民）均没有再婚。虽然父亲在尼马 10 岁之前并未过多参与他的生活，但尼马表示自己与父亲有密切的关系，并且否认自己怪罪父亲缺席了他的早期发展阶段。尼马和家人（两个哥哥、母亲、外祖母和外祖父）一直住在一起。尼马表示，小时候，外祖父扮演了父亲的角色，但他在 2 年前去世了。此后，尼马的父母复合，父亲戒酒后回了家。尽管他与父母的关系良好，但尼马表示在过去的 1 年里，他与父母的关系似乎变得有些疏远，他承认自己与家人的互动变少了，与以前相比，独处的时候变多了。

在社交和学业方面，尼马感到自己陷入了困境，十分沮丧。这表现为他疏远了朋友，结束了一段持续 1 年的恋爱关系，并且在高二有好几门课挂科。尼马还说，几年前，他的脊椎受伤了，这导致他在手术后的 1 个月内都需要服药。尽管尼马有足够的行动能力来完成日常事务，但这次受伤使他无法在学校参与之前感兴趣的体育活动了。尼马的父母担心他长时间独处且不怎么活动的状态，但他们不知道该如何帮助他或与他交流。尽管尼马已向他们（以及医院的工作人员）保证了自己的人身安全，但他们对他的自杀念头仍非常担忧。尼马表达了希望更好地了解自己的强烈意愿，并愿意坚持治疗，但他没有指出在咨询中想要解决的具体问题。

现在，你接手了尼马的个案。接下来，请思考（或讨论）以下内容。

1. 你会召集哪些人来进行咨询？为什么？

2. 根据尼马目前的情况，你对问题序列有什么初始假设？列出你希望用来澄清问题序列的初始问题。思考一下若要澄清问题序列，你需要询问哪些问题。

3. 你会如何与来访系统谈论可能左右对解法序列的选择的文化或环境因素？写下你可能问的一些问题。

4. 对于该个案，你的脑海中浮现了哪些解法序列的策略？选择其中一个，并说明你将如何向来访系统介绍它。

5. 当你想象自己与该个案一起工作时，你有什么感受？你的内心反应（咨询师的自身特质因素）可能会怎样影响你提出推进某个解法序列的意愿？

参 考 文 献

Aponte, H. J., & Kissil, K. (Eds.) (2016). *The person of the therapist training model: Mastering the use of self*. Routledge.

Churven, P. (1988). Marital therapy my way: Creating a workable reality. *Australian and New Zealand Journal of Family Therapy*, 9(4), 223–225.

Goldman, R., & Greenberg, L. (2015). *Case formulation in emotion-focused therapy: co-creating clinical maps for change* (Ist ed.). American Psychological Association.

Greenberg, L. S. (2011). *Emotion-focused therapy: Theory and practice*. American Psychological Association.

Greenberg, L. S., & Safran J. D. (1989). Emotion in psychotherapy. *American Psychologist*, 44(1), 19–29.

Hardy, K. V., & Bobes, T. (Eds.). (2017). *Promoting cultural sensitivity in supervision: A manual for practitioners*. Routledge.

He, Y., Hardy, N., & Russell, W. P. (2021). Integrative systemic supervision: Promoting supervisees' theoretical integration in systemic therapy. *Family Process*, 61, 58–75.

Johnson, S. M. (2015). Emotionally focused couple therapy. In A. Gurman, J. Lebow, & D. K.

Snyder (Eds.), *Clinical handbook of couple therapy* (5th ed., pp. 97–128). Guilford.

Kanter, J., Manos, R., Bowe, W., Baruch, D., Busch, A., & Rusch, L. (2010). What is behavioral activation? A review of the empirical literature. *Clinical Psychology Review*, *30*(6), 608–620.

Kohut, H. (1984). *How does analysis cure?* The University of Chicago Press.

Minuchin, S., & Fishman, H. C. (1981). *Family therapy techniques*. Harvard University Press.

Nichols, M. P., & Colapinto, J. (2017). Enactment in structural family therapy. In J. L. Lebow, A. L. Chambers, & D. C. Breunlin (Eds.), *Encyclopedia of couple and family therapy*. Springer.

Pinsof, W., Breunlin, D., Russell, W., Lebow, J., Rampage, C., & Chambers, A. (2018). *Integrative systemic therapy: Metaframeworks for problem solving with individuals, couples, and families* (1st ed.). American Psychological Association.

Watson, J. C., & Greenberg, L. S. (2000). Alliance ruptures and repairs. *Journal of Clinical Psychology*, *56*, 175–186.

第六章

实行解法序列

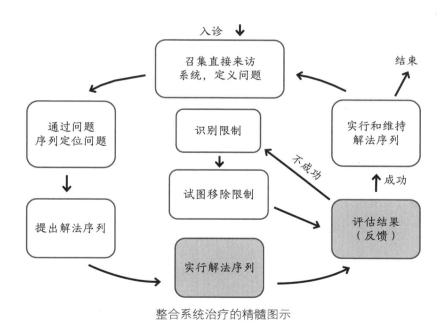

整合系统治疗的精髓图示

目　　标

　　本章将讨论实行解决方案的四个步骤。为了成功地实行解法序列，咨询师必须与来访者合作，对于他们尝试解决方案的准备程度形成共同的理解。

当他们进行有意的尝试时，整合计划，帮助他们建立承诺，并回顾尝试的结果。解法序列通常被描述为来访者可以尝试的一种实验。当这些带着新序列的实验被成功地实践时，有助于问题的解决。而如果实验没有被尝试或者来访者在坚持努力或继续执行解决方案时遇到困难，咨询师和来访者可以一同通过这次实验探寻限制他们执行解决方案的因素，从而吸取经验。

概　　述

本章所讨论的原则适用于在会谈内和会谈外对解法序列进行的实验。在会谈中进行的实验（现场演练），就像第五章所描述的那样，通常以非正式的形式开始。咨询师会解释需要做什么以及为什么要这样做，并征求来访者的同意，从而进行尝试。会谈中的实验所需要的准备工作较少，因为咨询师可以当场进行指导。然而，如果来访系统对会谈中的实验表现出矛盾或抵抗的情绪，那么咨询师需要多花些时间仔细讨论实验的目的和具体要求，并探究来访者对实行实验的准备程度和承诺。

在会谈中的实验结束后，咨询师会对来访者的体验进行跟进，可能会询问他们完成这个实验意味着什么。会谈中的实验也可以成为咨询师建议来访者"在家尝试"的基础。换句话说，咨询师可以与来访者讨论是否愿意在两次咨询会谈外的时间里尝试解法序列。根据从现场演练和来访者的事后反馈中观察到的信息，以及咨询师对于来访者是否愿意在家尝试的判断，咨询师将决定在提议进行会谈外的实验时，在准备程度和承诺的议题上各花多少时间。

鉴于咨询会谈外的实验不能得到咨询师的直接指导，因此对实行过程更加充分翔实的阐述往往颇有助益。本章的方法部分对方法的描述更加详尽。解法序列的实行包含了四个组成部分：准备程度、完善、承诺和跟进。咨询师需要评估来访者对实行实验的准备程度，根据来访者的反馈来完善实验，征得来访者的承诺，并在下一次会谈中跟进来访者在实验中取得的成功及产生的影响。

方　　法

准备程度

　　来访者在接纳建议或实行解决方案之前，需要先达到一定的准备程度。咨询师时常考虑来访者是否足够有动力在咨询中投入大量精力。在整合系统治疗中，尤其是在咨询的早期阶段，更好的做法是，咨询师应该更少关注来访者是否在总体上愿意在咨询中付出努力或准备做出有意义的改变，而更应在意来访者是否准备好并愿意通过尝试具体的解法序列来解决特定的问题。这样，咨询师才能以来访者的现状为基础，与他们进行合作，鼓励他们思考实验可能对他们在咨询中提出的问题的影响。诚然，其中一些议题可能涉及重大的生活变化，但整合系统治疗始于更具针对性的实验。

　　举个例子，詹姆斯（James）和格蕾丝（Grace）是一对 50 多岁的欧裔夫妻，有两个已经独立的成年子女。他们的主诉问题是对冲突的担忧。在第二次会谈中，这对夫妻和咨询师共同明确了一个问题序列，即詹姆斯下班后和朋友一起喝酒，格蕾丝在他回家后对他抱怨，詹姆斯争论或回避，格蕾丝感到无助和沮丧。咨询师并没有急于确定詹姆斯是否酗酒，或评估他对于解决饮酒问题的意愿，而是探究了饮酒在问题序列中的作用。这包括询问詹姆斯对自己的饮酒行为的看法，以及他打算如何面对格蕾丝的担忧。在该个案中，这样的对话让詹姆斯认识到，饮酒是他们关系中的一个问题，但他也确认对自己的饮酒习惯没有担忧，并不打算戒酒。格蕾丝说，她父亲就是一个酗酒者，对她来说，詹姆斯最终需要做到完全戒酒。他们一致认为，找到一种新的饮酒模式——暂时让双方都能接受——将有助于改善他们的关系。咨询师帮助这对夫妻协商了一个实验计划。在这个实验中，格蕾丝同意接受詹姆斯每周安排一次在下班后与朋友喝一杯的计划。根据与格蕾丝的协议，他们约定，只要詹姆斯每次都适度饮酒，格蕾丝就不会批评他。

对这个解决方案的准备程度会因以下三个因素的影响而增强。第一，他们同意采取的行动与他们寻求咨询的原因直接相关。第二，咨询师没有要求他们做任何尚未准备好的事情。第三，他们不需要做出永久性承诺，只需要准备好在下一次会谈之前执行这个实验。在改变阶段模型（Transtheoretical Model of Change；Prochaska & DiClemente，1984）中，思考是否做出改变的阶段先于实际的改变（准备和行动阶段）。这对夫妻正在思考如何调整他们的关系模式，但詹姆斯当时显然并没有考虑戒酒。在咨询后期，如果饮酒继续限制他们的关系模式，咨询师可以运用动机式访谈（Miller & Rollnick，2012）邀请詹姆斯进入沉思阶段，并开始从不同的角度审视他的饮酒行为。

提升准备程度可以从精髓图示的早期步骤开始，比如在问题序列中定位问题并提出解法序列。谨慎地充分定义问题序列通常可以增强准备程度和动机，因为来访者能够意识到并且接受他们的所作所为明显不奏效。咨询师采取一种好奇而不带偏见的态度，尊重来访者在试图应对或解决问题方面的努力（咨询师："我明白你的意思。你能多讲讲你是如何应对这些情况的吗？"）。通常，随着他们的努力和意图得到澄清，来访者也会明白自己的行为并没有产生预期的效果（咨询师："我明白你为改善这种情况而付出了多大的努力""我听到你说，你觉得自己所作所为的效果不如想象得好"）。在这种情况下，来访者可以客观地审视当前的模式，并开始让自己进入做出新尝试的状态（咨询师："你是否愿意讨论应对这种情况的其他方式？"）。在来访者经历了这样的转变之后，咨询师便可以和来访者开始讨论解法序列了。随着咨询过程转向实行解法序列的任务，咨询师可以依据之前完成的工作进行引导（咨询师："我记得你曾表示非常希望找到新的前行方式。你准备好尝试这种新方式了吗？"）。

一旦开始讨论解法序列，咨询师就可以提出各种问题来评估并增加对于尝试解法序列的准备程度。例如，"从 1 分到 10 分，你对做这个尝试的准备程度有多少分？"或者"你觉得做尝试可能是一个怎样的体验？"通过这种方式，咨询师邀请来访者想象在实际生活中实行这个实验会怎样，而不仅停留在抽象的思考上。同时，这也明确地向来访者传达了一个信号，即咨询师理解他们同意做的事情需要适合他们自身和所处的情境。

　　在家庭治疗中，有的家庭成员有时可能对实行解法序列不太有兴趣。咨询师需要承认这种模棱两可的态度，并询问来访者的顾虑。咨询师可以提出类似的陈述或问题："我不确定你是否赞同这个建议""我很想知道你对此有哪些担忧""我们可能忽略了一些重要的事情，你是否担心做了这样的尝试后会发生什么？""我认为我们需要进一步了解你希望看到发生什么"。如果在所有成员之间没有达成一致意见，而父母亚系统希望向前推进，咨询师可以询问如果有一个或多个成员不支持这个实验，会对每个成员产生什么样的影响。咨询师还可以提出在实验中限制持观望态度的人的参与度，看看这样能不能达成共识。有时，在家庭治疗中，尤其是对于有年幼子女的家庭来说，父母（或其中一方）可能需要决定是否采取行动，无论孩子是否完全支持。

　　对于咨询师来说，询问来访者是否认为有任何事情会阻碍他们执行这个实验也是一个明智之举。咨询师可以问："当你考虑做这件事时，你认为有什么因素会阻碍你？"通过这种方式，可以识别限制因素，并在执行实验前制订计划。另一个需要探索的维度是来访者是否认为该实验可能带来负面后果。特别是当咨询师感觉来访者对解决方案存在抵触或矛盾心态时，可以进行类似这样的询问："你认为尝试这个实验有什么风险或不利之处吗？"或者"你觉得尝试这个实验会带来任何压力或伤害吗？"就像在精髓图示中的任意一步一样，咨询师可以通过提问来处理备选方案可能带来的对人际关系的影响。在家庭中，如果模棱两可的态度达到了一定程度，那么咨询师可以通过更详尽的询问环节帮助家庭提前了解和处理所提出的解决方案可能对其他家庭成员或者彼此的关系产生怎样的影响。这些循环问题由汤姆（Tomm，1985，

1987）提出并分类，为实践整合系统治疗的咨询师提供了重要的补充学习的机会。

帮助提升准备程度的最后一个要素来自尝试解法序列的双赢性质。无论解决方案是否真的改善了问题，咨询师和来访者都能取得某种意义上的胜利。咨询师可能会说类似下面的话："请记住，这是一个双赢的局面。无论实验结果是否符合我们的设想，我们都会了解到为了达成你的目标，需要做什么。"在帮助来访者提升准备程度时，用实验来形容要做的尝试可以带来一种"你不会失去什么"的暗示。另外，这样还可以减少来访者预期在没有完成解法序列时可能感受到的羞耻感。减少羞耻感有可能提升来访者的准备程度。

完善

对于很多解法序列来说，具体到谁在什么时候做了什么事是非常重要的。这意味着在咨询师和来访者共同为尝试实验做准备时，需要讨论和协商实行解法序列的细节。比如，在詹姆斯和格蕾丝的例子中，仅约束詹姆斯不常去酒吧是不够的。更好的做法是明确来访系统中的每一方会采取怎样不同的行动。咨询师可能会说，"让我们再说说具体怎样进行吧"，或者"我们对每个人要做什么有了一个大致的想法，那么让我们具体谈一谈这个过程吧"。

在詹姆斯和格蕾丝的个案中，咨询师可以针对谁会在什么时候做什么提出具体问题。"让我们谈谈在接下来的 1 周里，你们作为尝试这个实验的一部分，对对方和自己的行为有什么期待。"咨询师还可以要求他们与彼此进行沟通："你们一起讨论一下这周将如何安排吧。"通过一系列问题和陈述，咨询师可以引导来访者说出具体的细节。例如："由于这是一个实验，格蕾丝，你能接受詹姆斯去酒吧的频率是多少，以及詹姆斯最晚能在外面待到什么时候？""詹姆斯，你能接受每周去一次酒吧，每次待两三小时吗？""詹姆斯，你对自己可以控制饮酒很有信心。你想在酒吧待多久，预计会喝多少酒？""让我们谈谈你们在沟通这些事件时的需求。你们都认同应该提前约定去酒吧的日期吗？""格蕾丝，在詹姆斯回家以后，你觉得会发生什么？"咨询师还可以提出建议，"我认为在詹姆斯去酒吧的那天晚上，不要去谈论你们的关系或实验的成败，你们觉得这个想法怎么样？"

明确期望的具体细节有三方面益处。第一，来访者会清楚地知道他们要做的事情，因此可以集中精力去尝试。第二，它增加了成功的可能性，因为一些可能发生的问题已经被预见了，并经过了协商。第三，它将实行计划时的困难聚焦到了更明晰的方向，并促进了后续的讨论，包括实验什么时候偏离了预期，以及关键有哪些情境、行动、思维或情绪可能限制了来访者。对于格蕾丝和詹姆斯来说，对期望的具体化能让他们对詹姆斯在控制饮酒方面的成效有共同的观察。大家会对这个结果有目共睹。是否需要滴酒不沾，或接受对酗酒问题的治疗，都可以通过看一个人能不能有效地控制住自己的饮酒行为来评估。

有时候，在一次会谈接近尾声时，对解法序列的一个大致想法才会形成。在这种情况下，咨询师和来访者需要达成一个共识，要么这周马上尝试，要么等到下一次会谈进一步澄清任务以后再去尝试。如果咨询师假设一旦实验缺乏具体的执行细节可能会导致不必要的沮丧或失望，那么咨询师可以要求来访者暂时不去尝试。例如："很抱歉，今天时间不够了。我认为我们的大方向是正确的，但我不建议你们现在马上尝试。我们下周再更详细地讨论一下这个实验将如何运作。你们觉得可以吗？"在另一些情况下，解法序列看起来并不复杂，来访者也做好了尝试的准备。那么在此时鼓励他们付诸实践是值得的。例如，一对夫妻决定尝试设定一周一次的约会时间，并且认为这么做不会带来任何风险。咨询师可以说类似这样的话："看来你们都同意了，并且已经做好了这样的准备。我希望你们能享受这段时光。期待我们后续的跟进。"

有些解法序列需要大量的准备和完善。例如，当格蕾丝和詹姆斯讨论他的饮酒行为或令双方意见不合的其他话题时，他们经常陷入逐渐升级的冲突模式。咨询师提议，当他们的对话变得过于激烈时，可以有一个暂停隔离（time-out）的环节，让双方在继续谈话前先冷静下来，这可能有好处。在双方的初步同意下，咨询师选择了一个相对成熟的暂停隔离程序来帮助他们处理有关冲突的问题序列。这个程序有一定的复杂性，需要这对夫妻学习其步骤，进行实践，并对可能遇到的挑战有所预期。此外，这个暂停隔离的干预手段需要根据实际情况进行一些个性化的调整。例如，他们怎么知道该不该要求暂停隔离？在自己或对方身上，觉察到怎样的情绪，将是需要暂停隔离的标志？在咨询师的引导下，这对夫妻也需要对暂停隔离的时长、在这个过程中会做些什么以及要带着怎样的心态回来继续进行对话等议题达成共识。确定整个程序的细节可能需要花费一节会谈的大部分时间，但如果它能成功地中断之前具有破坏性的冲突序列，那么这样的时间投入依旧非常值得。

承诺

在有了一定的准备并完善了解法序列的情况下，咨询师接下来会着眼于承诺的问题。"好的，我认为我们已经比较清楚你们各自要做什么了。你们觉得准备好了吗？"同样，类似下面的问题通常也会有帮助，"你们对于这样做还有没有疑问或者顾虑？"对于存在的任何疑问或者顾虑，最好在他们尝试解法序列之前进行了解和处理。如果他们没有提出疑问或表达顾虑，这可能表明了承诺的深化。解决已有的顾虑是非常重要的，因为当任务更加细化的时候，来访者可能会开始有不同的感受。例如，对暂停隔离的大致想法和实际的操作细节会有很大的不同。这种具体性会让它显得更真实，或者提示采用这个程序可能会带来一些负面影响（比如，我等不了那么久才来讨论这些事情；我担心一旦我们停止了交谈，将永远无法找到问题的根源）。为了持续维护治疗同盟，咨询师需要认可这些感受，并保证它们会被关注和处理。提醒来访者不需要永久地采纳这个解法序列，会很有帮助。事实上，他们只是同意了在下一次会谈前进行一个实验。咨询师可以这样说："请记住，你们只需要到下一次会谈前进行尝试，无论最终结果如何，都会是一个双赢的局面，因为我们要么发现这个实验是有效的，要么对于如何让实验有效有了更多的了解。"

在格蕾丝和詹姆斯的个案中，咨询师发现他们有所顾虑。当咨询师与詹姆斯讨论他下班后去酒吧的计划的具体界线时，格蕾丝的身体在椅子上似乎有些僵直。咨询师询问，这一对话是否对她有影响。格蕾丝说，她担心詹姆斯会把每周指定的酒吧时间当作喝醉的许可。咨询师对于格蕾丝的担忧表示尊重，并邀请詹姆斯进行回应。起初，詹姆斯的回应带有防御性，但在咨询师的支持下，他逐渐能够把这看作合理的担心，而不是批评，这样他就可以做点什么来缓解格蕾丝的担心了。他同意不会过度饮酒，并会安排坐网约车回家。咨询师强调，这是向着找到一个双方都能接受的模式迈出的第一步。

跟进

跟进的目的是维持咨询的焦点，建立一种责任感，并验证实验的结果。实验的结果是给咨询师反馈，有助于指导是否继续这个方向的实验，辨别来访者未能执行实验的原因，以及是否需要重新构思解法序列。

在来访者承诺尝试解法序列后的下一次会谈中，咨询师会询问相关情况。例如："告诉我，实验进行得如何？"或者"你有机会尝试我们上周谈论的实验吗？"通常，这样的询问是在会谈刚开始的时候提出的，但有时在某些事件发生以后，来访者可能需要先处理它们，才能回应咨询师对实验的跟进。此时，咨询师需要注意留出时间进行后续跟进。偶尔，会谈的大部分时间可能被紧急的事情占用。在这种情况下，咨询师可以说明他们将在下一次会谈中讨论这个实验。通过对解法序列的关注，咨询师指出会谈之间是具有连续性的，并强化了有一些工作需要在会谈外完成的观念。

在跟进的过程中，咨询师保持好奇而不带评判的态度是至关重要的。人们通常对于自己在实验中的表现比较敏感，如果咨询师展现出带有评判或严厉的语气，治疗同盟可能会受到影响。对于在咨询初期治疗同盟尚未巩固的、对评判尤为敏感或容易感到羞耻的来访者来说，这一点尤为重要。因此，咨询师在对待来访者的实验经历方面要采取一种尊重的好奇态度。来访者的体验是重要的反馈来源。咨询师可能会问："进行这个实验让你有一种什么感觉？"这个问题探讨了来访者在实验中的体验，可能要先处理它，才能推进治疗同盟和解决问题。如果来访者觉得解决方案的实验令人沮丧，或者他们因未能完成实验而感到羞愧，那么他们的情感可能会影响对咨询的看法。要探索来访者在实验中的体验，咨询师需要在此前或此后更仔细地回顾来访者实际做了什么以及产生了什么结果。

如果来访者在实验中感觉良好或受到鼓舞，那将是他们继续努力的积极信号。咨询师或许会询问："你们觉得继续进行这个实验还有价值吗？"如果他们回答"有"，接下来就可以讨论如何进一步改进实验了。如果来访者每周坚持进行实验，而实验持续有效，那么咨询师会引导来访者讨论问题是否得到了足够的处理。如果是这样，他们可能会考虑终止咨询或者着手解决另一个问题。

有时候，来访者可能会反映他们没有尝试实验，或者仅试了一下但没有坚持下去。在这些情况下，咨询师无法确定实验是否有益，也不能轻易认为来访者有阻抗。为了更好地了解他们的体验，作为搜集反馈的一部分，咨询师可以询问实验计划是否存在问题："当我们讨论实行这个实验时，是不是可能忽略了某些细节？你认为这个计划是否在某些方面不适合你？"或者"也许我（们）对这个实验方案的判断有些失误。你怎么看？"咨询师还可以询问这个计划是否会给来访者或其他人带来风险或不良影响："我在想，你会不会觉得这个计划可能会给你或你的家人造成负担？"比如，一位抑郁的男性同意通过锻炼来改善情绪，但他担心这样做会减少与家人相处的时间。

还有些时候，来访者可能会反映他们没有完全理解实验计划。在这种情况下，咨询师会承担没有表达清楚的责任。咨询师可以这样说："这是我的失误，我没有仔细说明这个实验。你愿意再试一次吗？我可以解释得更清楚一些。"在某些情况下，来访者可能将实验视为一个想法或建议，而不一定是他们承诺要尝试的事情。对于咨询师来说，这是一个信号，说明他们需要在实验的承诺阶段更明确地探讨这个问题。除非未能进行实验的情况形成了某种模式，否则咨询师不应将来访者的行为理解为阻抗。来访者在会谈外不进行实验的原因有很多，咨询师需要努力从来访者的角度理解这一点。

在描述实验（解法序列）的执行时，许多来访者提供的细节通常比咨询师需要的少。因此，在大多数情况下，咨询师要详细探询来访者具体做了什么，并将它与预先制订的计划进行对比。咨询师可能会有类似以下的表达："非常感谢你实践了这个任务。我认为详细了解情况对我来说会很有帮助。我可以问你一些问题吗？"咨询师希望追踪来访者是否在应该进行实验的时候（根据时间表或情况）执行了实验，来访者按预期实践实验内容的程度，以及尝试的结果。一些问题的例子包括："那么，请告诉我，你尝试了多少次？""你能具体描述你做了什么吗？""在其他时间里，你也能继续做这个实验吗？"

在詹姆斯和格蕾丝的个案中，他们就一个解法序列达成了共识，即詹姆斯每周下班后在确保安全的情况下会去一次酒吧。作为计划的一部分，詹姆斯会直接、诚实地进行沟通，跟格蕾丝协商他去酒吧的日期，乘网约车回家，并且适度饮酒。而格蕾丝同意不再提及对詹姆斯饮酒行为的担忧。2 周后，在他们的下一次会谈中，咨询师问道："那么，实验进行得怎么样？"格蕾丝回答"不太顺利"，然后看了詹姆斯一眼。詹姆斯有些尴尬地说："我搞砸了。第一周的时候我都做到了，但上周就不行了。"他接着说，上周他去了两次酒吧。咨询师说："对于你们每个人在实验中的体验，我都很感兴趣。"格蕾丝分享了她有被背叛的感受，以及她对詹姆斯无法控制饮酒的担忧。詹姆斯表示，他觉得"不太好"，但认为也并不像格蕾丝想的那么"严重"。咨询师指出，这个实验已经为咨询带来了非常有用的信息。接下来，咨询师计划探索什么阻止了詹姆斯履行实验内容（识别限制），但首先需要详细了解具体发生了什么。

"那么，首先让我们回顾一下第一周的情况。"咨询师随后提出了一系列问题。"请告诉我，你们是如何对去酒吧的日期达成共识的。""詹姆斯，你在酒吧待到了多晚？""你觉得自己是否因为饮酒过量而受到了影响？""格蕾丝，在詹姆斯去酒吧的时候，你的感受如何？""詹姆斯回家后，你们有没有讨论他喝酒的事情？""第二天你们相处得如何？""这种模式对你来说可行吗，格蕾丝？""詹姆斯，你呢？"探询的结果表明，尽管格蕾丝一开始感到有些担忧，但这种模式对他们两人来说似乎都是可行的。咨询师对第二周的情况也做了类似的询问。在这次探询中，詹姆斯表达了自己确实对某次饮酒量有些担忧。咨询师肯定了他们表达出的感受，包括格蕾丝感到的不易，以及詹姆斯因为看到自己的行为对格蕾丝造成的影响而感到痛苦。下一步将探讨什么因素阻止了詹姆斯在第二周充分遵守他的承诺。这一步在精髓图示中被称为识别限制，在下一章中将进行详细讨论。

格蕾丝和詹姆斯的咨询师知道，来访者未能执行指定的解法序列的现象包含了大量关于系统的信息。咨询师发现的限制可能是一种简单的模式，也有可能是多重并且/或者棘手的。在这个阶段，咨询师无须对限制的程度（简单或复杂）做出评判。构建解法序列的工作旨在逐步识别阻止问题解决的因素。也许，詹姆斯仅通过决心、额外的应对机制以及改善与格蕾丝的互动模式就能更好地控制自己的饮酒问题。又或者，詹姆斯可能因为酒精依赖或成瘾而受到限制，这将需要更强有力的干预技术。咨询师和来访者可以一起体会和探索到底哪种情况更接近詹姆斯饮酒问题的真相。

假设和计划

基于各种假设元构架（见第一章）提出的假设对解法序列的制定和实行

来说具有重要的参考价值。这些假设决定了解决方案的适用范围。一个明显的例子是，咨询师需要避免使用不符合家庭中儿童发展规律的解法序列。同样地，家庭的组织方式或信仰可能会影响解决方案的制定。尤其重要的是，咨询师需要将每个解法序列都放在文化元构架下进行考虑。

文化

整合系统治疗是一种合作性的、以来访系统为中心的咨询方法。与其规定来访者"应该"采纳怎样的规范或价值观，不如鼓励咨询师与来访者合作，找到适合其需求和模式的解决方案。它允许咨询师与家庭、伴侣或个体在其当前状态下建立联结，以尊重来访者的身份和价值观的方式进行咨询。整合系统治疗的文化元构架提供了一组概念，有助于指引咨询师识别和实行尊重文化差异的解法序列。利用这个元构架的背景框架理解来访者及其家庭的种族、民族、社会经济地位、教育、性别身份认同和性取向等，让我们得以检视交叉性（Crenshaw，1989）的含义和影响，包括由于成员身份和成员身份的交叉而引起的不公正待遇。咨询师在识别和实行解法序列时需要注意交叉性及其影响。

咨询师应当考虑的问题如下所示：我即将提出的建议是否符合我所了解的来访者的价值观或处境？我如何引入这个想法，让来访者看到我在考虑他们对此的反应？我是否在要求来访者做一些超出其资源的事情？我需要问他们什么来了解解法序列的各个方面的可行性？我有没有足够的合作性，来缓冲我们之间的权力张力，以便让来访者全然支持这个实验？我所拥有的特权是否妨碍了我了解实行这个计划可能面临的挑战？

在以下个案中，安杰拉（Angela）是一位 43 岁的非裔美国女性，同时也是三个成年子女的单亲母亲。安杰拉寻求心理咨询的原因是她 20 岁的儿子正处在精神疾病的复发阶段，而她需要关于如何处理这个情况的建议。然而，她的儿子拒绝出席咨询会谈。安杰拉向咨询师报告，儿子的行为变得越来越古怪，有时候甚至令她感觉受到了威胁。随着儿子的幻觉症状加剧，她已经无法有效地与他沟通了。这一切让安杰拉感到害怕和茫然，她不知道该如何应对这个情况。

咨询师是一位欧裔女性。她觉得有必要关心安杰拉的安全，并制订一个在必要时将儿子送入医院接受治疗的计划。咨询师开始思考警察在这种情况下可能发挥的作用。然后，她开始琢磨，鉴于美国的非裔公民在与警察发生冲突时受伤或丧命的事件，她不知道安杰拉对于让警察参与自己的生活会有怎样的看法。咨询师意识到提及警察可能会让安杰拉感到不安。她明白自己的特权使她能够把警察视为一种资源；然而，考虑到一些人在与执法部门打交道时经历了个人或者集体的创伤，他们不愿意让警察介入自己的生活是可以理解的。

咨询师并没有假设打电话给警察的想法对安杰拉来说会是一个创伤触发因素，但她也没有假设安杰拉会把警察视为一种资源，或者觉得这个选项是安全的。与其把寻求警察的协助作为一个建议提出来，不如先了解怎么能让来访者觉得安全，以及来访者认为儿子会需要怎样的协助。随着对话的进行，咨询师问道："你认为警察能帮上忙吗？"这个试探且开放的问题开启了一场对话。在这场对话中，他们讨论了让警察介入的好处和风险，安杰拉也明确了她在哪些情况下会愿意寻求警察的帮助。随着咨询师更加了解安杰拉对呼叫警察的意愿水平，她把对话引向了当这种情况发生时，具体的计划会是怎样的。这个计划包括了安杰拉在给警察打电话时会说些什么，以及如何在他们到达时与他们会面。此外，计划还包括了联系她的员工帮助计划协调员，来辅助她给儿子选择一家医院。

咨询师鼓励安杰拉在下一次会谈中邀请她的另外两位成年子女一同参加，一起探讨他们可以如何与母亲协作来帮助他们的兄弟。在下一次会谈之前，安杰拉给咨询师打来电话，告诉她情况恶化了，她已经拨打了警察的电话。警察把她的儿子送到了急诊室，然后他被送进了医院进行住院治疗。咨询师在安杰拉进一步与医院进行联系方面给予了支持，并多次与她会面，以明确她的儿子能够在家中继续生活的具体条件。安杰拉的要求之一是他必须继续接受精神科医生和心理咨询师的治疗，并且需要遵医嘱服用药物。

正如上面的个案所示，只有留意影响来访者生活的文化背景因素，才能真正地帮助来访者。咨询师需要不断努力提高自己的文化胜任力，并要尤为关注与来访者的生活相关的不平等和社会正义问题。

治疗同盟

在整合系统治疗中，建立和维护治疗同盟优先于其他计划指导原则（见附录B）以及咨询师对于干预技术的想法。实行一个解法序列的精髓图示步骤通常涉及治疗同盟方面的风险。第一个风险因素来自与来访者关于实验方案的准备程度的对话。咨询师在讨论准备程度时需要充分尊重来访者，以免让他感觉受到评判。咨询师对语气和言辞的选择至关重要。咨询师可以询问来访者对于对话过程的看法。"我向你提了很多问题，你感觉如何？"或者，"我想确保我们没有要求你尝试对你来说不合适的事情。"

治疗同盟面临的另一个挑战可能出现在与承诺相关的对话中。有时，咨询师鼓励甚至强烈鼓励来访者尝试一个实验是很重要的。然而，这个过程可能会让来访者感觉有压力或觉得受到了控制。因此，在协作实行解法序列的过程中，咨询师积极寻求关于鼓励效果的反馈是非常重要的。咨询师可以问："我是否给你施加了过多的压力？"或者，"我认为这对你来说会是一个机会，你觉得我的判断准确吗？"

在实行解法序列的几个步骤中，对在治疗同盟中挑战最大的可能是跟进。来访者自然会因为他们在咨询中的表现得到怎样的评判而敏感。当实验不能像预期一样进行时，他们可能会感到挫败。他们在咨询中的反应可能是道歉、回避或防御性的。咨询师在后续跟进中的语气和非言语沟通就像所说的内容一样重要。当同盟关系经过了一段时间的建立而变得稳固时，对于来访者答应要做的事，咨询师就有底气更直接地表达期待了。但是，在咨询的早期阶段或当治疗同盟在咨询过程中受到挑战时，咨询师需要在跟进实验时格外注意通过措辞和语气向来访者表达尊重和接纳。

在后续跟进解法序列的过程中，反馈扮演着至关重要的角色。咨询师可以关注来访者的肢体语言、语气以及他们提供的信息。咨询师读取反馈以后，要么根据需要做出调整，要么向来访者直接进行相关询问。在詹姆斯和格蕾丝的个案中，咨询师问道："詹姆斯，在讨论你本周的饮酒行为时，你似乎有些不自在。这样说准确吗？"询问来访者关于他们在跟进讨论中的体验非常重要。咨询师可以这样进行提问："你对这次对话有什么感受？"或者"我问了很多问题，这样的对话会不会让你感到不适？"如果来访者确实表示不适，咨询师可以进一步询问什么让他们感觉不适，或者什么会让他们感觉更好。尽管来访者通常会否认感觉不适，但仍然有必要向他们保证询问的目的是更好地了解他们所经历的细节，以便更有效地帮助他们。咨询师会发展出有自己特色的回应方式，这些回应方式可能会随着来访者和所处情境的不同而发生变化，但是这种沟通的核心精神是让来访者觉得自己是受到尊重的，咨询师能看见他们显著的优势力量，咨询师也会一直在他们身边帮助他们采取能够改善生活的行动。

在家庭中，当一名伴侣或家庭成员对于参与实验的承诺不如其他人坚定时，在实行解法序列的过程中，咨询师和家庭间的同盟关系就可能会出现裂痕。对于咨询师来说，清晰地了解谁全力支持实验，以及对于实验存在犹豫的成员对当前任务的看法，是非常有必要的。探讨这个议题的一种方式是询问每位成员不承诺参与实验的原因。在一个家庭体系中，其他成员可能会决定排除那位犹豫的成员而直接开始实验，但是咨询师应该明智地选择推迟执行实验，直到这个议题得到了更加充分的讨论。咨询师需要考虑不情愿参与的家庭成员可能是这个家庭中的替罪羊，而且与家庭成员间的同盟关系可能会受到影响。基于这个原因，咨询师需要采取一种平和而积极的方式来处理这个最终由家庭共同决定的议题。咨询师可以聆听不情愿参与实验的一方有何意见，肯定他们的担忧，并试图帮助他们减轻在尝试解决方案时可能感到的不适。与不情愿的成员有密切关系的家庭成员也可以帮助他们接受这一决定。如果无法达成一致意见，可以在下一次会谈中进一步讨论。

如果家庭成员关于实验出现了分歧，咨询师可以考虑以下几种应对方式。第一，咨询师可以建议家庭成员在所有人都同意之前不进行实验。第二，咨询师可以指出每个成员支持或反对实验的理由都是出于对家庭的保护或出于对家庭最大利益的考虑。第三，咨询师可以询问不情愿参与的成员对解决方案有什么建议。第四，咨询师可以仔细探讨不情愿参与的成员所面临的限制，并可能与该成员单独讨论他们的担忧。第五，咨询师可以要求不情愿参与的成员承担不同的任务或者充当实验的观察者。第六，咨询师可以建议不情愿参与的成员或整个家庭考虑尝试其他可以实验的解法序列。第七，咨询师可以提出一个新的解法序列。在寻求维护与所有家庭成员的同盟关系并朝着解法序列的目标前进的过程中，咨询师可以灵活地运用这些策略中的一种或多种。

对于有关实验的承诺存在分歧的伴侣来说，处理过程相对直截了当，因为这个决定明确需要双方共同参与。咨询师可以深入探讨不情愿参与的一方的顾虑，承认这些顾虑的重要性，并表示双方的观点和经验在关系中都有重要的价值。例如，咨询师可以指出，提出困难话题的一方是为了解决冲突，而逃避对话的一方是为了保护关系免于受到因为尝试解决分歧而可能造成的伤害。咨询师还可以提出关于不情愿参与的一方可能受到何种限制的假设，并针对各种假设提出问题。例如，"我听说你好像不太愿意与伴侣讨论假期的计划。我在想，你是否担心这种对话可能会让你无法忠于原生家庭的假期传统？"

如果伴侣之间没有达成一致，更明智的做法可能是将咨询的焦点转向其他解决方案。然而，在这么做之前，咨询师最好询问这对伴侣，对于实验感受的差异是否让他们联想到了其他对话。如果答案是肯定的，那么通过进一步提问，咨询师有机会揭示可能会限制多个解法序列的新问题序列。换句话说，他们在是否尝试解法序列方面的分歧本身可能就展示了限制他们的关系健康运作的一个序列。

<h1 style="text-align:center">结　论</h1>

解法序列的实行有时相对简单，有时则较为复杂。实行过程包括四个步骤：准备程度、完善、承诺和跟进。咨询师需要评估来访者对实行实验的准备程度，根据来访者的反馈完善实验，征得来访者对于实践实验任务的承诺，并在下一次会谈中跟进来访者在实行实验方面有多成功以及实验的影响。当来访者不清楚解法序列的实验将如何开展时，或者当一个或多个成员对实行解法序列表现出犹豫时，咨询师需要特别关注实行过程中的每个步骤。

<h1 style="text-align:center">练　习</h1>

1. 请回想一下，你曾经在团队中与一名或多名成员合作的经历。考虑一项你希望团队采纳的行动方案。在那次谈话中，你是否觉得自己表现得有效？你认为自己是否可以更加有效？现在，试想一下，你可以在那次谈话中应用实行解法序列的四个步骤之一（准备程度、完善、承诺和跟进）。根据你想应用的步骤，写下你可能在谈话中提出的具体问题或陈述。然后，看看是否可以在实行解决方案时使用其他步骤。写下你在探讨如何实行这个解决方案时可能提出的问题或陈述。

2. 针对实行解决方案的每一个步骤，准备一些问题。练习以一种不带评判且尊重的方式提出这些问题。录制一个视频，逐一提出这些问题。或者，站在镜子前练习提出这些问题，观察你的面部表情。仔细地看和听。你是否表现出了足够的兴趣和尊重？想象一下，使用这些问题与特定的来访者进行沟通。

3. 请思考你正在经手的一个临床个案。找出来访者在咨询会谈外同意做的事情，并回想一下与此有关的对话，以及在会谈外进行实验的结果。如果有，回顾制订计划时的会谈录像／录音，并仔细审视这些对话。思考一下，如果能更有意识地运用实行解法序列的四个步骤，你会如何提升这些对话的质量。为每个步骤写下一些具体的问题或陈述。回想一下来访者曾经说过的可以被视为对实行解法序列四个步骤的反馈的内容。

4. 请将你当前正在经手的一个临床个案视为提升你实行解法序列技能的机会。在确定了解法序列后，尽可能仔细地执行每个实行步骤。记录下你做了什么以及是如何做的。当你完成跟进步骤后，反思你的表现，看看是否有任何可以改进的地方。

参 考 文 献

Crenshaw, K. (1989). Demarginalizing the intersection of race and sex: A black feminist critique of antidiscrimination doctrine, feminist theory and antiracist politics. *University of Chicago Legal Forum, 1989*, 139–167.

Miller, W. R., & Rollnick, S. M. (2012). *Motivational interviewing: Helping people change.* Guilford Press.

Prochaska, J. O., & DiClemente, C. C. (1984). *The transtheoretical approach: Crossing traditional boundaries of therapy.* Dow/Jones Irwin.

Tomm, K. (1985). Circular interviewing: A multifaceted clinical tool. In D. Campbell & R. Draper (Eds.). *Applications of systemic family therapy: The Milan approach method* (pp. 33–45). Norton.

Tomm, K. (1987). Interventive interviewing: Part II: Intending to ask lineal, circular, strategic, or reflexive questions? *Family Process, 27*, 1–15.

第七章

识别限制因素

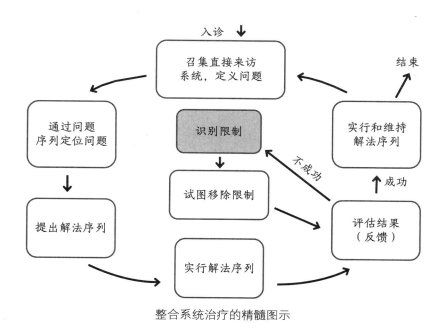

整合系统治疗的精髓图示

目　标

当来访者尝试解法序列时，往往会觉得有限制。本章就来阐释识别和描述这些限制的过程。这个过程可以让咨询师和来访者达成共识，看到限制是存在的，而且会影响解法序列的实行。为了考量在哪些系统层面存在哪些限制，我们会运用人类体验之网。这个体验之网包括了系统的生物心理社会层面，以及七个假设元构架。同时，我们也会举例说明各个假设元构架中的限制因素。

概　　述

在家庭治疗历史的初期，限制曾是系统学家提出的一个重要命题，后来才发展成我们所说的限制理论。它的雏形是格雷戈里·贝特森（Gregory Bateson）在 1972 年提出的逆向诠释（negative explanation）。逆向诠释认为，一个系统之所以陷入困境，是因为有某些因素阻止了它以良性的方式运行。澳大利亚家庭治疗师迈克尔·怀特（Michael White）是首批在临床实践中应用逆向诠释的咨询师之一。他使用了"抑制（restraint）"这个词，而不是"限制（constraint）"（White，1986）。相反，我们在《元构架——超越家庭治疗的各个模型》（*Metaframeworks: Transcending the Models of Family Therapy*；Breunlin et al.，1992）一书中，使用了"限制"一词，而不是"抑制"。这是因为元构架方法起源于美国，"限制"这个词在美国的使用率比"抑制"高。随着元构架方法演变为整合系统治疗，限制这个用法被保留了下来。

在许多心理咨询模型的发展和演变中，关于限制的系统性理论并不是这些模型的突出特点。此外，直接的、线性因果关系的语言似乎已经融入美国和其他国家的主流思想中了，这种语言并没有从系统限制的角度看待因果关系。因此，如果咨询师被整合系统治疗的整合性与系统性本质吸引，就需要在概念上实现飞跃，拥抱限制理论。本章的目的是帮助初识整合系统治疗的咨询师实现这种飞跃，同时也为现有的系统观从业者巩固这一理念。完成这种飞跃之后，整合系统治疗的旅程才刚刚开始。整合系统治疗的咨询师会穷其一生来发展和维持他们识别限制的能力。

方 法

识别限制的方法有两种。第一种是来访者自发地识别限制，或者在回应咨询师的提问和评论的过程中识别限制。第二种是由咨询师提出假设，猜测可能有哪些因素限制了他们。在这两种情况下，使用限制这个概念都是以一种接纳和尊重来访者的方式识别系统性因素的重要途径。咨询师要运用关于限制的语言，的确需要练习；不过一旦做出承诺，掌握它并不难。

限制提问

第一种识别限制的方法有赖于来访者对自己和所处情境的认识。在这种情况下，识别限制的过程会从某个版本的限制提问开始。这种提问方式由一个词干加上对解法序列的描述组成。最常见的限制提问词干如下所示："什么让你无法……""什么阻止你……""什么阻碍了……"，以及"什么妨碍了你……"。

限制理论在伴侣咨询中有一个经典的例子，有一方抱怨另一方经常撒谎。咨询师可以询问撒谎的一方，"你为什么要对你的另一半撒谎？"；而相应的限制提问是"什么让你难以坦诚？"。限制提问出于共情，不会带有指责的意味。被指责说谎的一方可以用无数种方式回应。举个例子，他可能会说："你知道吗？有时，我的朋友想下班后去喝一杯。如果我打电话回家如实相告，她会说：'不行，现在马上回家！'这样一来，如果不吵一架，我就没法跟朋友喝酒了。所以，我会打电话说'我得在办公室加班'。我知道我没有对她坦诚，但我并不想为此吵架。"

即使是在这种令人紧张的时刻，咨询师也已经奠定了一个基础，让来访者看到说谎对他们的关系产生了负面影响。同时，以限制为导向的谈话也表明了咨询师并不想评判或者羞辱来访者，而是在寻找解决方案。

练习限制提问

以下是几个在咨询中常见的问题。让我们逐个看看。问问自己，你通常会怎么问这个问题，然后构思一个限制提问来代替原有的问法。这些问题所对应的限制提问也列在下面了。

- 拒绝上学
- 酗酒复发
- 情感麻木
- 在关系中回避关键问题

整合系统治疗视角下的限制提问如下所示。

- 什么阻碍了你去上学？
- 什么阻碍了你，让你无法保持滴酒不沾？
- 你觉得什么让你无法体会自己的感受？
- 什么让你无法向伴侣提出这个问题？

提出关于限制的假设

第二种识别限制的方法是由咨询师提出假设。来访者可能很难识别某些限制。在这种情况下，咨询师就可以提出假设，猜测可能有哪些因素限制了来访者。咨询师会观察互动模式，并结合假设元构架的知识考虑可能有哪些因素限制了来访者。例如，一位单亲母亲和她的两个孩子来做咨询。咨询的工作重点在为家庭生活建立更多的结构，让母亲更有领导力。这位母亲也明白在某些情况下的确应该对孩子更严厉一些，但一开始关于设立界线的解法序列并不成功，因为她很难保持底线。咨询师从之前的谈话中了解到，这位母亲曾经被她的母亲虐待。鉴于这种童年经历，咨询师假设她可能不愿意对自己的孩子保持强硬态度。

> 咨询师：你已经非常努力地学习了设立界线，但似乎很难坚持。我在想，是不是你童年的经历让你很害怕坚守底线？
>
> 来访者：可能吧。我在放弃的时候感到松了一口气，虽然有愤恨，但如释重负。

咨询师在介绍一个假设之前通常会进行一段背景陈述，说明咨询师为什么会提出这个假设。咨询师可以这样开始进行背景陈述："我想跟你分享一个想法。"接下来，咨询师可以用试探性的语言提出假设，比如，"我想知道是否……"或"我想，也许……"。在某些情况下，咨询师也可以更坚定地说"我觉得……"或"我真的希望你考虑一下……（刚刚分享的想法）"。无论是由来访者发起，还是由咨询师发起，识别限制都是一个合作的过程，双方都需要同意这是一个限制因素，才能进一步处理或者解除它。

限制的本质

读到这里，你可能会想，一个来访系统可能会有无穷的限制。尽管这在理论上是可能的，但在整合系统治疗中有两个内置的保障措施，以防止咨询师被众多限制因素淹没。第一个保障措施来自整合系统治疗的问题导向原则。整合系统治疗并不试图揭示所有限制。相反，它只试图揭示妨碍了来访者解决待解议题的限制因素。当来访系统不能实施为解决问题（实验）制定的解法序列时，咨询师会问："什么让你无法做到……（解法序列）？"这个问题的答案通常揭示了至少一个（有时是几个）限制。这时，咨询师再将治疗重心集中在某个具体的限制上，因为这个限制干扰了某个具体问题的具体解决方案。而其他限制可能终会成为咨询的重要目标，因此咨询师会把它们记在心上，并提出来访者可以在之后的咨询过程中关注这些限制。例如，一位女来访者在第一次会谈时提到，她的母亲在几年前去世了。在她母亲生命的最后几年里，她承担了很重要的看护责任。她认为这件事并没有影响她目前的问题。咨询师会共情这位来访者，理解她的看护过程之难和失去母亲之痛，同时也告诉她，如果她哪天想关注这个议题，他们仍然可以回来进行讨论。

整合系统治疗的第二个保障措施是运用人类体验之网（见第一章中的图1.4）。这个人类体验之网不仅呈现了生物心理社会系统的不同层级，可以帮助我们寻找限制可能在哪里出现，同时还包含了假设元构架，帮助我们进行假设，思考限制了来访系统的因素可能有哪些。例如，伴侣系统中的一方难以忍受暂停隔离①。咨询师和来访者一起探索后发现，在生物心理社会系统中的个体和关系层面以及心智这一元构架中存在这样一个限制，即来访者担心被抛弃。对限制的描述也指出了它是什么和发生在哪里。

在图1.4（见第一章）中，每个同心圆都代表了五个层面之一：个体、关系（成对关系和三角关系）、家庭、社区、社会和全球背景。你可能会问，怎么可能在最广泛的层面（全球背景、社会和社区）对心理咨询实践产生直接影响？但整合系统治疗相信这一点。比如，在全球和社会层面，2020年的新型冠状病毒感染疫情让许多人不堪重负，要么加剧了他们已有的焦虑或抑郁症状，要么促成了他们的焦虑或抑郁症状；而在社区层面，在此期间，美国的非裔和拉美裔人受到的影响尤为严重，有更高的患病率（Centers for Disease Control and Prevention，2021）、更高的住院率（Centers for Disease Control and Prevention，2020）和更高的死亡率（Centers for Disease Control and Prevention，2021）。在多层次系统的下一个层面，家庭是关系和个体发展的孵化器。家庭的组织方式可能会促进或者限制依恋、沟通、自主性和问题解决。再往下一个层面，是成对关系或三角关系，我们要认识到一个家庭是

---

① 一种冲突解决策略。——译者注

由亚系统构成的，每个亚系统包含了家庭中不同的关系组合。其中有几个最重要的关系亚系统包括了伴侣亚系统、父母亚系统、兄弟姐妹亚系统和多个亲子亚系统。亚系统也可以围绕兴趣形成。例如，艺术家兄弟姐妹和运动员兄弟姐妹。最后是个体层面，包括了生理和心理维度。

　　生物心理社会系统的不同层次标明了限制在哪里。此外，整合系统治疗的咨询师还必须明确限制是什么，而用于识别限制的具体内容的模板就是假设元构架。在综合考量了各种治疗模型之后，本书的作者提炼了在心理咨询领域广泛存在的人类体验，总结出了七个主要领域：心智、组织、发展、文化、性别、生物和精神信仰。每一个领域都是一些构架之上的构架，或者称为元构架。在这些元构架内，有理论和多项研究结果解释了该经验领域的各个方面。通过假设元构架的理论视角，咨询师可以直接读取来访者的反馈，并编码这些反馈与问题序列的相关性，而不需要首先进入某个具体治疗模型的理论框架。省略这一步骤正是整合视角的众多优势之一。接下来，我们会概述每个假设元构架所包含的内容。本篇旨在说明每个假设元构架中的代表性内容，而非面面俱到。此外，新知识层出不穷，这些新知识也都可以被添加到相应的元构架中。例如，随着我们进一步了解人类基因组，遗传学已经成为治疗身体疾病和精神问题的重要考虑因素（Kendler，2013；McGuffin & Murray，2013；Miller et al.，2006）。由此，遗传学已成为生物假设元构架的一部分。

心智

　　心智元构架捕捉了来访者的心理过程。长期以来，这一直是心理咨询的核心和灵魂。许多心理疗法只关注心智，并提出了优美的理论来解释心理过程如何调控来访者的生活，使之变得更好或者更坏。心理过程包括意义和情感。意义包括认知（知觉、想法或观念）、信念、故事、叙事和记忆。情感包括当下的感受和长期的情感状态。心理过程可以是有意识的，也可以是无意识的。心智是无处不在的，可以在清醒的时候出现，或者在晚上以梦的形式出现，这些梦有时会被想起来，有时是可怕的。上述任何方面都可能存在限制。例如，一对 50 岁出头的欧裔伴侣因为性生活不和谐而前来做咨询。经过探索问题序列，咨询师发现他们从未实质性地谈论过性生活问题。咨询师请他们尝试一个简单的解法序列，花 15 分钟谈论性。他们同意了，但到了下一次会谈时依然没有进行对话。咨询师询问什么让他们无法开口谈性。妻子回答说，一想到要谈这个话题，她就觉得很"肮脏"，没有办法主动开口。丈夫回答，他以为这个谈话内容会包括要求妻子满足他的性偏好，但他觉得提出这种要求带有特权感。因此，他也没有主动开口。他们两人都受到了心智的限制。

当解法序列失败时，心智限制总是存在的。然而，系统治疗假设，当无法成功地实施解法序列时，仅靠心智元构架本身通常无法提供充分且必要的解释。心智限制常常与其他元构架中的限制紧密相关。例如，在一个穆斯林家庭里，有父母、3 个女儿（分别为 25 岁、19 岁和 15 岁）和 2 个儿子（分别为 17 岁和 12 岁）。他们为了解决主要由母亲发起的激烈冲突而寻求心理咨询。母亲的愤怒通常出于沮丧，因为她认为其中一个孩子违反了她认为孩子必须遵守的规则。她会歇斯底里地尖叫，而那个被指责的孩子也会报复性地尖叫。随后，其他家庭成员也会加入这场争论，各自站队。根据戈特曼（Gottman，1993）提出的一个概念，咨询师指出，他们目前的争论始于"强硬开场 ①（hard start-up）"，如果可以努力用"温和开场"（soft start-up）代替，情况会变好。然而，在下一次会谈中，母亲仍然使用强硬的方式开始沟通，引发了几次激烈的争吵。咨询师使用了一个限制提问："什么让你无法以更温和的方式开始沟通？"母亲回答，她有责任帮助孩子做好准备，应对这个世界的挑战，她必须按照自己的方式去做，而情感爆发所带来的情绪混乱是不

---

① 这里指的是以攻击的方式开始沟通。——译者注

可避免的，这是不得不付出的代价。

如果咨询师仅考虑心智限制，可能会假设这位母亲持有僵化的信念，使她无法看到"温和开场"的作用。此外，咨询师还会假设，每当她遵循这些信念行事时，就容易出现情绪失调。因此，为了在解法序列上发挥她的作用，她就需要拥有更灵活的信念，并培养对情绪的控制能力，从而温和地开场。如果这是咨询师唯一的干预策略，可能会让这位母亲感觉遭到了责备。

当家庭采纳了系统观时，他们的观念将会发生巨大的变化。咨询师可以通过考量其他假设元构架来促成这种观念转变。首先来看组织元构架。虽然这是一个传统的穆斯林家庭，但母亲掌握着对家庭事务的决定权。父亲性情温和，经常因为工作而出差。他的意见在这些争论中并不重要，而且他似乎没有意向或者能力左右妻子处理冲突的方式。另一个相关的是文化元构架。与许多移民家庭一样，家庭成员之间的文化适应速度是不均衡的，儿童通常更容易适应新文化（Chun & Akutsu，2003）。在这种情况下，他们的大多数争论都充斥着文化适应的问题。青少年希望像在美国看到的其他年轻人那样行事，而母亲希望他们与原有文化的信仰和行为保持一致。这个家庭无法有效地解决家庭内部的文化差异。看起来，就算我们真的有必要探讨温和开场的沟通方式或心理机制，也需要在坦率地讨论与文化适应相关的限制之后进行这项工作。但愿父母能更理解孩子适应美国文化的一面，而孩子也能更接纳母亲在维持他们的传统生活方式方面所发挥的作用。

因为我们都是通过心智来体验世界的，所以很容易假设咨询应该主要关注心智。然而，咨询的系统观会试图捕捉更广泛的范畴，即情境因素如何影响问题的形成和维持。因此，更重要的是，咨询过程能够在一个足够复杂的水平上看待心智，却又不给予它过多的关注，以至于掩盖了系统的其他方面。整合系统治疗会识别和解除心智限制，但除非清楚地证实这确实是必要的，否则就不会把心智限制与咨询的相关性最大化。

整合系统治疗采用了三个水平框架来看待心智。这三个水平逐级复杂化，分别被标记为 M1、M2 和 M3。在决定该使用哪个水平来看待心智时，指导原则是从复杂度最低的水平（M1）开始，只有在面对更复杂的心智限制时，才进入下一个水平。这样就降低了咨询师过于关注心智的风险，同时又允许咨询师结合其他假设元构架，更容易对心智限制形成假设。

　　心智的 M1 水平只是简单地描述了意义和情感的序列，而没有运用复杂的心理学理论解释它们。M1 水平的分析可能包括一种认知或情感，一个意义和情感序列，或者一个复杂的叙事。在那对无法谈论性的伴侣的例子中（见上文），双方提及的限制（感觉谈论性很"肮脏"，以及提出要求带着一种"特权感"）就属于 M1 水平，因为即使不考虑某种心理理论，这两种限制也可以被讨论和被修改。在上文讨论的穆斯林家庭的例子中，那位母亲认为她需要让孩子准备好面对这个世界，描述这种看法是 M1 水平的分析。而她的观点属于一个更大的叙事中的一部分，描述这个叙事也属于 M1 水平的分析。

　　当 M1 水平的心智限制无法解除时，咨询师会寻找造成阻抗的可能原因。这就可能需要用更复杂的观点解释心理过程。在这种情况下，随着咨询师逐渐熟悉来访者的心理过程并识别其中涉及的模式，他们可以从 M1 水平深入到 M2 水平。在 M2 水平的分析中，整合系统治疗的咨询师运用理论来描述心理的不同部分是如何组织起来并协同运作的。例如，内在家庭系统（Schwartz，2013）和客体关系（Kernberg，1976）都属于 M2 水平的理论模型。举个例子，一位女性的主诉议题是她的丈夫抗拒亲密，而这恰恰是她极度渴望的。当咨询师询问她在这个议题上的体验时，呈现了一个 M1 水平的分析，即她的内在心理过程。当她注意到两个人有距离感时，会感到灰心丧气，进而心生怨怼，然后会批判她的丈夫"冷漠无情"。一开始，她的丈夫总说自己是用行动来表达爱的，他会努力挣钱养家，也会帮忙做家务。最终，他同意增进两人的亲密度。但专门设计的提升联结感的解法序列都失败了。咨询师深入到 M2 水平进行分析，运用了内在家庭系统理论（Schwartz，2013）。在运用这种方法时，咨询师试探地说，丈夫内心的某个部分愿意靠近，却很犹豫，这就让妻子感觉他很不真诚。丈夫承认了这种说法。咨询师邀请夫妻二人更好地了解这个部分。接下来，他们发现，在丈夫心底的某个角落潜藏着一位"被放逐者"，恐惧进一步靠近他人，因为亲密感可能会带来太多伤害。丈夫透露，在他 4 岁时，他的母亲去世了。这就是一个 M2 水平的分析，咨询师运用了一个理论来揭示人类的心理是如何组织运作的，在这个例子中，咨询师使用的是内在家庭系统理论。

　　有时候，来访者看起来像是缺乏解除限制、实施解法序列所必备的心理弹性。慢慢地，咨询师意识到，在来访者的体验中，这些暂时的失利就像是全军溃败，这种体验似乎让来访者感觉很沮丧，也破坏了治疗同盟。当咨询师有了这种认识时，加上针对 M1 和 M2 水平的心智限制的干预失效，就说明到了需要 M3 水平的时候。M3 水平会审视自体的结构，也许是因为自体过于脆弱才无法实行和维持解法序列的（Kohut，1977，1984）。增强来访者的自体，使得它可以完成咨询任务，成了咨询的一个目标。在伴侣和家庭治疗中，我们通常会把需要 M3 水平治疗的来访者转介给个体咨询师。有时候，在咨询初始阶段就会有足够的信息或者来访者反馈来支撑我们的假设，即来访者有异常脆弱的自体，这就表明需要 M3 水平的干预技术。针对自体的灵活性和稳定性（M3）方面的限制，干预疗法有两种：在传统上是自体心理学（Kohut，1977，1984），这是一种长程的高强度疗法；而较新的疗法则是功能分析心理学中的行为和关系取向，不假设自体，而是直接聚焦于与 M3 限制相关的人际行为（Kohlenberg & Tsai，2017）。然而，如果一位来访者有自伤行为，对批评和拒绝有剧烈的反应，或者满足边缘型人格障碍的诊断标准，那么整合系统治疗会建议他先尝试辩证行为治疗项目（Linehan，2014），因为它已经成了这些问题的首选疗法。

组织

　　组织元构架衍生自整合系统治疗中的两大支柱：本体论支柱和序列支

柱。本体论支柱信奉系统论，序列支柱指出系统是通过序列化的模式组织起来的。序列是一种时序性的描述，但如果有人可以给序列的模式拍张象征性的照片，这张照片就会从视觉上演绎系统的组织形式，显示系统是如何作为一个整体运作的。与组织元构架联系得最紧密的家庭治疗理论家有：米纽钦（Minuchin，1974；Minuchin & Fishman，1981）、黑利（Haley，1976，1981）和马达内斯（Madanes，1981）。在基于组织理论原则和实践的家庭治疗模型中，最突出的就是结构派家庭治疗（Minuchin，1974；Minuchin & Fishman，1981；Fishman，1993，2013）。整合系统治疗的作者倾向于将这个元构架命名为"组织（organization）"，而不是"结构（structure）"，这是为了在元构架内提供更多的自由度，容纳与系统组织相关的各种概念和理论。组织元构架和文化元构架紧密相关。当我们认为组织的某些方面可能存在限制时，就有必要将组织放在来访系统的文化规范之中加以理解。一种组织形式在这个文化背景下是合理的，放到另一个文化背景下就可能是不合理的。

　　组织中有一个核心的概念，讲的是家庭是如何决策的。这个概念在结构派家庭治疗中叫等级，也是米纽钦会问的"谁是管事的？"。整合系统治疗将这个概念更换成领导力，囊括了一系列更广泛的功能，包括：分配资源和责任，调解成员之间的矛盾，照顾成员的需求，鼓励每位成员的成长，确定坚定而公平的界线，以及代表该系统与其他系统互动（Breunlin et al.，1997）。领导力存在于多层级生物心理社会系统中的每一个层级。

　　领导者的领导方式可能会限制整个系统。例如，单亲母亲和孩子们一起住在孩子的外祖父母家。家庭成员都展现了显著的优势力量，但孩子们仍有学业困难。母亲让孩子们放学后在她下班回家前的这段时间写作业。这就需要依赖她的母亲（孩子们的外祖母）来推动家庭作业计划。由于主诉议题是学业困难，这个家庭作业流程构成了一个解法序列。当孩子们没有实施这个解法序列时，咨询师问："什么让你们无法开始写作业？"其中一个孩子回答，外祖母说他们放学后可以在外面玩一会儿。如果这是一个重复发生的序列，就意味着这个家庭的领导力存在组织上的限制，只有移除这种限制，才能成功地实施解法序列。

组织元构架的另一个关键概念是界线，即象征性的围栏，这些围栏调节着来访系统中各个亚系统之间的沟通和资源流向。界线应该是清晰的，以保证家庭成员间存在适度的沟通，并共享充足的资源。如果界线过于模糊，就会产生过多的沟通。例如，女儿可能会每天都与母亲聊天，透露自己的婚姻状况，而这些信息其实最好留在婚姻界线内。如果界线过于僵硬，则家庭成员间共享了过少的资源，沟通也过少。例如，一对父母有一个 17 岁的女儿。父母离婚后，女儿选择跟父亲生活。女儿的这个选择惹恼了母亲，随后母亲跟她断绝了联系，从而形成了僵硬的界线。1 年后，父亲遇到了一个女人，她很快就搬来跟这对父女一起居住了。这个女人经常跟女儿吵架，而且最后告诉女儿的父亲她不想再让女儿继续住在家里了。这种做法其实是设定了一条僵硬的界线，给父亲造成了一个组织上的限制，即他现在必须在女儿和伴侣之间二选一。

举另一个例子，一对伴侣几乎没有相处的时间，咨询师让他们每天花 30 分钟一起做一些事。他们同意了。但在下一次会谈时，他们说他们只共处了一次。在回答咨询师关于限制的提问时，妻子说他们的女儿就住在隔壁，经常在没有事先通知的情况下把她的孩子留给他们照顾。咨询师琢磨，这对伴侣面临的一个限制也许是跟女儿的家庭之间的界线模糊。

发展

发展元构架囊括了与发展相关的理论和概念，包括个体、关系、家庭、社区和社会等生物心理社会系统的各个层面的发展情况。这是一个辽阔的知识疆域，涵盖了诸多学科的理论贡献，包括生命周期发展理论、个体心理学、家庭治疗、伴侣咨询、心理病理学、社会工作、心理咨询、社会学和人类学等。然而，在这个信息和理论的大仓库中，咨询师只关注限制了给定解法序列的发展。当我们认为发展的某些维度存在限制时，就有必要把它们放在来访系统的文化规范中加以看待。某些行为在一种文化中可能是适龄的，但在另一种文化中可能会被认为过于幼稚或者过于成熟。

在个体层面，任何一个生命周期阶段都可能跟某个个案相关。在个体发展的每个阶段，我们都会被期待按时达到发展的里程碑。这些发展里程碑包括适龄的行为、认知、情感和社交能力。当一个人在特定年龄段表现出的能力过多或者过少时，就可能变成来访系统的一个限制。还有一种情况可能会带来更大的限制，就是当这位来访者的表现有时过于成熟，有时又过于幼稚时。这会导致发展波荡，让来访系统中的所有成员都很难预判接下来会发生什么（Breunlin，1988，1989）。

发展有生物、心理和社会维度。依恋理论认为，正常的社会情绪发展取决于儿童早期对至少一位主要照顾者的依恋体验（Bowlby，1979）。早期依恋关系的中断可能会导致不良的依恋类型，进而限制问题解决的能力。识别这些类型的限制需要我们关注依恋问题本身，之后才有可能充分解决主诉问题。基于依恋的家庭治疗（Diamond et al.，2014）采取了依恋视角，但不同于个体精神动力学治疗，它的目标是直接改善父母和孩子之间的依恋关系。

研究伴侣关系的学者认为，伴侣关系也会发展。例如，威恩（Wynne，1984）认为，伴侣关系发展会经历五个阶段：依恋、提供照顾、沟通、问题解决和相互一致性（mutuality）。威恩所说的相互一致性指的是伴侣双方改变支配关系的基本规则的能力。例如，双职工伴侣中的一方得到了在另一座城市的工作机会，如果这份工作机会影响另一方的事业，迫使另一方搬到另一座城市，那么伴侣双方是否可以就如何处理这个工作机会达成一致？威恩所构建的模型是渐成式（epigenetic）的，即必须先掌握某一阶段才能解锁下一阶段。例如，一对中年伴侣来寻求咨询，希望咨询师可以帮助他们决定妻子是否应该重回职场。多年来，这位妻子一直全职在家照顾孩子。他们曾经为此争吵了很长时间，徒劳无功，还互相怪罪。他们还说，他们一向难以通过协商解决问题。他们无法在如何省钱或者如何帮助孩子选择大学等问题上达成一致。如果妻子想重回职场，伴侣双方就必须改变关系中的基本规则。因为他们还没有掌握沟通和问题解决阶段的技能，所以假设他们不需要咨询师的力挺就能协商改变关系规则，几乎是不合常理的。他们受到了关系发展阶段的限制。威恩的理论认为，在没有咨询师干预的情况下，如果这对伴侣想发展出改变关系规则的能力（相互一致性），他们首先需要努力提升沟通和问题解决技能。

通常，我们会通过家庭生命周期的视角来理解家庭的发展（Duvall，1957；McGoldrick et al.，2016）。家庭生命周期理论现已更新，反映了当前家庭生活的更多趋势，并更全面地关注多元文化视角（McGoldrick et al.，2016）。从生命周期的观点来看，家庭会经历多个可预测的阶段，在每个阶段和下一个阶段之间会间隔一个转折期。在一个阶段中，家庭需要逐步经历某些过程，掌握某些技能。在转折期会出现新的过程和技能。为了顺利过渡，家庭必须进行重组。例如，向青春期过渡时往往充满了动荡，因为父母和青少年会争论何为适龄的自主权水平。自主权过多或过少都会导致父母之间发生冲突以及青少年的发展波荡，这两种情况都会限制解法序列。

由于在多元社会中缺乏普适的行为规范和价值观，我们很难明确表达社会层面的发展是什么样的，但有充分的证据表明，社会的确在发展。社会的发展会显著影响系统中的个体、关系和家庭。

在一个快速发展的社会中，各个年龄段的人都认可的发展规范是不易明确的。因此，家庭成员和作为领导者的父母往往无法达成一致的预期。这种不一致会引发冲突，限制亲子关系的和谐。例如，孩子在多大时可以拥有移动电子设备？青少年应该有多少屏幕使用时间？

随着社会的发展，生命周期的概念本身也在不断发展。成年初显期是一个延伸到 20 多岁的新阶段。在这个阶段，越来越多的年轻人与父母一方或双方生活在一起，而不像他们的父母一样被期待在高中或大学毕业后就独立生活并养活自己（Burn & Szoeke，2016；Otters & Hollander，2015）。在生命周期的另一端是预期寿命增加，医疗水平提高，"婴儿潮一代"一直工作到了退休年龄（Simon-Rusinowitz et al.，1998）。在来访者生活的环境背景下，对于发展的期待总是不断变化的。

文化

近几十年来，越来越多的研究关注在系统治疗实践中采用多元文化视角的重要性。这些文献指出，我们需要远离普遍主义和种族中心主义的治疗方法，应该发展多元文化视角（Rastogi & Thomas，2009；Krause，2012；Falicov，2015），并在工作中纳入对多元交叉性的理解（Hernandez et al.，2005；Seedall et al.，2014）。此外，许多学者（McDowell，2005；McGoldrick & Hardy，2008；Rastogi & Thomas，2009；Esmiol et al.，2012；Falicov，2015；Kelly et al.，2020）强调，咨询师需要承认在社区和社会中存在的权力结构并在其中周旋；也需要关注在咨访双方的生活中存在的压迫、特权和社会正义。近年来，学者建议我们摆脱以美国和欧洲为中心的想法，并转向更广阔的框架，承认全球化影响。这会让我们考虑更大范围的背景，并为世界各地的家庭和社区量身定制干预技术，满足其需求（Bischoff et al.，2016；Patterson et al.，2017；Rastogi，2020）。

整合系统治疗的文化元构架支持将多元文化视角、多元交叉性和社会正义纳入不断发展的实践。这建立在一个前提之上，即来访者的自我认同和体验是由他们的身份背景（contexts of membership）塑造的。身份背景指的是来访者所认同或归属的各种群体。身份背景类似于多元交叉性的概念（Crenshaw，1989；Cole，2009；Watts-Jones，2010），它分析了社会身份的多个方面，以及与之相关的不平等、压迫和特权模式。

每个人都有许多身份背景。这些身份背景可以通过多种方式界定，包括经济、教育、民族、种族、信仰、性别、性取向、年龄、隶属多数／少数群体和区域背景等（Breunlin et al., 1997）。人们有时候可以意识到自己的身份背景，知道拥有这些身份背景会如何影响自己的生活，有时又对此浑然不知。例如，一个欧裔人成长在富裕家庭，住在以欧裔人为主的富人区，他可能并没有意识到，仅作为那个环境中的一员就赋予了他们极大的特权。

多种身份背景交织形成的自我认同定义了人们在生活中每时每刻的行为、想法和感受，也限制了它们。例如，一位德裔美国工程师很严谨，还有卓越的问题解决能力，并为此感到自豪，但他无法理解妻子的诉求，尽管妻子只是希望他在谈话中倾听她的感受。有一个解法序列是让他不要试图解决妻子在他眼中的问题，而是倾听并理解妻子的感受。但这个解法序列并不成功，因为他无法抗拒解决问题的诱惑。咨询师尊重他的意图，但同时也好奇他的文化背景是否构成了限制，包括他的职业以及他在祖籍德国文化中形成的性别观念等。咨询师和他一起探索了与解法序列相关的多元身份交叉性，这个过程让他进一步意识到了自己的问题解决倾向，并促成了对话交流。在对话中，咨询师帮助他理解学会克服问题解决倾向并单纯地倾听和共情妻子的感受会如何促进其婚姻和谐。如果他接受了这个提法，咨询师就可以在会谈中进行现场演练，指导他认真倾听，然后分享他是如何理解妻子所说的内容的。

对于任何人际关系中的人与人之间的交集，整合系统治疗采用的都是契合度原则。互补的人最初可能相互吸引，有差异的伴侣也可以找到他们的契合之处，但不同的文化身份背景对伴侣来说仍可能充满挑战。当契合度受限时，关系双方都会与对方的身份背景脱节。这可能会形成限制。例如，一对跨种族伴侣相遇并坠入爱河。两个人之间的关系能容纳种族差异，这时的矛盾是最少的。当他们决定将对方介绍给自己的家人时，他们的关系背景就扩大了。如果双方家庭都能接受这种关系，他们就有更大的机会保持关系的稳定性和满意度。如果有一个家庭反对，这对伴侣就必须面对挑战。幸运的是，他们的关系得到了各自家庭的认可和支持。这段感情发展得很顺利，他们决定要孩子。接下来就要考虑在哪里居住。他们在寻找一个社区，让他们的关系可以得到祝福，也让他们的孩子被接纳并获得机遇。契合是一个多层次的系统现象。

为了有效地运用文化元构架，咨询师需要理解自身身份背景带来的限制，并开放地理解来访系统的文化背景所带来的影响。在这种努力中包括专注于学习非主流文化背景及其对来访者的影响，包括压迫的存在及其影响。咨询师有必要努力提高文化胜任力，无论是为了促进治疗同盟关系，还是为了建立关于问题解决过程的假设，这个假设中包括了识别与文化身份背景相关的限制（多元交叉性）。

性别

性别与文化有着错综复杂的联系，并可能被纳入文化元构架；然而，在大多数情况下，在来访系统中，与性别相关的优势力量和限制都非常重要，且具有强大的影响力，所以整合系统治疗的作者（Breunlin et al., 2011；Pinsof et al., 2018）决定将性别定义为其中一个元构架，希望以此来提高大家的意识，关注性别对咨询的影响。女权主义家庭治疗师蕾切尔·黑尔 – 马斯廷（Rachel Hare-Mustin）（Hare-Mustin, 1978）首先强调了性别对治疗的重要性。后来，戈德纳（Goldner, 1988）提出，性别应该与等级制度同等重要。近来，许多学者强调了在与跨性别和多元性别来访者工作时遵循肯定式实践的重要性（McGeorge et al., 2021；Singh & Dickey, 2017）。整合系统治疗重视理解来访者与性别相关的体验及建构的意义，包括性别身份认同、性别角色（如果有），以及性别如何影响他们在关系中的公平、权力和影响力。和性别有关的限制与伴侣或家庭成员如何在其系统中相互作用和相互适应有关，也与社区内或系统的社会层面的压迫有关。

性别身份认同

关于性别的观念一直在演变，在不同的城市和社区中并不一致。在主流态度方面可能存在区域和地方差异，而家庭是在其社区范围内生活和运作的。重要的是，不同家庭对性别的理解不尽相同。例如，跨性别者以及性别身份认同与生理性别不一致的来访者可能会被家庭成员羞辱或回避。跨性别者有更高的抑郁和自杀率，更容易遭受暴力（Budge et al.，2013；Stotzer，2009；Toomey et al.，2018）。在整合系统治疗看来，外部压迫是对安全感、机遇、联结感以及内心祥和的限制。在与跨性别者和性别身份认同与生理性别不一致的来访者工作时，博闻和肯定式实践的重要性怎么强调都不为过。麦乔治等人（McGeorge et al.，2021）强调了顺性别①主义带来的负面影响，并提出了一个模型，来帮助更多人成为肯定多元性别身份的咨询师，以便与跨性别和多元性别来访者工作。

尽管美国主流社会在促进性和性别少数群体的平等方面已经取得了初步进展，但这个社会仍然建立在二元性别观和异性恋主体的利益上。在家庭、社区和社会层面，多元性别和性取向的个体和群体所面临的持续性压力仍然普遍存在。性和性别少数群体并不享有与顺性别的异性恋者相同的特权，他们在自己的社区和更大的社会中也不一定会感到那么舒适。因此，咨询师在与多元性别和性取向的来访者工作时，必须具备必要的知识、专业技能和同理心，才能形成牢固的治疗同盟，并了解这些来访者所面临的挑战。

性别角色

性别角色可以有很多种成为限制的方式。例如，一位男性在童年时因为哭泣而被父亲责骂，他在多年后或许仍很难表露脆弱的一面；一位女性从小就被教育要优先考虑关系的延续性，而不是她自己的需求或意见，于是在与伴侣谈论关系中的期望和需求时，她可能很难保持坚定自信。尽管在过去的50多年里，美国和其他国家中的性别角色发生了重大变化，但许多家庭仍或

---

① 指的是性别身份认同与生理性别一致。——译者注

多或少地保持着某些传统的性别角色。无论来自顺性别群体还是性别少数群体，无论是在异性恋关系中还是在同性伴侣关系中，来访者都可能感到挣扎，挣扎于传统性别角色的当代诠释和／或早期性别社会化的影响。

当伴侣必须面对丧失、发展变化、疾病或残疾时，他们的性别观念或在原生家庭中与性别角色有关的体验都可能限制解法序列的实施。例如，关系中的一方对勃起功能障碍感到羞耻，这种羞耻感让双方回避性，造成了情感疏离，不能坦率地讨论性功能障碍的原因和可能的情感、行为和药物替代方案。他幼时所学到的深刻教训是男人不能谈论"他们哪里出了问题"，正是这种想法限制了解决方案的实行。

性别与关系中的平等

在所有关系中都存在权力差异，包括传统的和非传统的两性关系。然而，传统的关系往往充斥着父权制的痕迹；而在父权制中，权力基于性别观念和期待，因此越传统的关系越容易受到与权力相关的限制。尽管许多伴侣渴望一种平等的关系，但与性别相关的影响因素仍会在许多问题上造成严重的失衡，例如获取资金的机会、空闲时间的可利用性、育儿和家务的分工以及决策公平性等。施瓦茨（Schwartz，1994）首先描述了类同伴（near peers）现象，这些伴侣声称他们渴望平等的同伴关系，却在某种程度上扮演着更传统的性别角色，这限制了权力的平衡。家务和育儿分工有时成了衡量一对伴侣是否实现了"平等伙伴关系"的标志（Pinsof et al.，2018）。尽管有一些证据表明，在美国，与过去的几代人相比，现在有更多的伴侣会分担家务（Carlson et al.，2016）；但大多数伴侣似乎仍采取更传统的劳动分工方式，双方对家务的贡献仍然不平等（U.S. Bureau of Labor Statistics，2019；Daminger，2020）。在一项研究中，约一半的受访者报告，女性承担了绝大部分日常家务（Carlson et al.，2016）。在育儿方面也存在类似的差异，平均而言，母亲花在照顾和帮助孩子上的时间几乎是父亲的 2 倍（Bureau of Labor

Statistics，2020）。在新型冠状病毒感染疫情期间，家务和育儿方面的差距肯定会扩大，因为孩子都在家远程学习。同时，截至 2020 年 9 月，在退出美国劳动力市场的 110 万人中，女性所占的比例达到了触目惊心的 80%（Bureau of Labor Statistics，2019）。

随着第一个孩子的诞生，伴侣面临着有关育儿和创收的诸多决定。伴侣双方的责任呈指数级增长，而自由度也相应地减少了。无论双方决定如何进行角色分工，只要女性承担的家务或育儿责任开始限制她，让她无法平等地获得金钱、资源、空闲时间或决策权，就会造成性别不平等。关于伴侣满意度的研究明确支持平等的伴侣关系（Rampage，2002；Carlson et al.，2016）。公平感（Carlson et al.，2016）有助于提高问题解决的满意度和灵活性。伴侣咨询通常会开启一段通往两性平等的旅程，促进在包括家庭生活中的权益、负担和责任等方面的平等。对于一些伴侣来说，这段旅程没那么复杂。但对于另一些深受传统性别观念影响的伴侣来说，这段旅程可能具有挑战性。尤其是在晚年，要做出这样重大的改变会变得更加困难，而且可能对过去充满了怨恨，这些怨恨并不容易释怀。有时，这段旅程会以离婚告终。在不到 30 年的时间里，50 岁以上伴侣的离婚率就翻了一番（Lin et al.，2018；Brown & Lin，2012）。然而，即使是在离婚时，伴侣也可以为了帮助自己和孩子更好地适应，而努力改变问题序列或接受棘手的限制。

生物

在所有来访系统中都存在生物因素，但咨询师可能会忽略它们对咨询的重要性，特别是忽视生物限制会如何阻碍解法序列的实施。咨询师可能会将这视为医学领域的问题，因此把它从对来访系统的看法中割离。身心二元论也会让我们将精神从身体中剥离出来。尽管如此，几乎没有一个来访系统不受生物限制。当然，与所有的限制一样，当生物限制阻碍了问题解决的过程时，它就与咨询相关了。

疾病和伤害

不管是对患者还是对来访系统中的其他成员，与疾病相关的限制都会产生深远的影响。例如，成年子女在无微不至地照顾患有阿尔茨海默病的父母时，还要顾及自己的工作和家庭生活。这给他们的伴侣关系质量、其他人际关系和对自己孩子的养育等造成了巨大的负担。处于这种境地的人被称为"三明治一代"，因为他们夹在年迈父母和青春期子女的需求之间。

如果家庭中有一个孩子患有慢性疾病，父母必须致力于给这个孩子提供他所需的支持，维持其健康并促进其最佳潜能发展。然而，这样做的结果是，其他健康的孩子通常会受到较少的关注，有时甚至感到被忽视或被遗弃。例如，有一个 15 岁的男孩，他的成绩在逐渐下滑。家长一开始尝试帮他安排家庭作业时间，但他的成绩仍然每况愈下。在一次家庭治疗会谈中，咨询师问这个学生，什么让他无法利用父母对家庭作业的安排。他终于敞开了心扉，说他只能依靠自己，因为他的父母必须花很多时间照顾他生病的妹妹。当父母承认了他的体验，并开始亲自辅导他做作业时，他的成绩开始有所提高。

大多数咨询师并非医生，因此无法解决医学问题。然而，咨询师具备一项能力，即能够识别生物因素对来访系统产生的负面影响，这有时是来访系统所接收的第一个信息，他们第一次意识到必须处理生物限制。许多人忽视了他们的身体健康，多年不做体检，忽视糖尿病等疾病的症状，这通常是由于他们很害怕这些症状可能意味着什么。例如，有一位来访者抱怨，她感到疲劳、沮丧和缺乏动力。咨询师可能会将这些症状归因于抑郁症或生活方式问题，如睡眠不足等。但疲劳也可能是潜在疾病的症状。于是咨询师与来访者探讨了排除生理原因导致疲劳的重要性。来访者去看了医生，做了检查，并在下一次会谈时报告她确诊了淋巴瘤。通过转诊，来访者得到了早期诊断和治疗，这对康复颇有帮助。

咨询师也可以干预家庭成员围绕健康问题的互动过程。伴侣双方可能对彼此的健康状况知之甚少，甚至一无所知。其中一方若去看医生，也不会跟伴侣分享与健康有关的任何问题。但在衰老过程中的某个时刻，伴侣之间终将需要彼此的帮助和照顾。咨询师通过强调在整个生命周期中分享与健康相关的信息很重要，可以改变这种模式。

疾病可以分成急性、慢性或复发性等类型（Rolland，1994，2019），而每种类型的疾病都会呈现独特的限制。在急性疾病发作期间，来访者正在尝试实施的解法序列可能会被硬生生打断。例如，一位父亲正在努力接触与他疏远的孩子，没想到心脏病发作了。慢性疾病会耗尽患者和看护者的精力。在这种情况下，可以考虑喘息服务①（Respite）。最后，复发性疾病会多次恶化，每次恶化都会构成一个 S3 序列，打断来访者所取得的进展，令他难以持续实施适应性互动和功能运作模式。在治疗初期，咨询师可能不了解这种序列的影响，它就像潮汐般起起落落，只有在疾病复发并影响咨询进展时，才会成为一种限制。

在面对疾病时，咨询师可以借鉴医学家庭治疗的原则（Doherty et al.，1994；McDaniel et al.，2014）。这种方法采取系统化方式，支持各相关专业人士之间的合作，促进患者的家庭和专业人士之间进行清晰的沟通以及形成伙伴关系，并协助家庭应对疾病对其生活和人际关系的影响。核心原则在于，社会心理问题具有生物学特征，而医学问题也具有社会心理学特征（McDaniel et al.，1992）。这符合整合系统治疗中的多层次生物心理社会系统的概念，生活中的所有问题都可嵌入这个多层次系统。

与疾病类似，意外伤害可能是来访者寻求咨询的原因，也可能是限制他们实现治疗目标的因素。推动来访者寻求咨询的有时是旧伤，例如车祸造成的创伤后应激障碍或永久性残疾；有时是新伤，它可能限制了来访者的行动能力，或让来访者不得不做手术（如膝盖或背部手术等），影响了来访者的行

---

① 指的是社会机构或他人对患者进行短期照顾，以减轻主要照顾者的压力，让主要照顾者获得短暂的休息。——译者注

动能力和精神面貌。

神经生物学的限制

显然，大脑在人类行为中扮演着重要角色。神经生物学模式与主诉问题和限制都有关，如焦虑、抑郁和关系困扰等。在整合系统治疗中，咨询师对神经生物学因素的干预始于改变行为模式、改变意义（认知、信念或叙事）或情绪过程，除非有一个令人信服的假设推翻这一点。锻炼、正念、承受痛苦的能力或对情境的新看法都会影响行为和体验的神经生物学。研究者已经在伴侣关系中识别了人际间的神经生物学限制（Fishbane，2007，2013）。伴随生理唤起的自动化情绪反应可能会极大地限制伴侣的互动模式。幸运的是，伴侣双方可以在咨询过程中进行练习：先暂停，让自己冷静下来，重新评估情况，再尝试与对方同调。

咨询师经常遇到的一个生物因素是与精神药物相关的神经生物学限制。这些神经生物学因素通常伴随着精神病学诊断。在整合系统治疗中，它们被视为阻碍问题解决的限制之一，而不是问题的原因。药物治疗也可以被看作一种解法序列。例如，一位50岁的女性因抑郁症而寻求治疗。咨询师很快发现，她的抑郁源于她需要长时间照顾年迈的母亲而导致的孤独感。她还有一个哥哥，但他很少参与对母亲的照顾。咨询师假设，其中一个可能的解法序列是让哥哥分担照顾母亲的责任。咨询师问她，是否跟哥哥谈过共同照顾母亲的问题。她回答，她不能和哥哥谈这件事。谈话内容如下所示。

咨询师：我觉得如果你和哥哥可以更公平地分担照顾母亲的责任，你的生活，也许还有你的抑郁，都会有所改善。你觉得如果你跟他谈谈会怎么样呢？

来访者：一想到要去跟他谈，我就快要惊恐发作了。

咨询师：你和其他人说话时也有这么恐慌的感觉吗？

来访者：是啊，哪怕对话的内容有一点点冲突的可能性，我都感到非常焦虑。

咨询师：那么我们是否可以考虑把焦虑看作一种限制，它阻碍了你和他人谈论不愉快的话题，其中也包括和你哥哥的谈话？

来访者：是的，可以这么说。

咨询师继续讨论社交焦虑，并让她进行了焦虑筛查测试。她的测试得分很高。针对她偏高的焦虑水平，咨询师进行了五次会谈的行为干预。随后，咨询师建议她与精神科医生预约，进行药物评估。精神科医生为她开了抗抑郁药。同时，咨询师借用了一些认知行为疗法的策略来增强她的自信。不久之后，她就切实做到了去跟哥哥谈谈。谈话很有建设性，最后兄妹俩制订了共同照顾母亲的计划。

其他生物学问题

其他生物学问题包括成瘾、衰老、激素和基因遗传等（Rolland & Williams，2005）。许多来访者受困于物质依赖或成瘾，这限制了他们实行解法序列的能力。通常，成瘾本身就是主诉问题。如果它不是主诉问题而是问题序列的一部分，那么来访者之间经常存在争议，在成瘾的严重性及它对问题序列的影响上都有分歧。在这种情况下，咨询师在考虑将物质成瘾纳入解法序列时，必须注意不破坏治疗同盟。例如，一位年轻人住在父母家的地下室里，每天都吸食大麻。如果解法序列中包括找工作，那么使用大麻可能是一种限制。父母认为使用大麻是主要的限制，但儿子不同意。在这里，咨询师可能需要引出行为改变的阶段性模型（Prochaska & DiClemente，1984），并假设儿子处于变化的前思考期。此时，咨询可能会转向对他进行个体会谈，让他有机会思考使用大麻的影响，并探索其他可能阻碍他找到工作的因素。

衰老既是一个生理过程，也是一个心理过程。生命周期发展理论通常只强调后者，但整合系统治疗的咨询师也对衰老的生物学感兴趣。例如，一对50多岁的欧裔伴侣担心性欲下降。他们都想改善性生活，但也承认他们回避性行为的模式正是问题序列的一部分。解法序列实验中包含了每周两次的感官聚焦（sensate focus）练习。但当下次来咨询时，他们并没有完成练习。咨询师询问是什么阻碍了他们做这项练习。他们回答，他们之间哪怕只是谈谈性都从来没有过，所以这项练习对他们来说真是太可怕了。于是解法序列转变为帮助他们谈论性。他们试了之后发现，这种沟通限制明显涉及他们之间的信息差。妻子已经绝经了，但她甚至从来没有告诉过丈夫她已经进入绝经期，并因为绝经后阴道干涩而想避免性生活。丈夫也承认，他害怕自己无法勃起，所以他也避免发生性行为。在这些衰老问题得到承认和讨论后，这对伴侣终于同意回到感官聚焦练习上。

咨询师经常忽视激素在来访者生活中的重要作用。激素水平如果不理想（太少或太多），就会影响身体健康和幸福感。这种情况可能发生在各种转折期，包括青春期、妊娠期、女性更年期、男性更年期、疾病和老年期等。针对与激素相关的问题，咨询师无法开处方或提建议，但可以建议来访者咨询医生，看看如何解除与激素相关的限制。

最后，遗传学领域也在持续发展，涌现了更多有关基因对健康影响的数据，包括对某些疾病的遗传易感性，如乳腺癌（Turnbull & Rahman，2008）等、成为酗酒者的概率（McGue，1999；Dick & Foroud，2003），以及儿童患上精神疾病的风险（Insel，2009；Insel & Wang，2010）。米勒等人（Miller et al.，2006）从一个全面的生物心理社会视角总结了遗传学领域对个体、伴侣和家庭的影响。不出所料，这种影响在临床个案上有明显体现。例如，一对欧裔伴侣前来寻求治疗，他们的主诉问题是无法决定是否要孩子。因为丈夫的想法更矛盾，所以他们总是回避谈论这些问题。之后，他们同意尝试一个解法序列，列出利弊清单。在下次会谈时，他们将利弊清单交给咨询师。丈夫的清单上提到他的母亲患有双相障碍，他不想将这种基因遗传给他们未来

可能拥有的孩子。咨询师知道素质应激模型（diathesis-stress model）得到了
实证研究支持（Hooley & Gotlib, 2000），该模型强调了遗传和环境因素在精
神疾病发展中的相互作用。因此，咨询师建议他们就此事进行遗传咨询。通
过这次转诊，咨询师在这个富含情绪张力的问题上保持了中立和支持性立场，
将问题交给了遗传学专家来解释，因为这超出了咨询师的专业范围。经过遗
传咨询，这对伴侣决定不生育孩子，但会考虑收养孩子。

精神信仰

精神信仰之所以被指定为一个假设元构架，是因为许多来访者会通过精
神信仰来建构他们的生活。在他们的生活中，精神信仰是力量的源泉，但它
也可能以限制个人或家庭的方式出现。例如，一名牙买加裔美国女性患有抑
郁症。她说，多年前离婚时，她跟一个已经成年的孩子关系破裂，每当她反
刍此事时，抑郁症就会恶化。当咨询师询问她是否想找回孩子时，她一开始
表示想，并同意第一步是用搜索引擎搜索孩子的名字。但在下一次会谈中，
她说自己并没有进行搜索。当被问及什么阻碍了她寻找孩子时，她回答，如
果团聚是命中注定的，命运就会把孩子带到她身边。她还没有看见任何形式
的迹象，因此，她决定耐心等待命运的旨意。咨询师这才明白，只有在来访
者的精神信仰框架内进行治疗，才能建构出在文化上适宜的解法序列。

管理多重限制

在前面，我们每次都只在一个假设元构架中讨论如何识别限制，这可能
会让人误以为只有一种限制会导致解法序列无法成功实施。然而，实际情况
往往不是这样的。在探索限制的过程中，我们往往会发现多种限制，有时甚
至是一连串环环相扣的限制。咨询师经常在试图解除原始限制时逐渐揭开新
的限制。因此，咨询师需要想办法识别多重限制。要修炼这种能力，咨询师
需要不断熟悉假设元构架，熟练地使用限制提问，仔细关注来访者的反馈，

包括他们的报告、叙事方式、非言语沟通和互动模式等。所有限制都可被映射到整合系统治疗的人类体验之网上。

　　每位来访者都以独特的方式经历了这些限制，并有一套叙事解释它们之间的关系。咨询师必须理解每位来访者的叙事，并调和这些叙事之间的差异，使得所有来访者都同意继续努力解除限制。例如，一个家庭来接受治疗，主诉是大家因为母亲设定的要求总起冲突。她希望一切都井然有序，作息必须像时钟一样精准。如果有人没有达到她的要求，她就会生气，常常暴跳如雷。两个正处于青春期的孩子及丈夫都疲于应付她的要求和她的暴怒。这就构成了问题序列。当被问及什么让她无法改变自己的要求时，她说自己生长在一个欧洲国家，家庭条件富裕。她的父亲是一个完美主义者，总是宣扬无法达到最高标准的人是残次品。她是一位尽职尽责的母亲，希望她的孩子成功，并认为一旦放松标准，她就辜负了孩子。至于她的丈夫，她认为他需要接受她的价值观和标准，这样父母传递的信息才能保持一致。当他做得不够完美时，她的确会责怪他，但她认为这是在"教"他。

　　这样，母亲对完美主义的叙事就变得立体了。在随后的几个月里，咨询师分阶段进行了多次会谈，分别与母亲、父母和整个家庭见面。这些对话旨在讨论个人完美主义和家庭和谐的优缺点。这对伴侣逐渐意识到，问题序列破坏了他们在婚姻中的亲密度，因为丈夫感到被贬低了，从而疏远了妻子。孩子们承认，他们常常尽可能不回家或躲在房间里，以免被母亲抓到不完美的瞬间。渐渐地，母亲意识到她父母的刻板实际上是以破坏家庭和谐为代价的，她的童年生活并不幸福。随着时间的推移，这家人一致认为，标准和要求固然重要，但个体的幸福和家庭的亲密关系比完美更重要。这位母亲答应接受个体咨询，反思她的完美主义观念。

结 论

　　沉浸在整合系统治疗中的咨询师在进行个案概念化时，已经从本体论跨越到了限制理论。对他们来说，每个咨询过程都是独特的，因为限制有无数种存在方式，它们相互交织，并会阻碍系统解决问题。对于刚接触整合系统治疗的咨询师来说，他们需要在概念化层面实现飞跃，理解并运用限制支柱。在这个过程中，他们可能仍需要继续练习问自己："我想知道什么阻碍了他们……"。关于限制的内容及其在生物心理社会系统中的位置的信息都包含在人类体验之网中（见第一章中的图 1.4）。在通常情况下，经验可以帮助咨询师识别限制，但仔细读取来访者的反馈始终是寻找线索来解开系统之谜的关键。

练 习

1. 想一个你目前正在生活中尝试实施的解法序列。你可能注意到实施它并不容易。询问自己是什么原因让你无法定期实施它的。尝试用一个或多个假设元构架来概念化你的限制。

2. 想一个你目前正在进行的咨询个案。设计一个限制提问，并在会谈中提出来。回顾咨询过程的录像，并想象如果你在会谈中被问到这个问题，你会有什么感觉。想一想，是否需要调整语气和表达方式？

3. 想一个你目前正在进行的咨询个案。设计一个限制提问，并在会谈中提出来。在会谈结束后，记录来访者的回应。这一回应对于你了解限制有什么启示？来访者的回应是否引导你产生了新的假设？如果是，你有什么想法？想一想来访者的回应，这个问题对于咨访关系产生了什么影响？

4. 想一个你熟悉的个案，构建一组限制因素，这些限制似乎阻碍或曾经阻碍来访者解决他们的问题。在你的构想中至少要包含四个限制，并使用人类体验之网来定位这些限制在系统中的哪个层面出现。

参 考 文 献

Bateson, G. (1972). *Steps to an ecology of mind: Collected essays in anthropology, psychiatry, evolution, and epistemology*. Jason Aronson, Inc.

Bischoff, R. J., Springer, P. R., & Taylor, N. (2016). Global mental health in action: Reducing disparities one community at a time. *Journal of Marital and Family Therapy*, *43*(2), 276–290.

Bowlby, J. (1979). The Bowlby-Ainsworth attachment theory. *The Behavioral and Brain Sciences*, *2*(4), 637–638.

Breunlin, D. C. (1988). Oscillation theory and family development. *Family transitions, continuity and change over the life cycle*, 133–158. Guilford.

Breunlin, D. C. (1989). Clinical implications of oscillation theory: Family development and the process of change. In C. Ramsey (Ed.), *The science of family medicine* (pp. 135–149). Guilford.

Breunlin, D. C., Schwartz, R. C., & Mac Kune-Karrer, B. M. (1992). *Metaframeworks: Transcending the models of family therapy*. Jossey-Bass.

Breunlin, D. C., Schwartz, R. C., & Mac Kune-Karrer, B. M. (1997). *Metaframeworks: Transcending the models of family therapy*. Revised and Updated. Jossey-Bass.

Breunlin, D. C., Pinsof, W. M., Russell, W. P., & Lebow, J. L. (2011) Integrative problem centered metaframeworks (IPCM) therapy I: Core concepts and hypothesizing. *Family Process*, *50*(3), 293–313.

Brown, S. L., & Lin, I. F. (2012). The gray divorce revolution: Rising divorce among middle-aged and older adults. *Journals of Gerontology*, *67*(6), 731–741.

Budge, S. L., Adelson, J. L., & Howard, K. A. S. (2013). Anxiety and depression in transgender individuals: The roles of transition status, loss, social support, and coping. *Journal of Consulting and Clinical Psychology*, *81*(3), 545–557.

Burn, K., & Szoeke, C. (2016). Boomerang families and failure-to-launch: Commentary on adult children living at home. *Maturitas*, *84*, 9–12.

Carlson, D. L., Miller, A. J., Sassler, S., & Hanson, S. (2016). The gendered division of housework and couples' sexual relationships: A reexamination. *Journal of Marriage and Family*, *78*(4), 975–995.

Centers for Disease Control and Prevention. (2020). *Coronavirus disease 2019 (COVID-19)-associated hospitalization surveillance network (COVID-NET)*. U. S. Department of Health and Human Services.

Centers for Disease Control and Prevention. (2021). *Deaths involving coronavirus disease 2019 (COVID-19) by race and Hispanic origin group and age, by state*. U. S. Department of Health and Human Services.

Chun, K. M., & Akutsu, P. D. (2003). Acculturation among ethnic minority families. In K. M. Chun, P. Balls Organista, & G. Marin (Eds.), *Acculturation: Advances in theory, measurement, and applied research* (pp. 95–119). American Psychological Association.

Cole, E. R. (2009). Intersectionality and research in psychology. *American psychologist*, *64*(3), 170.

Crenshaw, K. (1989). Demarginalizing the intersection of race and sex: A black feminist critique of antidiscrimination doctrine, feminist theory and antiracist politics.

Daminger, A. (2020). De-gendered processes, gendered outcomes: How egalitarian couples make sense of non-egalitarian household practices. *American Sociological Review*, *85*(5), 806–829.

Diamond, G. S., Diamond, G. M., & Levy, S. A. (2014). *Attachment-based family therapy for depressed adolescents* (1st ed.). American Psychological Association.

Dick, D. M., & Foroud, T. (2003). Candidate genes for alcohol dependence: A review of genetic evidence from human studies. *Alcoholism: Clinical and Experimental Research*, *27*(5), 868–879.

Doherty, W. J., McDaniel, S. H., & Hepworth, J. (1994). Medical family therapy: An emerging arena for family therapy. *Journal of Family Therapy*, *16*(1), 31–46.

Duvall, E. M. (1957). *Family development*. J. P. Lippincott.

Esmiol, E. E., Knudson-Martin, C., & Delgado, S. (2012). Developing a contextual consciousness: Learning to address gender, societal power, and culture in clinical practice. *Journal of Marital and Family Therapy*, *38*(4), 573–588.

Falicov, C. J. (2015). The multiculturalism and diversity of families. In T. L. Sexton, & J.

Lebow (Eds.), *Handbook of family therapy* (pp. 102–129). Routledge.

Fishbane, M. D. (2007). Wired to connect: Neuroscience, relationships, and therapy. *Family Process*, *46*, 395–412.

Fishbane, M. D. (2013). *Loving with the brain in mind: Neurobiology and couple therapy*. Norton.

Fishman, H. C. (2013). *Intensive structural therapy: Treating families in their social context*. Basic Books. (Original work published 1993).

Goldner, V. (1988). Generation and gender: Normative and covert hierarchies. *Family Process*, *27*, 17–31.

Gottman, J. M. (1993). The roles of conflict engagement, escalation, and avoidance in marital interaction: a longitudinal view of five types of couples. *Journal of Consulting and Clinical Psychology*, *61*(1), 6–15.

Hadley, T. R., Jacob, T., Milliones, J., Caplan, J., & Spitz, D. (1974). The relationship between family developmental crisis and the appearance of symptoms in a family member. *Family Process*, *13*(2), 207–214.

Haley, J. (1976). *Problem-solving therapy*. Jossey-Bass.

Haley, J. (1981). *Reflections on therapy and other essays*. Family Therapy Institute of Washington, D.C.

Hare-Mustin, R. T. (1978). A feminist approach to family therapy. *Family Process*, *17*(2), 181–194.

Hernandez, P., Almeida, R., & Dolan-Del Vecchio, K. (2005). Critical consciousness, accountability, and empowerment: Key processes for helping families heal. *Family Process*, *44*(1), 105–119.

Hooley, J. M., & Gotlib, I. H. (2000). A diathesis-stress conceptualization of expressed emotion and clinical outcome. *Applied and Preventive Psychology*, *9*, 135–152.

Insel T. R. (2009). Disruptive insights in psychiatry: Transforming a clinical discipline. *The Journal of Clinical Investigation*, *119*(4), 700–705.

Insel, T. R., & Wang, P. S. (2010). Rethinking mental illness. *Journal of the American Medical Association*, *303*(19), 1970–1971.

Kelly, S., Jérémie-Brink, G., Chambers, A. L., & Smith-Bynum, M. A. (2020). The Black Lives Matter movement: A call to action for couple and family therapists. *Family Process*, *59*(4), 1353–1957.

Kendler, K. S. (2013). What psychiatric genetics has taught us about the nature of psychiatric illness and what is left to learn. *Molecular psychiatry, 18*(10), 1058–1066.

Kernberg, O. F. (1976). *Object relations theory and clinical psychoanalysis.* Norton.

Kohlenberg, R. J., & Tsai, M. (2007). *Functional analytic psychotherapy: Creating intense and curative therapeutic relationships.* Springer.

Kohut, H. (1977). *The restoration of the self.* International Universities Press.

Kohut, H. (1984). *How does analysis cure?* The University of Chicago Press.

Krause, I. (ed.). (2012). *Culture and reflexivity in systemic psychotherapy: Mutual perspectives.* Routledge.

Lin, I. F., Brown, S. L., & Wright, M. R. (2018). Antecedents of gray divorce: A life course perspective. *Journals of Gerontology, 13,* 1022–1031.

Linehan, M. M. (2014). *DBT training manual.* The Guilford Press.

Madanes, C. (1981). *Strategic family therapy.* Jossey-Bass.

McDaniel, S. H., Doherty, W. J., & Hepworth, J. (2014). *Medical family therapy and integrated care* (2nd Ed.). American Psychological Association.

McDaniel, S. H., Hepworth, J., & Doherty, W. J. (1992). *Medical family therapy: A biopsychosocial approach to families with health problems.* Basic Books.

McDowell, T. (2005). Practicing with a critical multicultural lens. *Journal of Systemic Therapies, 24*(1), 1–4.

McGeorge, C. R., Coburn, K. O., & Walsdorf, A. A. (2021). Deconstructing cissexism: The journey of becoming an affirmative family therapist for transgender and nonbinary clients. *Journal of Marital and Family Therapy, 47,* 785–802.

McGoldrick, M., & Hardy, K. V. (2008). Introduction: Revisioning family therapy from a multicultural perspective. In M. McGoldrick, & K. V. Hardy (Eds.), *Re-visioning family therapy: Race, culture, and gender in clinical practice* (2nd ed., pp. 3–24). Guilford Press.

McGoldrick, M., Petro, N. G., & Carter, B. A. (2016). *The expanding family life cycle: Individual, family, and social perspectives* (5th ed.). Pearson.

McGue, M. (1999). The behavioral genetics of alcoholism. *Current Directions in Psychological Science, 8*(4), 109–115.

McGuffin, P., & Murray, R. (2013). *The new genetics of mental illness.* Butterworth-Heinemann.

Miller, S., McDaniel, S. H., Rolland, J., & Feetham, S. (Eds.) (2006). *Individuals, families, and the new era of genetics: Biopsychosocial perspectives*. Norton.

Minuchin, S. (1974). *Families and family therapy*. Harvard University Press.

Minuchin, S., & Fishman, H. C. (1981). *Family therapy techniques*. Harvard University Press.

Otters, R. K., & Hollander, J. F. (2015). Leaving home and boomerang decisions: A family simulation protocol. *Marriage & Family Review*, *51*(1), 39–58.

Patterson, J. E., Edwards, T. M., & Vakili, S. (2017). Global mental health: A call for increased awareness and action for family therapists. *Family Process*, *57*(1), 70–82.

Pinsof, W., Breunlin, D., Russell, W., Lebow, J., Rampage, C., & Chambers, A. (2018). *Integrative systemic therapy: Metaframeworks for problem solving with individuals, couples, and families* (1st ed.). American Psychological Association.

Prochaska, J. O., & DiClemente, C. C. (1984). *The transtheoretical approach: Crossing traditional boundaries of therapy*. Dow/Jones Irwin.

Rampage, C. (2002). Marriage in the 20th century: A feminist perspective. *Family Process*, *41*(2), 261–268.

Rastogi, M. (2020). A systemic conceptualization of interventions with families in a global context. In K. S. Wampler, M. Rastogi, & R. Singh (Eds.), *The handbook of systemic family therapy*. Wiley.

Rastogi, M., & Thomas, V. (Eds.). (2009). *Multicultural couple therapy*. Sage.

Rolland, J. S. (1994). *Families, illness and disability: A bio-psychosocial intervention model*. Perseus.

Rolland, J. (2019). The family, chronic illness, and disability: An integrated practice model. In B. H. Fiese, M. Celano, K. Deater-Deckard, E. N. Jouriles, & M. A. Wishman (Eds.), *APA handbook of contemporary family psychology: Applications and broad impact of family psychology* (pp. 85–102). American Psychological Association.

Rolland, J. S., & Williams, K. W. (2005). Toward a biopsychosocial model for 21st century genetics. *Family Process*, *44*(1), 3–24.

Schwartz, P. (1994). *Love between equals: How peer marriage really works*. The Free Press.

Schwartz, R. (2013). *Evolution of the internal family systems model*. Center for Self Leadership.

Seedall, R. B., Holtrop, K., & Parra-Cardona, J. R. (2014). Diversity, social justice and intersectionality trends in C/MFT: A content analysis of three family therapy journals, 2004-2011. *Journal of Marital and Family Therapy*, *40*(2), 139–151.

Simon-Rusinowitz, L., Wilson, L., Marks, L., Krach, C., & Welch, C. (1998). Reconfiguring retirement for baby boomers. *Journal of Mental Health Counseling*, *15*, 106–116.

Singh, A. A., & dickey, L. (2017). Affirmative counseling and psychological practice with transgender and gender nonconforming clients. In K. A. DeBord, A. R. Fischer, K. J. Bieshke, & R. M. Perez (Eds.), *Handbook of sexual orientation and gender diversity in counseling and psychotherapy* (pp. 157–182). American Psychological Association.

Stotzer, R. L. (2009). Violence against transgender people: A review of the United States. *Aggression and Violent Behavior*, *14*(3), 170–179.

Toomey, R. B., Syvertsen, A. K., & Shramko, M. (2018). Transgender adolescent suicide behavior. *Pediatrics*, *142*(4).

Turnbull, C., & Rahman, N. (2008). Genetic predisposition to breast cancer: Past, present, and future. *Annual Review of Genomics and Human Genetics*, *9*, 321–345.

U.S. Bureau of Labor Statistics. (2019, April 20). Average hours per day parents spent caring for and helping household children as their main activity.

Walsh, F. (2009). Religion, spirituality and the family: Multifaith perspectives. In F. Walsh (Eds.), *Spiritual resources in family therapy* (2nd ed., pp. 3–30). Guilford Press.

Watts-Jones, D. (2010). Location of self: Opening the door to dialogue on intersectionality in the therapy process. *Family Process*, *49*(3), 405–420.

White, M. (1986). Negative explanation, restraint, and double description: A template for family therapy. *Family process*, *25*(2), 169–184.

Wynne, L. C. (1984). The epigenesis of relational systems: A model for understanding family development. *Family Process*, *23*(3), 297–318.

第八章

整合干预技术来处理限制

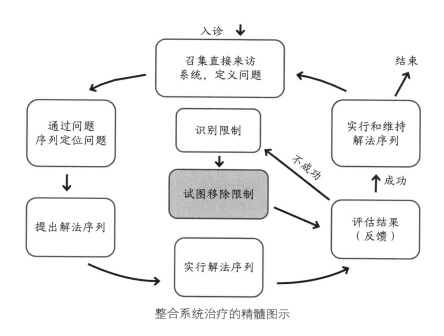

入诊

召集直接来访
系统，定义问题

通过问题
序列定位问题

识别限制

结束

实行和维持
解法序列

不成功

试图移除限制

成功

提出解法序列

评估结果
（反馈）

实行解法序列

整合系统治疗的精髓图示

目　　标

　　本章的目的是介绍如何选择并运用策略和干预技术的精髓图示步骤。这些策略和干预技术旨在应对或解除阻碍解法序列的限制。在选择策略时，咨询师应遵循整合系统治疗干预的指导原则，参考整合系统治疗矩阵；同时，咨询师也要明白，在面对强有力的假设或重要的治疗同盟问题时，可能需要调整规定的进程。由于本书（或任何一本书）无法详尽描述所有策略和相关干预技术，所以本章概述了选择策略的过程，提供了干预技术范例，并列出了整合系统治疗策略清单以及相关的参考文献。这份清单涵盖范围广泛，但并非详尽无遗。

概　　述

　　整合系统治疗鼓励咨询师将治疗的重点放在定义和修改互动序列上，即问题序列。一旦解法序列得到认可，咨询师就会努力帮助家庭尝试并实验这些方案，读取实验反馈，并根据反馈结果确认其成功性，或识别阻碍它得到实施的限制。第七章详细讨论了限制的识别过程。整合系统治疗的咨询师会优先假设浅层的限制，这些限制是可以采用更直接、更简单的策略和干预技术来应对的。这些干预技术关注来访者的行为和互动模式中当下的变化，并且可能涉及认知和情感模式的修正。如果这些直接的干预技术都未能改变限制，咨询师将开始探索其他假设元构架中的限制因素，包括生物因素，来访者因过去的经历而无法与原生家庭分化，或者是在来访者的心智结构中体现的限制。因此，整合系统治疗提供了关于如何开始和进行治疗的指导原则。这些指导原则是灵活的，可根据有力的假设或强烈的来访者偏好进行调整，以优化干预技术的优先顺序。

　　在整合系统治疗中，策略和干预技术是两个不同的概念。策略指出了解决问题或处理限制的总体方向，而干预技术是实现这些策略的具体方式。整合系统治疗的咨询师可用的策略是无限的，包括咨询师目前正在使用的和未来可能开发的所有策略。然而，在选择策略时，咨询师也会受到一些限制，包括策略是否符合关于限制的假设，是否符合整合系统治疗的指导方针，是否考虑到了治疗同盟，是否符合道德标准等。可以采用多种干预技术来实现一个策略。整合系统治疗的咨询师会选择他们了解的符合来访者行为模式和需求的干预技术。此外，如果某种干预技术的有效性或实用性已经得到了实证研究结果的支持，那么这种干预技术会比无实证支持的干预技术更受推崇。学习应用整合系统治疗的过程包括学习干预技术，以及如何在整合系统治疗的框架内运用这些干预技术。

整合系统治疗矩阵（见第一章图 1.5）呈现了治疗中策略的分类、组织和排序方式。策略的类别称为计划元构架，其中每个元构架都包含针对共同焦点的问题解决策略。例如，行动计划元构架中的策略都聚焦在改变来访者的行为和互动模式上。在附录 A 中，可以按照计划元构架分类查看策略列表和相关的干预资源。虽然该列表并不是整合系统治疗中所有可用策略的完整列表，但它确实包含了每个计划元构架中相当全面的一组策略。本章和本书的目的并不是讲解整合系统治疗中可用的所有策略和干预技术，而是厘清并阐明多个干预技术的整合过程。

一旦确定了策略，咨询师就需要选择一种干预技术来实现这个总体策略。然而，任何一个改变限制的总体策略都可以通过多种干预技术来实现。例如，在意义／情感计划元构架中，评估与情境相适宜的想法这个策略可以通过以下干预技术实现，包括循环提问（Tomm，1987）、动机式访谈（Miller & Rollnick，2012）或外化问题（White & Epston，2004）等。干预技术的选择取决于来访者的具体需求、世界观和咨询师的受训背景。用于处理限制的干预技术既可以是简单易行的独立干预技术，例如再定义或转介给精神科医生进行精神药物咨询，也可以是更复杂的干预技术模块，例如规范的暴露方案或内在家庭系统治疗方案。在整合系统治疗中，咨询师会根据治疗蓝图（见图 1.3）的协作过程选择和运用这些干预技术。换句话说，整合系统治疗的咨询师可以使用某个干预技术，而不需要一直遵循该干预技术所属的模型视角来看待他们的工作。因此，一个经过适当培训的整合系统治疗的咨询师可以采用暴露方案，而无须成为一名认知行为治疗师；也可以运用内在家庭系统的干预技术，而无须成为一名内在家庭系统咨询师。

咨询师或督导师（当咨询师正在接受培训时）必须判断咨询师是否已经准备好应用特定的干预技术了（Russell & Breunlin, 2019）。有时候，准备工作很简单，可能只需要阅读相关文献，并在督导中进行讨论，或者在督导中和课堂上学习技术并进行角色扮演。但有时为了实施干预技术，咨询师需要进行更正式的培训。整合系统治疗的咨询师会在职业生涯中不断参加工作坊和培训课程，学习新的干预技术并将它们整合到自己的工作中。整合系统治疗并不是一种治疗模型或治疗方案，仅具有特定和有限的干预技术，而是一种开放的思想体系，旨在将现有关于个体、伴侣和家庭治疗的知识组织起来，并进行系统化整合，以满足每个独特的来访系统的需求。

方　　法

调整直接来访系统成员

咨询师在确定限制因素后，就会开始思考如何解决它。首先要考虑谁应该参加咨询以处理限制（直接来访系统）。可能是当前正在接受咨询的同一直接来访系统，在处理限制时也可能需要其他系统成员的参与。例如，有一家父母和三个小学阶段的孩子来咨询，咨询重点是调节情绪和减少家庭冲突。当父母描述他们如何尝试在家里建立新模式时，咨询师了解到孩子每周都会跟祖母在一起待一段时间。如果孩子不听话或者与彼此发生冲突，祖母往往表现出了高水平的表达性情绪（带敌意的批评）。咨询师假设，祖母与孩子之间激烈的互动模式可能会限制孩子学习新的情绪调节模式。咨询师建议邀请祖母参加几次会谈，以便共同解决这个问题。父母可能会欣然同意，也可能需要先讨论他们对这个建议的担忧或畏惧。如果大家对于邀请祖母达成共识，就会制订一个计划。咨询师可能会与来访者一起探讨以下问题：由谁向祖母提议；怎么说；当她犹豫不决时，该怎么回应；如何帮助祖母在第一次会谈中感到舒适。

整合系统治疗建议，除非为了保护来访者的身心安全，或者被来访者拒绝，否则咨询师应该召集所有与问题序列和限制因素相关的人员参加咨询。如果这不合适或不可行，咨询师应该牢记缺席的家庭成员，并与出席会谈的成员一起工作。重要的是，咨询师不应该评判式地谈论缺席的成员，而要鼓励在场的来访者管理他们对他人的失望，不需要额外处理咨询师的评判。这有以下两个原因。首先，即使很失望，来访者可能仍对缺席的成员有深厚的忠诚感。因此在某些情况下，咨询师对缺席成员的评判可能会损害治疗同盟。其次，初步研究表明，某些重要的家庭成员虽然没有参加咨询，但他们对咨询的感受可能影响改变的速度和过程（Schielke，2013）。显然，如果出席咨询的来访者（直接来访系统）对未出席咨询的成员（间接来访系统成员）说"我的咨询师说你并没有帮助改善情况"之类的话，该成员就不太可能对咨询产生积极看法了。因此，咨询师需要在谈论间接来访系统成员时格外小心。

重要的是，犹豫不决的家庭成员通常更愿意参加几次会谈，而不是承诺持续参与治疗。当有新成员加入咨询时，咨询师需要支持一下，简短地欢迎新成员，并为他们解释咨询工作的相关背景信息。

> 咨询师：您可能已经知道，我们一直在努力寻找更平和的沟通和冲突处理方式。我知道作为祖母，您是重要的支持和影响力来源，所以我认为邀请您参加几次会谈会很有帮助。感谢您能来参与。谁愿意向祖母详细介绍一下我们一直在做些什么？

现在，咨询师已经召集了需要参与的家庭成员，以便修改限制孩子情绪调节能力发展的模式以及家庭沟通模式。

处理限制

在整合系统治疗中，干预依赖咨询师和来访系统之间的共享假设，即某些因素限制了来访者实行解法序列的过程。第七章详细描述了识别限制的过程。在双方达成一致并认为存在限制之后，需要思考应该如何处理限制。在大多数情况下，最好先询问来访者对此的看法。他们很可能已经有一些很棒的想法了，知道接下来该怎么办。例如，在祖母加入后，她也致力于减少冲突和改善情绪调节，并介绍了从一数到十的传统做法。这是所有成员都能够理解和运用的技巧。在会谈中进行了实践后，整个家庭都欣然采纳了这个技巧，愿意在日后使用。

如果来访系统不知道该如何处理限制，他们可能会直接或间接地寻求咨询师的指导。当他们面对限制却没有明确的解决方案时，他们可能会更加在意咨询师的建议。识别限制以及讨论该如何解除限制的过程可能会让一个或多个来访者感到尴尬或担忧，咨询师需要尊重这一点。因此，咨询师会谨慎地以一种尊重的、合作的态度来沟通这些问题。

有些限制很容易被解除，因为识别的过程和随后的讨论足以提高来访者的意识，能让他们充分认识到该如何绕过限制并实行解法序列。然而，咨询师通常需要采用一个更正式的策略。尽管咨询师已经遵循整合系统治疗的指导原则，将咨询聚焦于改变行为，来访系统也已经尝试了解法序列，但在咨询师的心中可能仍有一个额外的行动策略。咨询师也可能已经识别了意义和／或情感上的限制。这些涉及改变行动、意义和情感的策略都可以在整合系统治疗计划矩阵的上半部分找到（见第一章的图1.5）。这些策略以及那些属于生物行为计划元构架中的策略都能处理限制，而不需要考虑复杂的心智模型或挖掘过去的经验。

在做深层假设（比如猜测来访者未与原生家庭分化，或者过去的经历已经扭曲了他们的内在部分或心理机制）之前，整合系统治疗的咨询师会先利用矩阵上半部分的计划元构架。例如，如果一个来访者患有广场恐惧症，整合系统治疗的咨询师会识别这种恐惧，并寻找一种管理它的方法，使得来访者能逐渐在离家更远的地方逗留更长时间。在这种情况下，咨询师可能会运用与情绪调节（意义／情感计划元构架）和暴露（行动计划元构架）相关的策略。咨询师不会从一开始就挖掘原生家庭的经历，或努力处理这些经历的内在表征；只有更直接的聚焦当下的方法不起作用，这些干预技术才可能在将来的某个时刻变得必要。

在处理限制时，有两条整合系统治疗指导原则特别重要。第一条是整合系统治疗失败驱动指导原则，该原则建议当干预技术不能充分改变限制，保障解法序列顺利实施时，咨询将需要转向其他干预技术。随着咨询的进行，咨询师通常需要补充或修改关于限制的假设，并从矩阵下半部分的计划元构架中提取策略。第二条是同盟优先指导原则，该原则认为发展和维持治疗同盟比选择策略次序更重要，除非这样做会从根本上损害治疗的有效性或完整性。

计划元构架

计划元构架按照通常的应用顺序（自上而下）列在整合系统治疗矩阵中（见第一章的图 1.5）。每个计划元构架中包含的策略示例均列在附录 A 中。这些策略以及与之相关的干预技术都需要一定程度的学习和培训才能实施。本书并未讨论所有的策略和干预技术，而是承认有无数的策略，提供了一个广泛的策略清单，并支持咨询师对干预技术的选择，使得干预技术与策略相匹配。

行动计划元构架

该元构架中的策略旨在帮助来访者改变其行为和互动模式。与该元构架相关的主要工作假设是，来访者之所以无法解决问题，是因为有行动方面的限制，如惯性、行为和互动习惯，或只是不知道该怎么做。在此干预阶段，咨询师会假设意义或情感方面的限制不足以阻止行为改变。然而，制订行动计划确实需要咨询师和来访者之间的相互理解，这发生在意义和情感领域，但这些策略的中心焦点是通过行动来促进改变。

行动计划元构架从诸多理论和疗法中提取策略和干预技术，包括社会学习（Bandura，1991）、行为和认知行为治疗方法（Barlow et al.，1989；Baucom et al.，1990；Craske，1999；Jacobson & Margolin，1979；Patterson et al.，1992）、辩证行为治疗（Linehan，2015；Linehan & Wilks，2015）、结构派家庭治疗（Minuchin & Fishman，1981）、策略派治疗（Haley，1987；Watzlawick et al.，1974）和焦点解决治疗（Berg，1994）等。此外，跨模型的研究结果和已有的临床实践都是策略和干预技术的丰富来源。

意义 / 情感计划元构架

这些策略及其相关干预技术主要致力于改变意义（想法、信念、叙事）和情感。虽然意义和情感存在于咨询中的每一刻，但只有当这样或那样的意义 / 情感因素似乎限制了来访者实行解法序列时，它们才会成为策略的基础。基于这一假设，整合系统治疗的咨询师会寻求发展适应性的认知或叙事，增强适应性情感，或调节限制性情感。意义 / 情感计划元构架中的策略和干预技术来自以下理论、疗法和实践，包括认知行为（Beck，2011）、整合行为（Baucom et al.，2002；Christensen et al.，1995）、情绪取向（Greenberg，2011；Johnson，2015）、叙事（White & Epston，1990）、辩证行为（Linehan，2015；Linehan & Wilks，2015）、接纳承诺（Hayes et al.，1999）、心理教育（Gottman，2001）、脆弱敏感循环（Scheinkman & Fishbane，2004）和经验派（Safran et al.，1988）的策略和干预方法等。意义 / 情感策略分为两类：一类策略针对具体的心智序列，另一类策略涉及更复杂的干预技术体系。

生物行为计划元构架

该元构架中包含的策略旨在回应以下假设：来访者之所以无法解决他们的问题，是因为存在生理限制，例如躯体疾病、精神疾病对生理方面的影响、焦虑状态以及在冲突序列中产生的生理反应等。处理这些限制的策略包括通过生理和行为双重渠道影响生物心理社会系统中的生物要素。生物行为策略包括运动（Otto & Smits，2011）、正念／冥想（Tang，2017）、综合运用人际神经生物学（Fishbane，2007，2013）和生物反馈，以及药物干预（Holtzheimer et al.，2010）或针刺疗法等医疗策略。

原生家庭计划元构架

如果咨询师假设，解法序列受到成年来访者与其原生家庭分化不足的限制，就会使用原生家庭策略。这些策略旨在促进个体自我分化和更成熟地相互依赖。策略的焦点通常是促进觉察，帮助来访者认识到原生家庭的议题是如何影响当前关系或个体功能的。该元构架还可以直接与来访者及其原生家庭合作，改变限制来访者的关系模式。原生家庭计划元构架借鉴了家庭治疗先驱的工作成果，包括默里·鲍恩（Bowen，1974）、伊万·鲍斯泽门伊－纳吉（Boszormenyi-Nagy & Spark，1973）和詹姆斯·弗拉莫（Framo，1992），以及当今的理论家莫娜·菲什班（Fishbane，2015，2016）和莫妮卡·麦戈德里克（McGoldrick et al.，2008）等人。

内在表征计划元构架

内在表征策略处理的是早期关系经验和家庭成员的内在心理表征。它们旨在改变内在（心理）客体或部分、客体或部分之间的关系，以及／或者这些内在客体或部分与其他人之间的关系。内在表征计划元构架中的策略来自内在家庭系统疗法（Schwartz，2013）、客体关系理论（Guntrip & Rudnytsky，2013；Scharff，1995）和其他精神动力学疗法等。该元构架中的策略针对的是基于 M2 水平的心智限制所形成的假设，M2 水平描述了心智的各个部分是如何组织的。

自体计划元构架

整合系统治疗的自体计划元构架提供了一些策略来解决 M3 水平的心智限制，主要是通过高强度的临床工作，重点关注咨询师和来访者之间的互动。这些策略和干预主要源于自体心理学（Kohut，1977，1984；Hagman，2019）和近期发展起来的功能分析心理咨询（Kohlenberg & Tsai，2007）。这些策略旨在发展适应性应对方式以及与他人联结的方式，科胡特将它描述为更强大、更灵活、更少脆弱性的自体。咨访关系是改变的主要源泉。功能分析治疗（一种重视情境、聚焦行为的方法）不做关于自体的假设，而是通过咨询师与来访者之间的互动来解决与 M3 水平限制有关的人际行为问题。当咨询师已经广泛运用了其他计划元构架，但心智限制仍然阻碍解法序列时，咨询师会建议来访者进行个体咨询，以增强科胡特所说的自体。尽管与该元构架相关的策略是为个体咨询而设计的，但其中一些策略也可被整合到伴侣或家庭工作中，例如在咨访关系中示范关系的破裂和修复技术。

整合多种干预技术来应对限制

应对心智限制

自从传统心理咨询诞生以来，心智就一直理所当然的是被关注的核心；因此，文献记载中已有许多心智理论及其相关的干预策略。整合系统治疗并不主张或者支持特定的心智理论，而是整合了多种心理咨询理论中的策略，供咨询师根据特定来访者的需求进行选择和运用。正如第七章所述，整合系统治疗考虑了心智的三个分析水平：M1（想法、感受、由想法和感受形成的序列与叙事）、M2（关于心智各个部分组织形式的模型）和 M3（关于自体发展的模型）。

处理 M1 水平的分析会运用意义／情感计划元构架，该元构架提供了许多策略（参见附录 A），每个策略都包含多种干预技术。咨询师会在研究生阶段的培训中接触多种干预技术，但仍要在职业生涯中不断学习和运用这些干预技术。在处理 M1 水平的模式时，拥有更多的干预选项使得咨询师在干预方式上更加灵活，也有更多的自由来寻找最适合来访者的方式，而不是僵化地坚持咨询师的偏好（Lebow，2014）。

M1 水平的干预始于识别和标记可能限制解法序列的想法或情绪。通常有四种方式。第一，咨询师会询问来访者，是否认为有什么因素阻碍了他们实施解法序列。第二，一旦来访者在实施解法序列时遇到困难，咨询师会问是什么阻碍了他们的行动。第三，来访者在会谈中谈论已经发生的某件事，或想做某事的计划（行动式谈话），咨询师决定进一步了解来访者的感受或对此事的看法。第四，来访者表达了一部分心智序列，咨询师决定更详细地探索完整的想法和情绪序列是如何运作的，以及它是如何影响来访者的行为或互动的。例如，一位来访者的主诉是抑郁，他用问题叙事①的方式描述了事件和前景。咨询师可能会思考这种思维模式是如何影响他的情绪和问题解决能力的。咨询师会仔细倾听来访者所说的话，并使用来访者的反馈，看看他们能否达成一致，形成一个共同的假设，即这种思维模式是一种限制："谢谢你跟我分享这些。这种感觉会怎样影响你解决问题？""你认为这些想法会妨碍我们尝试这个行为实验吗？""我认为你所描述的很重要，因为它可能会妨碍你做一些让自己感觉更好的事情。"

咨询师也可以打断或以支持性的方式挑战来访者的想法、情绪或叙事。例如，当一对伴侣发生冲突并开始愤怒时，咨询师可以打断他们，要求双方

---

①　指来访者讲述生命故事的方式只见问题不见人，生活中的问题非常突出，却看不见当事人在面对问题时的价值观、选择或反应等。——译者注

深呼吸，专注于当下的体验。咨询师让来访者描述这些体验，比如感到"被忽视"或"不被尊重"等，这是改变互动模式的起点。另一个例子是打断会谈中带有敌意的批评性表达（表达性情绪；Butzlaff & Hooley，1998），并要求当事人思考这种批评带来的影响。咨询师可能会这样说："我知道你非常关心你的女儿，她的学业成绩对你来说非常重要，但是你有没有考虑过你在过去几分钟里说的话会对她产生什么样的影响？"

整合系统治疗的咨询师会寻求新的观点来支持新的行动和互动模式。这包括了帮助来访者觉察、体验和表达具有情境适应性的想法和叙述，以推进解法序列。这个目标可以通过再定义或提出看待问题的新视角来实现。例如，"我认为在你的伴侣表达抱怨时，他其实是在向你求助。"或者咨询师可以问："你是否考虑过可能有不同的看待这个问题的方式？"这一策略还包含其他更复杂的干预技术。这些干预技术是更系统的提问方式，旨在重新评估或深入理解问题，包括苏格拉底式提问（Overholser，2018）、循环提问（Tomm，1987）、问题外化（White & Epston，2004）和动机式访谈（Miller & Rollnick，2012）等。

我们也可以在情感领域处理 M1 模式。这些策略包括增强适应性情绪（Greenberg，2017；Johnson，2020），促进直接的情绪表达（Greenberg，2017；Johnson，2020），提供情绪心理教育（Goldman & Greenberg，2019；Gottman，2001），以及调节限制性情绪（Gross & Thompson，2007；Linehan，2015）。举一个情绪限制解法序列的例子。有一位单亲母亲，她几年前因为吸毒忽视了孩子，并对此感到愧疚难当。这种愧疚感使她无法给孩子设定规则。当咨询师帮助她认识并处理愧疚感时，她开始能够坚守原则，使家庭关系更和谐。

在伴侣和家庭系统中，冲突通常是由参与者各自的反应性情绪（防御性情绪）和僵化的想法维持的。这些情绪和想法通常是为了保护双方免于受到伤害、被贬低或被抛弃。在结构化的安全的治疗环境中，触碰和沟通原发情绪（脆弱的情绪）可以帮助伴侣与家庭发展替代性的适应性互动序列（解法序列）。这方面的工作在以情绪为中心（Greenberg，2017）和情绪取向（Johnson，2020）的治疗模型中得到了最充分的阐述。这两种模型都提供了有用的模块或组成部分，可以被整合到整合系统治疗中。

对于复杂的意义和情感模式（这些模式围绕或直接构成了临床表现），可能需要更复杂的意义／情感策略来应对。这些策略的例子包括整合创伤经历，促进宽恕，或促进适应性地应对哀伤和丧失（Pinsof et al.，2018；见附录 A）。这些策略涉及多个步骤或随着时间的推移而持续地对意义和情感进行工作。相关的干预技术有时会处理 M2 水平的心智限制，但并非必须如此。在 M1 水平上，也有很多重要的工作要做，这涉及来访者对世界、关系和问题的看法和感受。

当心智模式存在限制，而针对 M1 模式的干预没有成功时，整合系统治疗的咨询师将开始在 M2 水平上进行假设。M2 水平使用了心智理论模型来描述心智的各个组成部分是如何组织起来的。为了处理 M2 水平的假设，咨询师会运用内在表征计划元构架中的策略（见附录 A）。这些策略旨在处理对过去经验的内在表征，包括自我表征、自我的部分和内化的早期依恋对象等。这些策略及其相应的干预技术着眼于心智的各个组成部分，通常会将他与童年或其他成长经历联系起来。该计划元构架的策略主要来自内在家庭系统疗法（Schwartz，2013）和客体关系疗法（Luborsky & Barrett，2006；Scharff & Scharff，2005；Scharff & de Varela，2005）。一些整合系统治疗的咨询师对两种方法都很熟悉，但大多数人会选择其中一种来理解心智的结构。虽然本书限于篇幅而无法详细描述这些方法及其相关策略，但我们可以用一个个案说明它们在解法序列方面的实用性。

瓦尔（Val）和乔（Jo）是一对 30 多岁的欧裔女同性伴侣。最近，乔找到了一份需要出差的工作。每当乔出差时，瓦尔就会变得极度焦虑，并且开始酗酒。咨询师询问了关于瓦尔酗酒的一系列问题，发现她在其他情境下从未表现出酗酒问题（过去或现在）。瓦尔的酗酒问题引起了她们的极大关注，因为乔注意到瓦尔在打电话时明显处于醉酒状态。双方都参与了咨询，咨询最初的重点是如何处理瓦尔的酗酒问题。大家商议了一个解法序列，即用其他活动代替喝酒。这在短期内取得了一些效果，但后来被证实是不可持续的。咨询师进一步探索并深入了解了瓦尔的 M1 序列，包括对分离、焦虑和灾难性的担忧，这些都限制了解法序列。咨询师使用了认知行为干预来减少瓦尔的焦虑和担忧，并致力于改变伴侣之间的沟通模式。然而，由于这些工作都无法有效地减轻瓦尔的焦虑，咨询师开始引入内在家庭系统理论中关于部分（parts）的概念（Schwartz，2013）。在这个谈话过程中，咨询师发现在瓦尔内心有一个部分，这个部分对于被孤零零地留下来感到焦虑不安，并在分离时经历了无法控制的恐惧。她对这个部分羞愧不已。这时，出现了一个消防员部分。这个消防员部分帮助她通过喝酒来应对恐惧。咨询师在会谈中帮助瓦尔与这些部分进行对话，并支持她与被她驱逐的恐惧部分建立联系。在对话中，她交替扮演真我和被放逐者部分。经过几次会谈的密集指导，瓦尔能够支持和安抚恐惧的部分，并向消防员部分做出保证，虽然她很感激消防员在乔出差时提供了帮助，但实际上并不需要它。在完成这些工作之后，瓦尔能够做到即使不喝酒也能忍受在乔出差时产生的恐惧和焦虑。

当 M2 策略和干预技术都未能成功地消除心智限制时，咨询师可以运用 M3 水平的分析来描述这种限制。在 M3 这个水平的分析中，咨询师会评估来访者的自体是否太脆弱而无法直接有效地处理其内在表征。当来访者有自我伤害行为、异常冲动、对感知到的批评或拒绝反应强烈，或满足边缘型人格障碍的诊断标准时，首选的治疗方法是将他们转介到辩证行为治疗项目中（Linehan，2015）。在其他情况下，当 M3 限制似乎存在时，咨询师可以运用自体计划元构架中的策略（见附录 A），通过在咨访关系中发生的事来促成改变。其中一种方法是功能分析心理咨询（Kohlenberg & Tsai，2007），它源自激进的行为主义传统，但被整合系统治疗归在自体计划元构架中，这是因为功能分析治疗会实时地处理在咨访关系中再现的问题序列。改变的过程如下所示：先识别个体咨询会谈过程中出现的问题行为，再发展和强化新的方式来与咨询师建立关系，最后将之转移到来访者的其他关系中。咨询师需要经过专门的培训，才能学会这种策略和干预技术。

　　自体计划元构架中的另一个更传统的方法是自体心理学（Kohut，1977），旨在通过以下方式增强来访者的自体：深化治疗同盟、管理咨访关系的波动起伏、接纳来访者的依赖和高强度情绪、唤醒自体并拥抱那些被摈弃的部分。自体计划元构架中的一些策略可以被直接整合到整合系统治疗中，例如，用共情的方式将来访者在实施解法序列时遇到的困难与自体脆弱性联系起来，或者在治疗同盟中识别和修复裂痕（Pinsof et al.，2018）。然而，大部分工作都是由受过自体心理学训练的咨询师在个体咨询中完成的。整合系统治疗并不推荐这种长程的治疗，除非已经尝试了多种其他策略和干预技术。

应对组织限制

　　组织元构架中包含了一些概念，用以描述关于系统的各个部分如何组织在一起的假设。这些部分的组合方式包括界线和领导力等维度，都可能限制家庭采用和维持解法序列。通常，处理这种限制需要运用从行动和意义／情感计划元构架中提取的策略。

　　第七章提到了一个家庭，由外祖母、单亲母亲和她的孩子组成。主诉是两个孩子对功课不够专心。我们确定了一个解法序列，让孩子们在放学后就开始做作业，但母亲在这个时间段还没有下班回家。虽然外祖母并没有参与会谈过程，但母亲会邀请她协助安排做家庭作业的时间。然而，在下一次会谈中，母亲报告孩子们并没怎么遵守新的日程安排。咨询师询问是什么原因让他们无法遵守新的日程的。孩子们报告，外祖母说放学后可以到外面玩耍。咨询师假设，家庭中的领导力模式受到母亲和外祖母意见不一致的限制。咨询师要求母亲邀请外祖母参加下一次会谈；如果她们可以安排其他人照顾孩子，最好只有母亲和外祖母两个成年人参与会谈。咨询师在尝试与这个家庭中会对领导模式产生影响的人一起合作。值得注意的是，一些家庭缺乏社会支持或经济手段来保障儿童看护，所以儿童可能需要参与咨询。

在下一次会谈中，咨询师的工作是和外祖母建立联系，帮助她在会谈中感到舒适。首先，咨询师欢迎她来参加会谈，向她介绍了到目前为止的咨询过程，并强调她的参与对于解决孩子们的学业问题来说有多重要。然后，咨询师开启了对话，讨论她们双方对完成作业的期待。母亲希望孩子们在放学到家后立即开始做作业，而外祖母认为孩子们在做作业之前最好先外出"发泄一下"。咨询师问她们，在双方观点不同的情况下，她们一般会如何处理。这时，她们描述了同一屋檐下存在两套制度的情况，这两套制度似乎会轮番上阵，取决于她们中的哪一位在家并积极参与孩子们的活动。咨询师问，她们觉得孩子们会对此有什么感觉。她们回答说是"令人困惑的"和"会让他们'逍遥法外'"。咨询师说："让我们谈谈你们是如何看待自己的角色的，以及你们是如何共同努力促进孩子们的学业进步的。"接下来的谈话不仅涉及她们如何帮助孩子在学校取得更好的成绩，也涉及她们如何共同领导家庭，以及她们各自该扮演什么角色。在某个时刻，咨询师可以更明确地指出这一点。"我们现在已经对家庭作业有了一个计划，看起来很有效。我想知道我们是否需要进一步讨论你们俩该如何在其他育儿问题上进行合作？"

有时候，处理领导力限制是直截了当的，但有时可能会更复杂、更有挑战性，比如照顾者有早期创伤经历或照顾者之间有长期的矛盾冲突。这时，咨询师可能需要采取额外的干预措施，多花些时间处理这些限制，或者将来访者转介给另一位咨询师来解决这些问题。在这种情况下，咨询师会考虑一个问题："在处理这种复杂限制的同时，我能与所有家庭成员保持同盟关系吗？"在整合系统治疗中，答案通常是肯定的。如果答案是否定的，那么需要另外一位咨询师来协助处理其中的一些议题。

在母亲和外祖母的个案中，与咨询师的讨论结果不仅可能形成管理家庭作业的具体计划，也可能改变她们在一起进行合作的方式——这是一种组织上的改变。需要注意的是，整合系统治疗讨论了领导职能，但没有规定用特定的模式执行这些职能。相反，咨询师与家庭一起探索和实验了不同的领导模式，以找到来访者觉得更有效的方式。整合系统治疗的咨询师会关注并尊重家庭传统和文化因素，并在适当的情况下分享组织理论的观点，例如明确领导者的重要性，以及他们如何共同管理在第七章讨论的领导职能。在整合系统治疗中，咨询师并不试图根据所有这些因素来对家庭进行全面评估和改造。相反，重点是确定哪个因素（如果有）限制了解法序列或被家庭确定为需要关注的问题。

　　组织元构架还涉及成员和亚系统之间的界线（沟通和卷入的级别）。根据来访者的报告和咨询师的直接观察（反馈），咨询师可能会形成不同的假设，也许是成员之间的卷入程度过高，限制了成员的发展或自主性；也许是卷入程度过低，无法提供足够的联系和支持。例如，父亲和儿子之间的模糊界线可能会导致父亲向儿子披露父母婚姻问题的重要细节。这种沟通可能会干扰儿子与母亲的关系和／或儿子自身的发展。如果咨询师假设解法序列受到界线问题的限制，就可能发起对话，探讨界线议题和主诉问题之间可能的联系。咨询师可能会问儿子以下问题："我想知道，当你听到爸爸对妈妈的评价时有什么感觉？""这些信息会如何影响你和妈妈的关系？"或者"当你对听到的内容感到不舒服时，你会怎么做？"咨询师可能会问这位父亲："当你听到儿子说这让他感到不舒服时，你有什么感觉？"或者"我理解婚姻问题对你很重要。如果你不和儿子谈论这些事，你会怎么样？"咨询师也可以表明立场。例如，咨询师可以对父亲说："现在，我知道这是怎么回事了。我认为你应该停止和儿子谈论婚姻。你能理解这对他有好处吗？""我也很担心你。你还有别的发泄情绪的途径吗？"

　　基于咨询师的问题和建议，这些对话可能会导向一种新的观点，支持修改界线。父亲和儿子可能会认识到，最好不要谈论父母的婚姻关系。这种行为模式的改变，包括改变界线或领导模式，需要一个理由或目的。否则，来访者为什么想按照咨询师的建议进行改变呢？新的意义（观点、观念或价值观）为新的界线奠定了基础，而新的界线需要新的互动模式。这种意义会在进一步讨论和实施计划的过程中得到强化。咨询师可以对父亲说："既然你已经决定不再和儿子谈论婚姻问题了，我认为和他谈谈这个决定更好。"随着谈话的进行，咨询师可能会有其他问题。咨询师可以对儿子说："如果不再听到爸爸谈论他和你妈妈的婚姻关系，你会有什么感觉？"以及"如果没有你的支持，你觉得爸爸能妥善处理他因与你妈妈的关系而产生的感受吗？"然后来访者在会谈外实施新的界线，而咨询师在随后的会谈中跟进新界线的实施情况，询问以下问题："这个新界线的效果如何？""你们找到其他话题来聊天了吗？""你们每个人是如何应对这种变化的？"追踪他们努力的结果很重要，因为建立和维持新的界线会对家庭如何运作产生深远影响。

应对发展限制

　　正如第七章所讨论的，人类系统的演进经历了多个发展阶段和转折期。发展元构架涵盖的知识领域正是关于人类系统各个层面的发展的，如个体、关系、家庭、社区和社会层面等。这个知识领域范围极广且在不断发展。咨询师不可能掌握所有知识，只能通过培训和实践来不断吸收新知识，提高他们在与具体个案工作时获取新知识的技能。这是一个终身学习的过程。

　　家庭及其成员的发展阶段以及各个成员之间在发展方面的契合度对治疗有重要影响。首先，这有助于咨询师确定合适的解法序列和干预技术。例如，儿童的认知发展将影响我们在会谈中和会谈外要求他们做的事情。再举一个例子，一对伴侣需要在关系中建立信任，因为信任是情感亲密的先决条件。这些例子表明发展问题会如何限制治疗的可行范围。其次，咨询师需要应对限制解法序列成功实施的发展因素。例如，共度家庭时光的计划可能会因为青少年有其他社交兴趣和需求而受到限制。

应对发展限制的关键是建立发展问题和咨询目标之间的联系。这通常涉及以下意义／情感干预策略，如提供关于发展问题的心理教育，解释发展议题如何影响当前问题，或从发展的角度再定义困境。例如，有一对父母会过度批评青春期儿子的行为。咨询师可以说："你们的儿子非常聪明，但他才15岁。他的大脑尚未完全发育，得等到他25岁左右才会发育成熟。所以他处事不够深思熟虑，或者会做出让你很难认可的决定，也都是意料之中的事。"通过这种方式，咨询师引入了对青少年大脑发育的研究结果（Casey et al., 2008），并结合家庭对科学感兴趣的程度，为他们做出量身定制的解释。

我们可以运用关于家庭发展的知识来使困境正常化。例如，一对伴侣有三个孩子，年龄为2—6岁。他们的主诉问题是伴侣之间的情感和性亲密度随着时间的推移而降低。咨询师询问他们对亲密度的担忧，了解亲密度对他们的意义。因为他们似乎在这个问题上并没有明显的分歧，咨询师询问他们是否认为目前的生活阶段是对亲密度的限制之一。他们当然同意这个看法。咨询师共情地回应，并分享了关于这个主题的研究结果。例如，咨询师可能会这样说："作为父母，伴侣之间在面对责任时可能会失去一些亲密感。虽然这很令人痛苦，但也是可以理解的，是正常的。"关于这一点，还有很多可说的。它不仅可以为适度的期待设定基准，还可以通过现实的方法维持和增加关系的亲密度。探索家庭的生活节奏和惯例可以成为一个跳板，让我们找到机会管理与发展阶段有关的限制，并找到更多亲密的机会。

家庭成员的发展需要也会带来挑战。例如，一个有孤独症儿童的家庭可能会预料到孩子独立的时间会延迟，父母的退休也可能被推迟，因为父母需要继续支持成年的子女。对于这些父母来说，他们经历了与这一发展挑战相关的模糊哀伤（ambiguous loss；Bravo-Benítez et al., 2019），咨询师可以借鉴整合系统治疗的复杂的意义／情感策略，即接受或适应丧失（见附录A）。咨询师可以帮助多年来一直回避痛苦感受的家庭成员体验并分享这些感受。像这样的困境需要哀悼和接受。此外，咨询师可能会开展工作，促进适应性叙事的发展。这种叙事承认现实，并为来访者提供意义和方向。

　　发展可能受到元构架中所描述的其他因素的限制。例如，在一个家庭中，如果父母高度焦虑且界线模糊，那么他们可能很难给予青少年某些自由。此外，如果一个家庭移民到另一个国家，而该国家对青春期的观念与他们祖国的规范观念不同，同样可能出现类似的限制。我们需要应对这些限制，以便更好地处理发展上的限制。而这也是咨询师工作中常见的情况，需要同时考虑多个相互关联的限制。

应对文化限制

　　文化元构架指出，在一定程度上，我们的身份认同来自归属某些群体的成员身份和被其他群体排斥的身份。这些成员身份或者说社会文化背景可以用种族、民族、信仰、经济地位、教育、地理区域、性别身份认同、性取向和年龄等类别来描述。拥有某一社会身份或身份背景交叉性，或者一个人的背景与系统中其他层面的契合度，有时可以促进发展和问题解决，有时也可能带来限制。例如，在一对伴侣从大城市搬到其中一方长大的小镇后，他们可能会发现，由于教育背景、兴趣、政治观点或社会经济地位等原因，另一方在这个小镇中很难建立归属感。

　　文化是与精髓图示中每一个问题解决任务都相关的考量因素。例如在第五章中，我们已经看到了文化在选择解法序列时的重要性。文化元构架描述的因素对于识别某些限制也很有用，我们通常可以从意义／情感计划元构架中提取策略来应对这些限制。在某些情况下，我们可能需要在原生家庭或内在表征计划元构架中处理这些限制。重要的是，文化影响着家庭界线和领导（组织）的性质、对精神信仰的态度、对疾病的信念（生理疾病），以及对发展阶段、性别身份认同和性别角色期待的看法。这意味着应对与文化相关的限制通常会牵涉其他假设元构架。

　　来访者有时会评论他们的文化，并将它与主诉问题联系起来。例如，有一位 27 岁的男性爱尔兰裔美国人，他认为文化解释了他难以戒酒的部分原因。这个文化问题可以成为对话的一部分。这样，这个问题就从一个人如何滴酒不沾变成了一个爱尔兰裔美国人如何滴酒不沾（改变了意义）。它甚至可以进一步被定义为一个 20 多岁的爱尔兰裔美国人如何滴酒不沾。这样，我们就能更好地应对与身份和社交网络相关的挑战了。例如，来访者的任务可能是找到其他滴酒不沾的爱尔兰裔美国人，并与他们讨论如何做到并保持滴酒不沾（新行动）。这种方法接受来访者对自己的看法，并将它纳入发展可行方法的过程。

来访者不会总是提到文化问题，但咨询师可以发起关于文化背景或交叉性的讨论。循环提问是一种探索和调整与文化相关的意义的方法（Selvini-Palazzoli et al.，1980）。它让来访者有机会扩大他们对所处环境的多个层面的理解，并更好地理解参与其中的他人的观点。咨询师会询问一系列问题，这些问题涉及成员之间的关系和差异，并与主诉及其相关因素有关。举个例子，有一位少女随父母移民到美国，咨询师可以问她："作为刚移民到美国的家庭中的一员，又是这个社区中的青少年，是一种什么样的体验？"这个问题开始指向在家庭和社区之间以及女儿和父母之间的契合度。这些都是家人可以讨论的分歧，这样的讨论或许能够帮助他们重新理解正在限制该少女和家庭的困境。这可能导致行为模式的改变，例如调整对少女及其兄弟姐妹的规则或期望。

许多限制因素源于缺乏影响力或缺少获得资源的渠道。如果某些咨询师享有特权，没有亲身经历过这些类型的限制，他们就有必要保持敏感性，了解经济劣势、种族、民族、性取向或性别身份认同等因素强加给来访者的限制。例如，对那些处于最低收入阶层的来访者而言，在他们的生活环境中，食物可能很匮乏，获得营养食品的机会很有限。因此，如果咨询师对他们是否有途径获得营养食品或者是否有能力消费营养食品做出假设，这可能会让他们感到羞耻。这样的假设会限制或损害治疗同盟。整合系统治疗需要一种系统性观点，包括关注社区和社会层面的因素，尤其是如果这些因素限制了公平性和包容性，使人和社区被边缘化。咨询师必须设法理解社会层面的限制如何影响他们的来访者，担任来访者在面对挑战时的盟友，并见证来访者在应对挑战时所表现出的优势力量。

最后，差异和契合度的问题在咨访关系中很重要。一项针对咨询师和来访者的种族 – 民族匹配的元分析综述发现，种族匹配和种族不匹配的咨访组合之间没有显著差异（Shin et al.，2005）。然而，咨询师对文化契合度的关注仍然是治疗成功的一个显著指标。这呼吁咨询师持续觉察他们与来访者的文化差异，并鼓励咨询师努力修改目标和策略，以满足来自弱势群体的来访者的需求（Sue et al.，2019）。

当咨询师来自更占优势的种族、民族、性别身份认同群体，或者咨访之间存在明显的能力或年龄差异时，这些差异对来访者来说可能特别重要（Sue et al.，2019）。因此，咨询师需要承认与种族、民族、性取向、性身份认同和健全 / 残疾相关的因素及差异，并确保来访者可以在咨询中谈论这些因素。与只将它视为另一项治疗任务不同，这里强调作为一名咨询师需要持续致力于培养文化胜任力（Awosan et al.，2018；Kelly et al.，2014）。这一过程涉及提高对自己的文化背景和特权的觉察力，因为特权可能会阻碍咨询师理解来访者的体验，培养开放的心态，并探索对来访者最重要的文化身份（Hook et al.，2013）。在使用整合系统治疗蓝图的过程中，咨询师需结合文化谦逊、尊重和好奇心，确保征求和听取来访者的反馈，并将这些整合到治疗计划中。

应对文化限制的具体个案

杰约马尔（Jejomar）和诺杰娜（Norjannah）有一个 14 岁的女儿，名叫纳尔吉斯（Narges），正在上高一。在女儿的要求下，他们开始了心理咨询。这个家庭里的人是菲律宾裔美国人，父母已在美国生活了 17 年。家中还有纳尔吉斯的两个已成年的哥哥，阿尔曼（Arman）和克里斯塔诺（Cristano），他们都出生在菲律宾。父母和纳尔吉斯一起参加了第一次会谈。纳尔吉斯解释说，虽然她的成绩很好，但还是感到很自卑，经常认为自己"无能"或"愚蠢"。她最初要求进行个体咨询，但在咨询师的建议下，她和父母同意同时进行个体会谈和家庭会谈。

咨询师在一次个体会谈中见到了纳尔吉斯。纳尔吉斯坦诚地分享了她在家庭中感受到的压力，觉得自己必须在学校中表现得出色。她透露自己感到压力巨大，要参加高阶课程，并在学业的各个方面都表现出色。由于她的哥哥们做过一些糟糕的决定，而且在高中时表现得并不理想，她觉得父母对她的要求更高。他们经常提醒她，他们为了移民到美国，付出了很多的辛苦，都是为了让孩子们有更好的生活。她感激他们做出的牺牲，也想好好表现，但她发现自己过度担心学业成绩了，以至于晚上无法入睡。

在随后与纳尔吉斯及其父母的会谈中，杰约马尔表示，如果纳尔吉斯努力学习，取得更好的学习成绩，他就会感觉好些。诺杰娜说，她很关心女儿的感受，但她觉得对女儿来说，取得最佳成绩并把她的社交活动限制在学校活动和邻居朋友之间，是非常重要的。当纳尔吉斯提到她的两个哥哥阿尔曼和克里斯塔诺时，诺杰娜说："不要操心他们以及他们做的事。这是你的责任，你应该做得更好。"杰约马尔说："你已经浪费太多时间了。你这样怎么能进一所好大学呢？"

咨询师假设父母僵化的思维模式（更努力地工作）限制了纳尔吉斯的适应能力，并希望了解为什么女儿的压力水平不能让父母有所放松。咨询师从行动计划元构架中提取策略，试图改变父母与孩子之间的互动序列。为了支持互动模式的改变，咨询师引入了新的视角，比如纳尔吉斯已经很有动力了，但父母仍旧在老生常谈，强调要努力。咨询师假设，在父母讲的移民的故事中有一种力量，使得整个家庭无法改变他们的模式。咨询师问道："杰约马尔和诺杰娜，你们与纳尔吉斯分享过你们移民到美国的故事吗？"父母不确定他们这么多年来分享过什么，没有分享过什么。咨询师接着转向纳尔吉斯，问道："你的父母说过他们在菲律宾的生活和来美国的决定吗？"咨询师确定父母提到过这个故事，但从未向孩子们充分解释过。因此，咨询师提议在一个完整的家庭会谈中讨论这个重要的家庭背景。咨询师计划利用以意义为中心的策略，促使这个家庭形成一段具有适应性的叙事（White & Epston，1990）。

在随后的会谈中，杰约马尔和诺杰娜在三个孩子面前慢慢讲述了他们是如何决定离开菲律宾的，以及是如何在新的家园艰苦奋斗以获得立足之地的。在这里，他们找到了菲律宾同胞，但也面临着歧视。他们感觉亏欠儿子们，因为那时他们也不知道该如何在美国引导他们（儿子们如今已经成年）。他们一致认为，确保女儿（他们担心女儿作为年轻女性很容易受到伤害）取得成功至关重要。咨询师将纳尔吉斯、阿尔曼和克里斯塔诺都带入对话，鼓励他们提出问题。他们的问题能帮助父母充分理解自己对纳尔吉斯的成功的强烈关注从何而来。这一对话持续到了下一次会谈，期间有更多的双向沟通，而纳尔吉斯也分享了在这个家庭中成长的感受，以及她所感受到的压力。诺杰娜突然情绪激动地分享了她妹妹十几岁时被强奸的经历，当诺杰娜分享了这段家庭秘密带给她的深切痛苦时，她开始意识到这件事与她保护女儿的努力之间存在联系。这个家庭逐渐形成了共识，理解了贫穷、创伤和移民等家庭历史如何继续影响了当前的家庭生活。

在这两次会谈之后，父母开始以不同的方式与纳尔吉斯谈论他们的期望，也放松了一些要求。纳尔吉斯承认，她逐渐认识到父母的僵化源于他们的恐惧，以及他们想要保护她避免危险和陷入贫困的苦心。她报告感受到了父母更多的支持。随着咨询的继续，她开始用不同的方式和他们说话，并找到了一种有效的方法让他们相信她会成功。就这样，她的信心开始增强，压力水平也有所下降。

应对性别限制

　　一系列与性别相关的问题可能会限制来访者解决他们的主诉问题。这些限制的根源涵盖了僵化的性别角色、基于性别的权力问题，以及对跨性别者或性别身份认同不一者的否定。在缺乏家庭、社区和社会支持的情况下，个体的性别身份认同可能会受到压迫和否定。在与跨性别和多元性别来访者工作时，肯定多元性别身份的咨询师（McGeorge et al.，2021；Singh & Dickey，2017）首先可以采用意义或情感策略来应对这些限制，包括关注来访者的经历、叙述和自我表达。接下来，咨询师或许会探索原生家庭以及其他环境（工作、学校和朋友）中存在的互动模式，并运用行动策略来帮助来访者改变这些互动序列。从原生家庭计划元构架中提取的自我分化策略可能会打动一些来访者，尤其是当他们的家庭持续展现出对其性别身份认同的矛盾态度时。分化是指个体逐渐成为真实的自己，保持自我与家人不同的行为、观点或价值观，同时保持与家人的情感联结。在这方面的咨询工作可能包括召集来访者和原生家庭成员进行家庭会谈，或指导个体来访者如何改变他们在家庭中的地位和互动方式。

　　如果限制与僵化的性别角色或基于性别的权力问题相关，咨询师将引导来访者探索他们对组织因素（如角色分工、决策过程和资源获取）的信念。咨询师可以通过提问来邀请伴侣或家人考虑一些问题，例如，他们对每个人在家庭中扮演的角色和各自领导力有何认识，他们在这些问题上存在哪些共识和分歧，以及他们的想法是否在近年来发生了变化。咨询师会根据假设中的具体限制提出问题。在伴侣咨询的情境中，咨询师可能会说："我注意到你们在家务方面有些矛盾。我想深入了解一下家务是如何分工的。你们是如何协调分配责任的，每个人分别负责哪些方面？"在双方都回答完之后，咨询师询问："目前的家务分工方式让你们感觉如何？"然后，咨询师再问："目前的分工安排对你们的关系有什么影响？""你们有没有考虑过改变现状？"通过这些问题，伴侣可能会意识到双方在付出和责任方面存在不平等，从而通过承诺采取行动来改变这种状况，实现某种程度的责任重新分配，并因此受益。

如果咨询师假设一对伴侣受到性别权力失衡的限制，就会提出一些关于决策和资源获取的问题。"我认为了解伴侣的决策方式会很有帮助。你们介意我问一些问题吗？"在得到他们的允许后，可以问"你们是如何做各种决定的？比如住在哪里，谁去工作，孩子们在哪里上学，以及期望他们取得怎样的成绩之类的事情"，以及"你们是如何做与消费相关的决定的？"，或者"你们两人是如何挣钱的？"。这个过程会促使双方理解权力和影响力是如何运作的。这些问题将引出对话的契机，让他们谈论对这种安排的想法和感受，以及这对他们作为伴侣和个体的影响。这些影响将成为改变的动因，因为咨询师揭示并承认了不平等带来的影响。在关系中讨论性别权力也可能激起情绪、防御性应对机制（心智元构架）和相关的冲突序列，这些都需要改变。一旦这些序列得到清晰的呈现，咨询师将需要选择一种或多种策略来处理它们。其中一种策略是帮助伴侣触碰和沟通原发情绪（Greenberg，2011），这些情绪潜藏在防御性应对机制和冲突之下。最终，伴侣可能会选择改变他们的领导模式，这将涉及回到行动计划元构架上促成行为变化。

发展问题可以影响家庭如何处理性别问题。例如，当一些异性恋伴侣有了孩子时，可能会倾向于让男方成为主要的经济支柱，女方成为主要的家庭照顾者。他们也许认为这种适应性改变在其关系的这个特定阶段是必要的安排，但这可能会对角色分工和平等产生持久的影响，从而限制了关系中的满意度，并影响了伴侣之间的联结感。因此，干预可能会从关系历史的角度审视他们的角色分工是如何发展的，以及这种分工是否仍然适用于伴侣和家庭，从而获得更好的干预效果。

文化经常影响我们对性别角色和基于性别的权力的看法，这有时可能是导致性别和性少数群体被否定的一个因素。因此，我们要了解家庭信念和文化传统对性别的看法，这是帮助家庭、伴侣或个人充分理解其关切或困境的必要步骤。咨询师在意义领域工作时，可以提出许多关于传统和信念的问题，将它们与不断演变的当今和当地观念进行对照。这些问题本身就是干预手段。咨询师可以在"彼时彼地"和"此时此地"之间形成对比，并敦促伴侣和家庭适应所有成员的需求。重要的是，咨询师可以鼓励家庭继续尊重某些方面的传统，同时在其他方面适应变革。

应对生物限制

有时，生物因素或生理状况是主诉问题。在这种情况下，它们显然是治疗的重点。例如，一个人被诊断患有多发性硬化，并寻求咨询以应对其生活中这一具有挑战性的事实。在其他情况下，生物因素之所以成为治疗的一部分，是因为来访者或咨询师假设它限制了可以确立的解法序列的范围，或限制了正在尝试的解决方案。例如，一个男人在与伴侣争吵时的生理唤起使他无法倾听伴侣的意见，有时甚至会冲出房间或大发雷霆。例如，孩子的1型糖尿病可能会限制父母愿意赋予他们的自主权。生物限制包括疾病和残疾、衰老、睡眠困难、心境低落、易激惹、焦虑以及个人和关系层面的神经生物学挑战等因素。这些因素都不是100%的生理因素，因为它们存在于多层次的生物心理社会环境中，但它们都具有生物学成分。应对这些限制可以使用以下三种策略中的一种或多种：（1）采取措施在生理层面上改变现状；（2）帮助来访者理解并接受生物限制的影响；（3）帮助来访者采取行动来管理限制。因此，整合系统治疗的咨询师主要从生物行为和意义／情感计划元构架中提取策略，以应对生理限制。

在生物行为计划元构架中，有多种可供选择的策略。生物行为心理教育通常是起点，因为咨询师可以帮助来访者认识到生物限制在问题序列中的作用，并分享他们对这种限制的了解。在涉及分享普遍性发现时，可以直接进行心理教育，比如运动对情绪的影响是公认的（Stathopoulou et al., 2006; Blumenthal et al., 2007）。但当涉及身体疾病时，情况会更复杂，咨询师会鼓励来访者从他们的医生和 / 或他们正在接受治疗的医疗机构那里寻求适当的教育和信息。

　　一些策略针对情绪、焦虑或生理唤起，包括锻炼和健身、放松练习以及正念。这些都是重要的资源，可以帮助来访者提高问题解决能力，改善整体健康状况。在这个部分，咨询师的任务是组织一段对话，引导来访者意识到情绪、焦虑或生理唤起限制了他们实施解法序列。逻辑是：你想要这样的结果，而我们认为这个解决方案可以帮助你实现目标；但由于这个（生物）因素，你似乎在解决方案的执行中遇到了困难，因此让我们考虑一下如何处理这个生物因素。

　　例如，如果一个男人在冲突中被生理唤起而无法倾听，咨询师可能会说：“特德（Ted），我注意到你在我们交谈时似乎有些紧张。你现在感到紧张吗？”然后继续说，“好的，你能告诉我这是什么体验吗？”“一旦你有这种紧张感，我们的对话对你而言是什么样的体验？你可以做到仔细倾听吗？”咨询师试图创造一个机会，可以在关系情境中谈论生理唤起，并开始应对它，先传授一些放松策略，然后在会谈过程中，当唤起水平开始升级时，应用这些策略。

　　其他策略包括通过转介进行评估，以进一步了解限制因素。当出现身体疾病时，应始终推荐医学评估。对于疑似有认知或学习问题的儿童、疑似有认知缺陷的老年人以及在执行功能或注意力方面存在困难的成年人，神经心理学评估通常很重要。当来访者或家庭成员分享了令人担忧的物质使用情况时，成瘾评估非常有用。当严重的精神疾病或者焦虑或情绪问题背后存在潜在的生物限制，使得行动、意义 / 情感或其他生物行为策略无效时，通常需要进行药物干预评估。如果已经有精神科药物处方了，咨询师则处于一个有利的位置，可以看到它是如何影响限制的，并且应该与精神科医生合作，以确保医生考虑到了这种反馈。

　　不出所料，生物因素与其他假设元构架中描述的因素相互作用。一种疾病或状况会对心理功能、家庭组织以及个人或家庭发展产生重大影响。生理上的限制可能是具有挑战性的，来访者可能需要悼念失去的免疫感（sense of invulnerability），或者失去了某个对他们来说很重要的角色。一名女性患上了视网膜黄斑变性，不得不面对逐渐丧失视力的现实。她的哀伤始于失去驾驶能力。她分享了驾驶对她的意义——独立、力量和能力。咨询师帮助她适应哀伤的过程，并与这位女士及其丈夫会面，讨论适应失明的过程。咨询师还把她转介到了一个为视障人士提供服务的组织。

在其他元构架中描述的因素同样会影响生物限制。心智模式会影响一个人应对疾病、受伤或残疾的方式。文化和精神信仰也可能强烈影响我们对疾病的看法和体验。鉴于这种影响，咨询师询问来访者有关疾病的信仰和传统是十分重要的。"我相信每个家庭都有看待疾病的传统。你是否愿意分享一下你的家庭一般是如何看待疾病的？"在伴侣关系中，即使双方拥有相同的种族、民族和地区背景，他们通常也会发现双方对于应该给患病的家人多少关注持相当不同的看法。这种差异可能会让伴侣感到失望和受伤害。咨询师可以将每种传统正常化，并邀请伴侣以一种更友善的方式看待差异，从而做出改变以相互适应。

有些家庭传统可能不愿意反抗权威人士（如医生），但这并不意味着家庭成员必定遵循治疗计划。有些家庭会传承羞耻感，对与疾病相关的脆弱感而感到羞耻。另一些传统可能会将疾病视为上天的安排，甚至是对过去所犯错误的惩罚。对于咨询师而言，探索来访者的信念很重要，还要了解这些信念在他们的文化背景、精神信仰等整体精神世界图式中的重要性。如果来访者的信念足够坚定，咨询师将需要在这些既定信念的范围内工作。重要的是，文化和精神信仰都是应对疾病和残疾挑战的巨大的力量源泉。

应对精神信仰限制

精神信仰和实践是许多来访者在面对逆境时的重要资源（Walsh，2009）。

信仰的支撑力量和治愈力量为许多人提供了巨大的支持。例如，一位女性有五个孩子，丈夫经常出差，而她刚刚发现他有了外遇。当她当面与他对质时，他承诺结束这段婚外情。她正处于情感危机之中，但她说："我感到上苍在赐予我力量去接受我今天的处境。我知道我未来会面临一些艰难的决定，但我现在不需要做任何重大决定。"尽管特定家庭的某些信仰或实践可能有限制性，但许多关于精神实践的研究表明，它们在预防身体和精神疾病、改善人们应对疾病的方式和促进康复方面都发挥着作用（Ellison & Levin，1998；Miller & Thoresen，2003；Koenig，2015）。因此，咨询师将来访者的精神信仰视为可以借力的强大支持，这是明智之举。

精神传统和实践与咨询范畴有所重叠，因为它们都涉及诸如丧失、宽恕、接纳、希望和释然等议题。鉴于这种共性，再加上许多人持有精神信仰，所以咨询师需要了解来访者的精神信仰实践对他们来说有多重要（Walsh，2009）。有些重要的问题包括："当你身处逆境时，你的精神信仰是不是一种力量的源泉？""你的信仰是否影响了你对促使你前来咨询的问题的看法或你的应对方式？"这些问题的答案有助于咨询师在提出解法序列时考虑来访者的信仰。例如，有位来访者因为焦虑而来求助。当她透露了精神信仰对她的重要性时，咨询师假设自我安抚的策略最好以祈祷式冥想的形式呈现，而不是采用世俗的正念方法或渐进式肌肉放松方法。

除了作为一种力量，精神信仰也可能成为一种限制。在某些情况下，这是由于某人对精神信仰有特定的运用方式。例如，一位男性参加了匿名戒酒会项目，他似乎过于宽泛地诠释了"接纳"这一重要的精神实践，以至于他会将一些他本可以处理或者也本应由他处理的事情全都交给了信仰。这种做法虽然能够避免尝试改变或掌控某事所带来的压力，但常常让其他家庭成员感到有压力，因为他们对他不积极参与解决问题感到不满。由于他的戒酒状况已稳定，咨询师深入探讨了他使用静心祷文的方式（Sherman，2017），以更仔细地考量什么是可控的，什么不是。这项工作所采用的策略旨在处理他的意义系统和情绪管理方式，但同时也极大地影响了对行为的重新评估，而来访者最终决定对这些行为负责。

家庭内部的信仰差异、父权制以及对性别或性取向的刻板信念，都可能限制某些来访系统。针对这些限制，咨询师主要采用基于意义的干预技术，比如再定义（Watzlawick et al.，1974）、循环提问（Tomm，1987）或动机式访谈（Miller & Rollnick，2012）。将差异外化（White & Epston，2004）并探索它们对家庭的影响，可以赋予困境新的意义。通过这些方式，咨询师探索了来访者能否以一种新的方式看待和体验他们的信仰及所面临的困境。这些问题都很敏感，所以咨询师必须心怀善意，尽力保持尊重，同时不畏惧提出棘手的问题。对家庭成员的价值观或信仰求同存异，并怀有对彼此的共情，是一种可行的前进方向。在由于信仰差异或信仰压迫而导致极端疏离的情况下，如果家庭成员不能尊重彼此拥有不同观点的权利，就需要采取原生家庭计划元构架中的分化策略。

在处理精神信仰时，我们需要谨记几个重要的原则。第一，来访者可能会犹豫是否要讨论精神信仰，因为他们可能了解到不宜在公共场合讨论这些问题。咨询师需要为来访者开辟一个空间，让他们讨论信仰及它如何影响问题解决过程。第二，咨询师不能想当然地理解来访者所指的上苍是什么（Griffith & Griffith，2003）；相反，我们需要了解来访者使用术语时表示的含义。第三，咨询师必须避免以微妙或明显的方式将自己的精神信仰强加给来访者。例如，咨询师未经了解是否合适就对来访者说"某某保佑你"，这构成了滥用权力的行为，因为这传达了一种期望，即来访者只有相信咨询师所相信的，才能融入这段关系。第四，咨询师邀请来访者深入思考某个限制性信念可能带来的后果。在这种情况下，咨询师并不反对这种信念，而是强调来访者与之相处的困境。第五，咨询师可以和与来访者相关的精神信仰指导者进行磋商，以更好地理解精神信仰所带来的限制的本质。特别是当咨询师假设来访者可能比精神信仰指导者更强调对原始信仰的维护和坚持时，这一点尤其有用。例如，一位父亲因女儿与男友同居而断绝了与女儿的联系，因为家庭和信仰都不允许婚前同居。在咨询中，精神信仰指导者支持了父亲坚持原则的意愿，但并不认可断绝关系。这引发了更深入的讨论，探讨父亲对于女儿未能达到他的期望的感受。

鉴于精神实践和信仰的个体化特性，来访者显然会对此类谈话非常敏感。出于对这种敏感性和对来访者信仰的尊重，多尔蒂（Doherty，2009）探讨了面对精神信仰议题的干预强度。较低强度的干预包括探索和承认来访者的精神信仰，这是最常用的策略。当来访者的精神信仰限制了治疗目标时，咨询师可以概述这种信仰所带来的困境，包括它对系统成员的影响。在上述例子中，父亲陷入了两难境地，他一方面希望和女儿维持关系，不愿让女儿痛苦；另一方面他相信自己有责任拒绝和女儿沟通，因为她和伴侣同居。最高强度的干预策略适用于信仰对关系产生了破坏性影响或对个体造成了伤害的情况，以及其他干预技术无法解决问题的情况。在这种情况下，咨询师可以怀着尊重阐明困境，谈论正在造成的伤害，并分享他们对这种情况的个人信念（Doherty，2009）。

精神信仰可以影响其他假设元构架所描述的因素。显然，它可以影响心智过程，因为与精神信仰相关的想法将成为各种心智序列的一部分，并可能在人们的心理应对方面发挥重要作用。精神信仰也可以影响家庭的组织和发展。来访者对自己的精神信仰越坚定，精神信仰与其他元构架相互作用的可能性就越大，因此咨询师就越有必要探索来访者生活中的这个领域。

承认和探索来访者的精神信仰及实践都可能增强治疗同盟。精神信仰对来访者越重要，咨询师就越需要了解它。咨询师要评估精神信仰所提供的支持，识别和应对精神信仰所带来的限制，并在整个过程中监控治疗同盟的状态。这涉及读取来访者的反馈，并假设在同盟方面需要考虑的问题。为此，咨询师可以问自己这样的问题：“我是否尊重他们的信仰？”“来访者同意我的建议吗？还是说这有可能违背他们的精神信仰？”“我曾建议这位来访者邀请她虔诚的父母参加下一次会谈，而她爽约了，我想知道这意味着什么？"
特别重要的是保持敏感，从来访者的家庭、文化和精神信仰传统的角度出发，
考虑干预可能会带给来访者的体验。整合系统治疗的咨询师可用的干预技术
多种多样，几乎是无限的，但它们都有一个共同的要求，即维护治疗同盟。

结　　论

　　咨询师会建立关于限制的假设，并通过召集所需的系统成员，选择适合
应对限制的策略，并提出服务于该策略的干预技术，以应对所建立的假设。
整合系统治疗中的策略源自现有的治疗模型和最佳实践；根据治疗焦点和改
变机制，它们又被组织成了计划元构架。这些策略是通过多种干预技术实现
的。干预技术的选择受咨询师的受训背景、偏好以及来访者的需求和观点影
响。在提出干预方案时，咨询师需要解释他们要求来访者采取行动的合理性。
就像提出解法序列一样，咨询师必须谨慎地选择适合来访者的干预技术。文
化因素和身份背景的交叉性将影响为他们量身定制的干预措施的适用范围。

　　基于整合系统治疗指导原则，计划矩阵描述了一般情况下的干预优先顺
序，该指导原则鼓励咨询师尽可能在适当的情况下从人际关系开始工作，并
最先关注当下的行动导向策略。这项工作通常还需要咨询师同时处理当前的
意义和情感序列。更复杂的策略，例如涉及过去经验的内在影响的策略，适
用于无法通过基本的问题解决方法得到改善的情况。矩阵所建议的进展顺序
是灵活的，因为咨询师的有力假设或来访者的强烈偏好将优先于此顺序。

　　当咨询师和来访者合作应对限制时，就会产生一个结果，这个结果将为
治疗方向提供反馈。第九章将探讨如何利用这种反馈来评估治疗进展，并根
据需要对治疗计划进行调整。

练　习

1. 想一个个案，可以是你自己的个案；或者如果你还没有开始做咨询，也可以是你曾听说过或读到过的个案。准备好将你的想法写下来或打字记录下来。首先，确定一个解法序列，并找出一个似乎会限制它的因素。写下这个解法序列和限制因素。接下来，思考一下应对这个限制因素的策略，并选择一种干预技术来实施这个策略。写下策略和干预技术。最后，考虑一下如何与来访者讨论这个策略，以及如何解释其合理性。写下对于合理性的解释。你正在做的事就是在进行假设和计划。

2. （如果你正在见来访者）将前一个练习推进一步：与来访者讨论限制以及你应对它的计划。让他们分享对这个想法的反应。仔细观察他们的反应。这时，你就处在对话和读取反馈的阶段。也许这些反馈会让你改变原先的假设和计划。或者，也许你会得到来访者的许可，继续按计划进行干预。

3. 对于每一个行动、意义／情感、生物行为和原生家庭计划元构架，回顾附录A中的策略列表。写下你知道对应干预技术的策略，并在这些策略的下方记录你掌握的干预技术。请留意你尚未写出干预技术的策略。你是否听说过适合这种策略的干预技术？在你已记录的干预技术旁边，单独列出你认为自己需要学习的干预技术。选择其中一个，并与你的督导师或同行讨论如何熟练地掌握该技术。对于经验丰富的咨询师，尽管你已经掌握了针对每种策略的干预技术，但也请考虑在你的实践中是否有其他可能有用的干预技术。

4. 回顾内在表征计划元构架中列出的策略。考虑一下你如何看待这些内在过程。有没有你感兴趣的心理动力学模型（例如，内在家庭系统、客体关系）？与督导师或同行讨论你的兴趣。

参 考 文 献

Awosan, C. I., Curiel, Y. S., & Rastogi, M. (2018). Cultural competency in couple and family therapy. In J. L. Lebow, A. L. Chambers, & D. C. Breunlin (Eds.), *Encyclopedia of couple and family therapy*. Springer.

Bandura, A. (1991). Social cognitive theory of self-regulation. *Organizational Behavior and Human Decision Processes*, *50*(2), 248–287.

Barlow, D. H., Craske, M. G., Cerny, J. A., & Klosko, J. S. (1989). Behavioral treatment of panic disorder. *Behavior Therapy*, *20*(2), 261–282.

Baucom, D. H., Epstein, N. B., & Norman, B. (1990). *Cognitive-behavioral marital therapy*. Brunner/Mazel.

Baucom, D. H., Epstein, N. B., LaTaillade, J. J. & Kirby, J. S. (2002). Cognitive behavioral couple therapy. In A. S. Gurman & N. S. Jacobson (Eds.), *Clinical handbook of couple therapy* (3rd ed., pp. 31–72). Guilford Press.

Beck, J. S. (2011). *Cognitive behavior therapy: Basics and beyond* (2nd ed.). Guilford Press.

Berg, I. K. (1994). *Family-based services: A solution-focused approach*. W. W. Norton.

Blumenthal, J. A., Babyak, M. A., Doraiswamy, P. M., Watkins, L., Hoffman, B. M., Barbour, K. A., Herman, S., Craighead, W. E., Brosse, A. L., Waugh, R., Hinderliter, A., & Sherwood, A. (2007). Exercise and pharmacotherapy in the treatment of major depressive disorder. *Psychosomatic Medicine*, *69*(7), 587–596.

Boszormenyi-Nagy, I., & Spark, G. M. (1973). *Invisible loyalties: Reciprocity in intergenerational family therapy*. Harper & Row.

Bowen, M. (1974). Toward the differentiation of self in one's family of origin. *Georgetown Family Symposium*, *1*, 222–242.

Bravo-Benítez, J., Pérez-Marfil, M. N., Román-Alegre, B., & Cruz-Quintana, F. (2019). Grief experiences in family caregivers of children with autism spectrum disorder (ASD). *International Journal of Environmental Research and Public Health*, *16*(23), 4821.

Butzlaff, R. L., & Hooley, J. M. (1998). Expressed emotion and psychiatric relapse: A meta-analysis. *Archives of General Psychiatry*, *55*(6), 547–552.

Casey, B. J., Getz, S., & Galvan, A. (2008). The adolescent brain. *Developmental Review*, *28*, 62–77.

Christensen, A., Jacobson, N. S., & Babcock, J. C. (1995). *Integrative behavioral couple therapy*. Guilford.

Craske, M. G. (1999). *Anxiety disorders: Psychological approaches to theory and treatment*. Basic Books.

Doherty, W. J. (2009). Morality and spirituality in therapy. *Spiritual resources in family therapy* (2nd ed., pp. 215–228). Guilford Press.

Ellison, C. G., & Levin, J. S. (1998). The religion-health connection: Evidence, theory, and future directions. *Health Education & Behavior*, *25*(6), 700–720.

Fishbane, M. D. (2007). Wired to connect: Neuroscience, relationships, and therapy. *Family Process*, *46*, 395–412.

Fishbane, M. D. (2013). *Loving with the brain in mind: Neurobiology and couple therapy*. Norton.

Fishbane, M. D. (2015). Couple therapy and interpersonal neurobiology. In A. S. Gurman, J. Lebow, & D. Snyder (Eds.), *Clinical handbook of couple therapy* (5th ed.). Guilford.

Fishbane, M. D. (2016). The neurobiology of relationships. In J. Lebow & T. Sexton (Eds.), *Handbook of family therapy* (4th ed.). Routledge.

Framo, J. L. (1992). *Family-of-origin therapy: An intergenerational approach*. Psychology Press.

Gottman, J. M. (2001). Meta-emotion, children's emotional intelligence, and buffering children from marital conflict. In C. D. Ryff & B. H. Singer (Eds.), *Emotion, social relationships, and health series in affective science* (pp. 23–40). Oxford University Press.

Goldman, R. N., & Greenberg, L. S. (2019). Enduring themes and future developments in emotion-focused therapy. In L. S. Greenberg & R. N. Goldman (Eds.), *Clinical handbook of emotion-focused therapy* (pp. 513–520). American Psychological Association.

Greenberg, L. S. (2011). *Emotion-focused therapy: Theory and practice*. American Psychological Association.

Greenberg, L. S. (2017). *Emotion-focused therapy* (Rev. ed.). American Psychological Association.

Griffith, J. L., & Griffith, M. E. (2003). *Encountering the sacred in psychotherapy: How to talk with people about their spiritual lives*. The Guilford Press.

Gross, J. J., & Thompson, R. A. (2007). Emotion regulation: Conceptual foundations. In J. J. Gross (Ed.) *Handbook of Emotion Regulation* (pp. 3–24). Guilford Press.

Guntrip, A. S., & Rudnytsky, P. L. (2013). *The psychoanalytic vocation: Rank, Winnicott, and the legacy of Freud*. Routledge.

Hagman, G., Paul, H., & Zimmermann, P. B. (2019). *Intersubjective self psychology: A primer*. Routledge.

Haley, J. (1987). *Problem-solving therapy* (2nd ed.). Jossey-Bass.

Hayes, S. C., Strosahl, K., & Wilson, K. G. (1999). *Acceptance and commitment therapy: An experiential approach to behavior change*. Guilford Press.

Holtzheimer, P. E. III, Snowden, M., & Roy-Byrne, P. P. (2010). Psychopharmacological treatments for patients with neuropsychiatric disorders. In S. C. Yudofsky & R. E. Hales (Eds.), *Essentials of neuropsychiatry and behavioral neurosciences* (2nd ed., pp. 495–530). American Psychiatric Publishing.

Hook, J. N., Davis, D. E., Owen, J., Worthington Jr., E. L., & Utsey, S. O. (2013). Cultural humility: Measuring openness to culturally diverse clients. *Journal of Counseling Psychology*, *60*(30), 353–366.

Jacobson, N. S., & Margolin, G. (1979). *Marital therapy: Strategies based on social learning and behavior exchange principles*. Brunner/Mazel.

Johnson, S. M. (2015). Emotionally focused couple therapy. In A. Gurman, J. Lebow, & D. K. Snyder (Eds.), *Clinical handbook of couple therapy* (5th ed., pp. 97–128). Guilford.

Johnson, S. M. (2020). *The practice of emotionally focused couple therapy: Creating connection* (3rd ed.). Routledge.

Kelly, S., Bhagwat, R., Maynigo, P., & Moses, E. (2014). Couple and marital therapy: The complement and expansion provided by multicultural approaches. In F. T. L. Leong, L. Comas-Diaz, G. C. Nagayama Hall, V. C. McLoyd, & J. E. Trimble (Eds.), *APA handbook of multicultural psychology, Vol. 2: Applications and training* (pp. 479–497). American Psychological Association.

Kohlenberg, R. J., & Tsai, M. (2007). *Functional analytic psychotherapy: Creating intense and curative therapeutic relationships*. Springer.

Kohut, H. (1977). *The restoration of the self*. International Universities Press.

Kohut, H. (1984). *How does analysis cure?* The University of Chicago Press.

Koenig H. G. (2015). Religion, spirituality, and health: A review and update. *Advances in*

Mind- Body Medicine, 29(3), 19–26.

Lebow, J. L. (2014). *Couple and family therapy: An integrative map of the territory.* American Psychological Association.

Linehan, M. M. (2015). *DBT skills training manual* (2nd ed.). Guilford Press.

Linehan, M. M., & Wilks, C. R. (2015). The course and evolution of dialectical behavior therapy. *American Journal of Psychotherapy, 69*(2), 97–110.

Luborsky, L., & Barrett, M. S. (2006). History and empirical status of key psychoanalytic concepts. *Annual Review of Clinical Psychology, 2*, 1–19.

McGeorge, C., Coburn, K., & Walsdorf, A. (2021). Deconstructing cissexism: The journey of becoming an affirmative family therapist for transgender and nonbinary clients. *Journal of Marital and Family Therapy, 47*, 785–802.

McGoldrick, M., Gerson, R., & Petry, S. S. (2008). *Genograms: Assessment and intervention.* W. W. Norton.

Miller, W. R., & Thoresen, C. E. (2003). Spirituality, religion and health: An emerging research field. *American Psychologist, 58*(1), 24–35.

Miller, W. R. & Rollnick, S. (2012). *Motivational interviewing: Helping people change*, (3rd ed.). Guilford.

Minuchin, S. & Fishman, H. C. (1981). *Family therapy techniques.* Harvard University Press.

Otto, M., & Smits, J. A. J. (2011). *Exercise for mood and anxiety: Proven strategies for overcoming depression and enhancing well-being.* Oxford University Press.

Overholser, J. (2018). *The Socratic Method of Psychotherapy.* Columbia University Press.

Patterson, G. R., Reid, J. B., & Dishion, T. J. (1992). *Antisocial boys: A social interactional approach.* Castalia.

Pinsof, W., Breunlin, D., Russell, W., Lebow, J., Rampage, C., & Chambers, A. (2018). *Integrative systemic therapy: Metaframeworks for problem solving with individuals, couples, and families* (1st ed.). American Psychological Association.

Russell, B., & Breunlin, D. (2019). Transcending therapy models and managing complexity: Suggestions from integrative systemic therapy. *Family Process, 58*(3), 641–655.

Safran, J. D., Greenberg, L. S., & Rice, L. N. (1988). Integrating psychotherapy research and practice: Modeling the change process. *Psychotherapy Theory Research & Practice, 25*(1), 1–17.

Scharff, M. E. D. (Ed.). (1995). *Object relations theory and practice: An introduction*. Jason Aronson.

Scharff, D. E., & Scharff, J. S. (2005). Psychodynamic couple therapy. In G. O. Gobbard, J. S. Beck, & J. Holmes (Eds.), *Oxford textbook of psychotherapy* (pp. 67–75). Oxford University Press.

Scharff, D. E., & de Varela, Y. (2005). Object Relations Couple Therapy. In M. Harway (Ed.), *Handbook of couples' therapy* (pp. 141–156). John Wiley & Sons.

Scheinkman, M., & Fishbane, M. (2004). The vulnerability cycle: Working with impasses in couple therapy. *Family Process*, *43*(3), 279–299.

Schielke, H. (2013). *Systemic Alliance and Progress in Individual Therapy: The Influence of Indirect Client System Alliance on Process and Progress in Individual Therapy*. (Doctoral dissertation, Miami University). Ohio Link Electronic Theses and Dissertation Center.

Schwartz, R. (2013). *Evolution of the internal family systems model*. Center for Self Leadership.

Selvini-Palazzoli, M., Cecchin, G., Prata, G., & Boscolo, L. (1980). Hypothesizing, circularity, and neutrality: Three guidelines for the conductor of the session. *Family Process*, *19*, 3–12.

Sherman, J. E. (2017). The serenity prayer and 16 variations. *Psychology Today*.

Shin, S., Chow, C., Camacho-Gonsalves, T., Levy, R., Allen, I., & Leff, H. (2005). A meta-analytic review of racial-ethnic matching for African American and Caucasian American clients and clinicians. *Journal of Counseling Psychology*, *52*(1), 45–56.

Singh, A., & Dickey, L. (2017). *Affirmative counseling and psychological practice with transgender and gender nonconforming clients*. American Psychological Association.

Stathopoulou, G., Powers, M. B., Berry, A. C., Smits, J. A. J., & Otto, M. W. (2006). Exercise interventions for mental health: A quantitative and qualitative review. *Clinical Psychology: Science and Practice*, *13*(2), 179–193.

Sue, D., Sue, D., Neville, H., & Smith, L. (2019). *Counseling the culturally diverse: Theory and practice* (8th ed.). John Wiley & Sons, Inc.

Tang, Y. (2017). *The neuroscience of mindfulness meditation: How the body and mind work together to change our behaviour* (1st ed.). Springer International Publishing.

Tomm, K. (1987). Interventive interviewing: Part II. Intending to ask lineal, circular, strategic, or reflexive questions? *Family Process*, *27*, 1–15.

Walsh, F. (2009). Religion, spirituality and the family: Multifaith perspectives. In F. Walsh (Eds.), *Spiritual resources in family therapy* (2nd ed., pp. 3–30). Guilford Press.

Watzlawick, P., Weakland, J. H., & Fisch, R. (1974). *Change: Principles of problem formation and problem resolution*. Norton.

White, M., & Epston, D. (1990). *Narrative means to therapeutic ends*. Norton.

White, M., & Epston, D. (2004). Externalizing the problem. *Relating Experience: Stories from Health and Social Care, 1*(88), 88–94.

第九章

评估治疗进展和调整计划

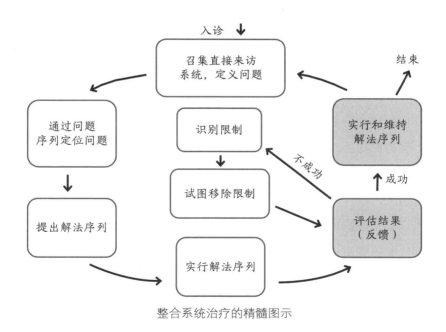

整合系统治疗的精髓图示

目　　标

本章将介绍在整合系统治疗视角下如何评估治疗进展和调整治疗计划。其中包括评估解法序列的适宜性和来访者的依从度，评估干预技术移除限制的成功度，以及判断是否仍然存在其他限制的方法。我们将结合具体的干预技术以及整体的咨询进展来讨论评估过程的复杂性。其中特别重要的是对来访者反馈的讨论，以及它如何引导我们调整计划，这是整合系统治疗方法的一个显著特点。

概　　述

就像任何一种治疗方法一样，整合系统治疗并不是一个简单的线性过程，不能严格按照书籍和文章中的描述进行。即使是手册化的治疗模型，也必须根据个案中不断出现的情况进行调整。但相较于手册化治疗，整合系统治疗灵活得多。虽然整合系统治疗有一个以精髓图示为基础的总体构架，但用于解决主诉问题的解法序列和为消除限制而选择的方法都是根据具体个案构建的，而不是派生于任何一个治疗模型。整合系统治疗以来访系统为中心，而不是受特定模型驱动。因此，虽然精髓图示始终作为整合系统治疗的标准路线图，但咨询师需要根据每个个案的独特性进行假设和随机应变，以完成精髓图示的每一步。

在精髓图示（见第一章的图 1.2）中有一个步骤，要求咨询师评估解法序列作为一个问题解决步骤的效果，但是如果来访系统没有实施解法序列或解法序列失败，就要将工作转向确定阻止它成功的限制因素。一旦确定了一个或多个限制因素，下一步就是制定应对限制的干预方案。第八章提出了一系列旨在实现这一目标的策略和干预技术。

整合系统治疗是一种基于失败驱动指导原则的综合疗法：当你所做的事情无效时，你该怎么办？评估进展的过程对于决定该坚持当前方向还是调整治疗方向至关重要。咨询师始终在问自己：我所做的事情是否让咨询取得了进展？整合系统治疗致力于帮助来访者解决促使他们寻求咨询的主诉问题。当所采取的方法未能带来进展时，整合系统治疗的咨询师有众多备选方案可供选择。然而，咨询师改变路线的方式是由一系列原则驱动的。

整合系统治疗并不是在成功或失败的框架里看待评估结果的。相反，评估是以进展为基础的。付出的努力和取得的部分成功都算是进步。而且，缺乏进展被看作机会，借此了解咨询中需要解决的更多问题。咨询的进展让人看到了积极的一面。当然，如果进展得太慢，来访者可能会失去动力，并得出变化太小或太迟的结论。在这种情况下，治疗同盟的组成部分，即任务（干预）和目标（解决问题）受到了影响，可能导致来访者脱落。因此，很重要的是征求反馈，追踪进展，并与来访者合作，确认是坚持原方向还是调整治疗方向。

看到取得进展所需的时间

如附录 A 所示，整合系统治疗的六个计划元构架各与一组策略相关联。在根据既定的策略选择各项干预技术时，咨询师可以从多种治疗模型中选择，并参考关于泛理论变量的研究，这些变量通常被称为共同因素（Davis et al., 2012；Sprenkle & Blow，2004；Sprenkle et al., 2009）。在明确了一个阻碍解法序列实施的限制后，咨询师会选择一个计划元构架，从中选取一个策略以及实施该策略的干预技术。有时，干预技术可以在会谈中实施和评估，但更常见的是在会谈外实施。在这些情况下，干预效果可以在下一次会谈时进行评估。例如，同性伴侣中的一方抱怨说，尽管双方都有工作，但大部分家务都是由她做的。咨询师最初解决这个问题的方法是建议来访者列出一份家务清单，然后平均分配。她们在会谈中照做了，并计划那周在家里实施。但在接下来的会谈中，咨询师发现没有任何变化。当做家务较少的一方被问及什么阻碍她去做清单上的事情时，她说自己是在另一个国家长大的，家里有用人负责所有家务。她不记得父母做过家务，她和她的兄弟姐妹也没有被要求帮忙做家务。她承认，在某种程度上，她仍然觉得做用人的工作是"低贱"的。由于她们在经济上不可能靠用人解决问题，她们不得不寻找另一种方式来应对这种文化限制。在这种情况下，咨询师进行了干预，评估了干预效果，并在一周的时间内找到了限制。

有时候，干预可能需要几周甚至几个月的时间来展开。因此，我们需要等到干预技术有足够的时间发挥作用后，再对它们进行评估。例如，一对父母有两个孩子（6 岁和 8 岁），他们来寻求心理咨询，因为孩子们经常无视父母的要求（洗澡、穿睡衣和吃晚饭等）。问题序列如下：父母提出要求，孩子无视，父母催促，孩子仍然无视，然后一方父母介入，帮助孩子完成所要求的行为。在一次家庭治疗会谈中，咨询师提出了一个解法序列，请父母选择他们希望孩子们更好地遵从的三种行为，并向孩子们解释这一点。孩子们同意了，父母也同意把这些行为要求贴在冰箱上。然而，在下一次会谈中，父母报告解法序列并没有成功。咨询师询问是什么原因导致这种做法行不通的，父亲指出，母亲不愿意使用惩罚手段，因此孩子们即使不遵守规矩也不会有任何后果。通过进一步的讨论，咨询师假设母亲的这种养育观念可能限制了她使用后果作为育儿工具。考虑到这一点，咨询师决定采用一种引入后果的策略，不过是以正向强化而非惩罚的形式。咨询师选择使用条件契约作为干预手段来完成该策略。咨询师用心理教育的方法向父母解释了什么是条件契约，他们同意为每个孩子制作一张表，记录孩子们获得的星星数。孩子们可以选择用一定量的星星兑换奖励。咨询师知道建立一种新模式平均需要 66 天（Lally et al., 2009），因此每周都会询问父母对新模式的投入和进展情况。最初的进展很小，父母（忘记在表上画星星）和孩子（仍然有一些不遵守规定的行为）都是如此。到了干预的第六周，咨询师要求家长把下周的星星记录表带到会谈中。同时要求孩子们把他们获得的所有奖励都展示给咨询师。在下一次会谈中，简单的计数显示对目标行为的遵从率达到了 80%，孩子们都选择了与父母之一共度特殊时刻作为奖励。这位母亲指出，咨询师使用的一句格言"关注孩子表现良好的时刻"触动了她。总的来说，咨询师评估限制已经解除，但考虑到关于习惯养成的研究结果，再多观察几周干预的效果是明智的。

方　法

追踪进展

研究表明，无论是什么类型的咨询或如何定义结果，当咨询师监测咨询的进展时，通常都会取得更好的结果（Harmon et al., 2005；Lambert et al., 2001；Lambert et al., 2004；Lambert et al., 2018；Pinsof et al., 2012；Tasca et al., 2019）。我们通常有三种方法来追踪进展。第一种是咨询师简单地询问来访者的进展情况。这可以在每次会谈中完成，"那么，让我们谈谈今天的会谈进行得如何"。或者定期询问，"到目前为止我们已经进行了五次会谈，让我们花几分钟时间谈谈你认为我们做得怎么样"。第二种方法是使用非正式的方法来衡量进展，比如使用评分法。评分法可以用来非正式地测量一个变量的频率、强度或时长，如冲突的强度。如果这些变量中的任何一个往好的方向变化，就意味着咨询取得了一些进展。

监测进展的第三种方法是使用经过验证的进展评估工具，可以在每次会谈中使用，也可以周期性使用。这些工具反映了来访者（而不是咨询师）对进展的看法。来访者的观点很重要，因为它使咨询师能够与来访者合作。有趣的是，一些研究表明，其实咨询师本身并不能很好地判断咨询的进展，尤其是当一个个案进展得不顺利的时候（Lambert，2013）。最有名的评估工具主要用于个体咨询。它们包括治疗结果问卷 – 45（Outcome Questionnaire-45，OQ-45；Lambert et al., 2001）、成人治疗结果评定量表（Outcome Rating Scale，ORS；Miller et al., 2003）、儿童治疗结果评定量表（Child Outcome Rating Scale for Children，CORS；Duncan et al., 2006），以及伴侣咨询的评估工具——合作 – 改变效果管理系统（Partners for Change Outcome Management System，PCOMS；Miller et al., 2005）。

　　进展评估工具为咨询师提供了反馈，这些反馈不仅可用于追踪进展，还可用于确认或调整咨询方向。例如，一位 35 岁的美籍华裔女性因抑郁症而接受个体咨询。在咨询师的要求下，她同意每周填写一次量表，以追踪在个体、伴侣和家庭层面取得的进展，同时也追踪治疗同盟的变化情况［使用系统治疗改变表（Pinsof et al.，2009）］。这位来访者和母亲一起住，两人之间有很多矛盾。多年前，母女两人一起移民到美国。女儿认为自己是华裔美国人；但据女儿所说，母亲认为自己是中国人，而且似乎希望女儿也以同样的方式看待自己。母女俩有很多冲突，于是女儿为了符合母亲的期待而在很大程度上放弃了自己的身份认同。

　　这个进展评估工具的维度之一衡量了负面情绪状态。随着女儿在咨询中确认她的华裔美国人身份，她在负面情绪上的得分进一步向临床范围深入（负面情绪更多）。当咨询师问女儿，为什么认为负面情绪是在朝负面方向发展时，她表示她终于开始成为自己，但也因此感到内疚，因为她知道母亲不会赞同她的选择，不会允许她拥抱美国人这部分身份。当咨询师和她讨论分化的概念时，她更好地理解了自己的矛盾心理。咨询师帮助她用"部分语言"进行表达：她内心的一部分明白了为了自己的身份认同，她需要进行分化；但另一部分感到内疚，认为她正在背离母亲希望她成为的样子。

　　有趣的是，与此同时，关于治疗同盟的量表之一会让来访者评估未参加咨询的家庭成员对咨询的看法，女儿在这上面的得分也在持续变差。这说明了母亲不支持治疗目标。女儿证实了这一点。母亲认为，这种治疗让女儿更加趋近亚裔美国女性的身份，而远离中国女性的身份。咨询师认为，有必要与女儿和母亲举行会谈，希望母亲对女儿的困境有不同的理解，并更能接受治疗方向。因此，通过让来访者完成一个有实证支持的进展评估量表，咨询师在一定程度上参考由此得到的反馈，追踪治疗的进展，调整治疗计划。

使用非正式方法评估进展

在整合系统治疗中，评估关注的是个案的持续进展。除了本章前面所讨论的正式的进展评估量表之外，还有其他几种评估进展的方法。具体采用哪一种进展评估方法，取决于所应对的限制的性质和所使用的干预的类型。第一种测量进展的方法是评分法。它适用于衡量与限制相关联的变量，这些变量就像温度一样有变化。通常，这个变量的衡量维度包括频率（比如在既定地点出现冷热天气的频率）、强度（比如天气变得多热或多冷）和时长（比如天气持续非常热或非常冷的时间）。频率和时长可以简单地通过跟踪某件事发生的频率和持续的时间来衡量。强度可以用十分制来衡量。例如，一对伴侣希望通过咨询处理他们之间的冲突，这些冲突经常以激烈的大声争吵（强度）告终。他们报告，每周大约有五次这样的争吵（频率）。当咨询师要求他们用十分制给争吵的激烈程度打分时，他们表示，争吵一般会达到 7 分，但有时可能会升至 9 分或 10 分。他们坚称从未发生过肢体暴力。他们还提到，当争吵结束后，他们当天通常都不会和对方说话；如果争吵的激烈程度更高，他们冷战的时间也会更长。

咨询师指出，争吵说明在他们关系中存在一些潜在的痛苦，并补充说，只有当他们能够不再激烈争吵并进行沟通时，他们才能有效地处理这些痛苦。他们对此表示同意。在整合系统治疗的术语中，缓和冲突是一种干预策略，咨询师会选择"暂停隔离"作为干预技术，并解释说，一旦其中一方在强度上的评分达到 5 分，他们就会同意暂停对话 15 分钟；等到双方的强度评分都减弱了，才继续对话。

在下一次会谈中，他们表示自己失败了，但是咨询师在跟踪频率、强度和时长的变化时明显看到他们已经成功了。这对伴侣只吵了两次，而不是此前每周五次的平均值，争吵的强度也从未超过 5 分。虽然他们仍然无法恢复对话，但争吵的时长已经缩短了。这对伴侣还表示，在争吵结束的几小时后，他们就能和解了，而不再是互不搭理。从这个角度，这对伴侣可以看到他们正在取得进展。

　　当来访者的目标是减轻症状时，咨询师通常会采用频率、强度和时长作为衡量进展的标准。在许多情况下，更现实的目标是减轻问题，而不是完全消除它。这些问题可能包括焦虑、抑郁、疼痛或过度参与某种行为，如工作、进食或物质使用。随着时间的推移，来访者和咨询师会共同决定是否取得了足够的进展。

　　第二种测量进展的方法涉及所干预的某种行为是增加了还是减少了。衡量进展的标准是来访者增加或减少这些行为的程度。再次强调，尝试新事物并在一定程度上取得成功，而不必完全掌握新行为，就足以获得积极的评估，即正在取得进展。例如，一对伴侣总是互相批评，但仍然声称想要改善他们的关系。咨询师运用在关系中增加积极性的策略，并介绍了戈特曼在关于伴侣关系的研究中得出的 5∶1 的比例（Gottman，1993）。该研究表明，在稳定的关系中，每五次正面言论会伴随一次负面言论。这对伴侣很快就承认，他们的比例远没有达到 5∶1。这对伴侣和咨询师一致认为，他们将努力提高这个比例。他们在下一次会谈中提到，虽然说了一点积极的内容，但远未达到 5∶1 的比例。尽管如此，他们还是内化了增加积极性的策略。咨询师肯定他们有了一个良好的开端，并鼓励他们继续努力。在接下来的几次会谈中，他们继续努力提高这个比例。

　　第三种测量进展的方法侧重于一种组织性限制，这种限制是用组织元构架中的概念进行描述的。当组织性限制被解除时，调节系统功能的组织性参数就得到了改善，从而促进问题的解决。组织性问题通常涉及来访系统中的界线和／或领导力。当组织性变量开始接近正常的运行情况时，就可以认为取得了进展。当然，关于怎样算正常运行，既取决于来访系统的文化规范，也取决于对系统各部分如何相互关联（组织）的假设。

　　例如，有一对 60 多岁的伴侣最近退休了，尽管退休让他们有更多时间在一起了，但他们感到与彼此渐行渐远，因此他们来寻求咨询。他们和咨询师达成了一种解法序列，即每周至少有两次活动是与彼此一起做的。然而，到下一次会谈时，他们并没有一起做任何事情。当被问及什么阻碍了他们共度时光时，他们表示成年子女占据了他们的生活，这使他们没有足够的时间作为伴侣待在一起。咨询师请他们解释这种限制是如何运作的。他们解释说，他们有四个成年子女。其中两个孩子被认为是最有问题的。一个是 30 岁出头的女儿，她继续住在家里且没有工作。她经常寻求母亲的陪伴，而母亲很少拒绝她。她使用厨房，却把清理工作留给母亲。她占用了公共空间，使这对伴侣难以获得隐私空间。还有一个女儿 30 多岁了，有两个孩子。她经常把孩子带到父母家，而且总是不事先通知就把孩子托付给他们照看一整天。

咨询师读取了所有这些反馈，并假设其中一个限制是组织性的，涉及模糊的界线，使伴侣没有足够的时间在一起。退休带来的丰富彼此关系的机会被成年子女打乱了。当限制被澄清后，这对伴侣表示他们希望解决这个问题。解除这一限制需要经过多次会谈。咨询的目标是建立明确的界线，限制父母为成年子女付出的时间。在接下来的几个月里，咨询师与这对伴侣、整个家庭、伴侣和每个女儿以及每个女儿进行了会谈。

最终，仍然住在家里的女儿同意找份工作，自己打扫卫生，并制订了独立生活的计划。那位经常把孩子带来让父母照看的女儿同意将每周请父母帮忙的次数限制在两次，每次 3 小时。这对伴侣感到很高兴，他们恢复了自己的生活，并感觉与彼此更亲近了。这些结果表明，咨询在建立更清晰界线的目标方面取得了相当大的进展。此外，这对伴侣在解除模糊界线这个组织性限制方面也取得了进展，这也有助于解决他们的主诉问题。

值得注意的是，解除界线限制需要改变两个女儿的行为。这需要识别她们所呈现的限制，解除它们，并评估进展。以下内容说明在整合系统治疗的限制解除过程中需要持续应用蓝图。

首先，咨询师与这对伴侣讨论，为什么住在他们家的女儿没有更好地过上自己的成年生活。他们提到，女儿在学校的表现一直很差。她在大学一年

级辍学，并在短期内换了几份工作。那么有什么阻碍了她更好地发展呢？在
与女儿和父母会面后，咨询师假设她可能患有注意缺陷/多动障碍。经过转
诊，精神科医生确认了这一诊断，并给她开了一种兴奋剂，她服药后有积极
的效果。随着多动症得到控制，她制订了一个计划，让她可以做兼职工作，
完成学业，并最终找到一份能让她独立生活的工作。咨询师监控并评估了她
每一步的进展。她确实去看了精神科医生，并遵医嘱吃药。她确实找到了一
份兼职工作，并在当地的一所社区大学上课。每当有空闲时间，她都愿意去
姐姐家照顾孩子。很明显，她正在采取行动以重启自己的生活。她计划的每
一个部分都在取得进展。随着她离开父母家的时间越来越长，父母也有时间
在一起相处了。

每天送孩子回家的女儿也受到了限制。她遭遇了一场严重的事故，导致
她的脊椎受损，长期感到疼痛。为了解决这个问题，她减少了在生活中的责
任，依靠父母照顾孩子。女儿的丈夫对自己在照顾孩子方面的角色有一种限
制性看法。基于他在原生家庭中的经历，他认为男人不需要大量参与每天接
送孩子的工作。他似乎也不了解妻子的残疾程度。咨询师会见了这个女儿及
其丈夫，并帮助丈夫理解妻子需要更多的帮助。他改变了工作日程，以便更
经常照顾孩子。结果是，女儿对父母的依赖程度降低了。

当被问及她受伤的程度时，很明显，女儿并没有完全理解她伤势的性质。
咨询师采用了生物行为策略，把她转介给治疗脊椎的专家，该专家提供了几
种选择，包括用手术减轻疼痛。经过一番讨论，她选择了手术。康复的过程
漫长而艰辛，但家人齐心协力帮助她。随着她的康复，她逐渐减少了对父母
的依赖，依赖程度降到只有当父母愿意并且有能力的时候，她才让他们帮忙
照顾孩子。

这种情况要求咨询师跟踪在每个限制方面取得的进展，以及最初确定
的父母缺乏联结感的问题。咨询师使用蓝图收集信息（反馈），并对家庭系
统的各个亚系统的限制进行假设。咨询师会针对每个限制选择策略和干预技

术（计划），并利用来访者的反馈评估进展。随着限制的解除，父母终于能够采取新的模式（解法序列）了，与彼此的关系也更亲密了。

进度评估决策树

在实践整合系统治疗的过程中，有几个关键时刻需要咨询师做出合理的判断。这种判断基于咨询师在会谈中和会谈外所读取的反馈。这些节点包括评估解法序列的相对成功程度，决定是否修改它，评估尝试解除限制的成功程度，管理两个或更多限制，以及处理棘手的限制。

评估解法序列

要使解法序列对主诉问题产生影响，来访者必须充分了解他们需要做什么，愿意全情投入，并且有足够的时间加以实施。咨询师有责任确保来访者明白这些方面，并详细说明解法序列的执行方式，包括谁要参与，要做什么，在什么时候做，在哪里做，以及为什么要这么做。在执行计划好的解法序列后，咨询师与来访者再次会面时会邀请来访者谈谈他们执行该方案的体验，这是很有帮助的。咨询师应该准备好听到一些经典的"世事难料"。例如，"我这周的头几天得了重感冒，所以我们一直没机会尝试"，或者"他这周因工作需要出差了，所以我们一直没找到合适的时间尝试"。这两种解释似乎都是合理的，所以咨询师的判断可能是接受它们的表面意思。然而，如果这对伴侣多次提出各种各样的借口，咨询师就会开始推测是否有什么因素阻碍他们尝试解法序列。这种判断会引导咨询师提出一个关于限制的问题："看起来你们很难找到时间尝试这个实验。你们是否觉得有什么因素可能在阻碍你们进行尝试？"

如果来访者尝试了解法序列，但只取得了部分成功或失败了，那么重要的是首先检查各项要素，确保其中没有缺陷阻碍它们正常运作。如果发现了缺陷，咨询师应该进行调整，然后询问来访者是否愿意再次尝试。例如，如果家长同意以不过分关注的方式帮助孩子完成家庭作业，但由于孩子未带回作业，导致这一尝试无法进行；那么家长可以增加一个步骤——打电话给老师，并制订一个计划，以确保作业能放在孩子的背包里，或者布置电子版作业。

如果在几次调整后，来访者仍然无法执行解法序列，咨询师会假设存在一些限制，使来访者无法执行解法序列。咨询师接下来会问某个版本的限制提问，例如，"你能想到可能会有什么因素阻碍你去做我们约定好的实验吗？"来访者会提供反馈。有时，这种回答很容易用限制的语言来解释。例如，一位女性和她的伴侣有一段稳定的关系，她拥有一块在多年前购买的土地，梦想有朝一日能在上面建一个家。让这对伴侣来接受咨询的问题是，女方坚持认为他们可以合并资产，但不包括这块土地，这让他们的未来蒙上了阴影。她希望这块土地只保留在她的名下。这让她的伴侣非常难过，他无法理解为什么这块土地应该成为例外。每当他们讨论这个话题时，都会产生强烈的情绪，导致双方都回避这个话题。结果是，他们的关系似乎总是岌岌可危。最初的解法序列是消除回避模式，并进行一次对话，其目标只是陈述他们对涉及该土地问题的意见。这对伴侣有两次机会来执行这个解法序列，但没有一次这样做，因为这位女士似乎在回避。

咨询师假设，这位女士给这块土地附加了一些特殊的意义，但这些意义是她不能或不愿明确表达的。最初的解法序列是从行动计划元构架中提取的，其策略是通过促进直接的沟通来减少回避。但这并没有奏效。咨询师转向了M1（心智元构架）假设，认为这块土地对这位女士来说代表了一个重要的意义，它被编织进了她的自我叙事中。在下一次会谈中，咨询师利用意义/情感计划元构架，对这位女士说："我想知道，对你而言，这块土地是否具有某种特殊的意义，使你希望它专属于你，并阻碍了你与伴侣讨论它？"这位女士沉默了几分钟，然后讲述了一个故事。她说这块土地是她父亲给她的遗产，她的高祖父在美国奴隶制合法的时代曾拥有这块土地，还拥有过一些奴隶。这份遗产让她感到极度愧疚，但她梦想着有一天回到这块土地，并用它做一些能促进社会正义的事情。她从未把这段历史中的任何事告诉伴侣，她担心讨论这块土地会打开"潘多拉的魔盒"，致使伴侣离开她。

那么，应该如何描述这个限制呢？这种限制涉及家族在奴隶制中的角色，她赋予遗产中的这块土地的意义，以及她害怕和担心透露任何有关这块土地的信息，都会对她与伴侣的关系造成不可挽回的伤害。

评估解除限制的尝试是否成功

在上面的例子中，当限制不再阻碍解法序列解决主诉问题时，我们就认为它被解除了。一旦明确了限制，咨询师采取的第一步就是评估是否只描述限制就会有积极的效果。在这个例子中，在意义／情感计划元构架中，咨询师想知道，给这个限制命名是否会改变它对这位女士的影响力，使她在讨论财产问题时不再三缄其口。当然，在这种情况下，恐惧的减轻程度与关系相关。它在某种程度上取决于伴侣听到这件事时的反应。咨询师决定先问问伴侣的反应。幸运的是，正如这段简短的对话所示，伴侣表示支持。

> 伴侣：我知道这块土地对你来说意义重大，你刚刚分享的内容让我明白了这个问题对你来说有多复杂。
>
> 女士：我很害怕一旦你知道了我的家族史就会毫不犹豫地拒绝我。所以，我的过去不会成为我们之间关系的决定性破坏因素，对吗？
>
> 伴侣：我向你保证那是不可能的。我爱你，这也是我希望在我们未来的资产问题上达成一致的原因。

在这个时候，咨询师必须读取反馈并对限制进行假设。伴侣似乎很开放，并没有要求追问她的过去。咨询师的结论是，回到解法序列上并请他们继续谈论财产问题是合适的。这个例子说明了为什么在计划矩阵中有一个指向图顶部的小箭头。通常，一旦解除了限制，就可以继续进行最初计划的工作了。

在这对伴侣处理有关土地的问题时，这位女士表示更希望把土地留在她的名下，这样她就可以按照自己的意愿处理它了。这对伴侣找到了一种平衡资产的方法，双方都很满意所达成的解决方案。

管理两个或更多限制

我们常会识别出两个甚至更多妨碍解法序列成功实施的限制。有时，多个限制因素会在同一时间聚集出现，有时它们则依次出现。对于同时出现的限制，咨询师要考虑哪个限制该优先得到关注。对于依次出现的限制，咨询师要决定是否暂停当前正在处理的限制，并优先考虑新发现的限制。排序的优先性基于两个原则：首先是限制对家庭成员的健康和安全的影响；其次是咨询师的假设，取决于限制阻碍解法序列的相对强度。例如，父母的功能——无论是个人的还是关系的——都深刻地影响着孩子的发展。因此，咨询师在处理儿童问题时可能会优先考虑父母的某些限制。

一个家庭寻求咨询，想解决他们 7 岁儿子的学校适应问题。他和其他孩子相处得不好，经常拒绝上课和做作业。一项评估显示他有学习障碍，这显然是一种限制。此外，他是早产儿。因此，他的父母从他出生起就非常保护他。对他的年龄而言，他有点不成熟，入学前几乎没有与其他孩子交往过。他的社交和情感发展水平是第二个限制。咨询师与学校合作，考虑到了这些因素，在他的个人教育计划中安排了部分时间，让他可以在一名助教的陪伴下学习。

他的情况似乎有所好转，但在此期间，他的母亲怀孕了。母亲生完孩子后患上了产后抑郁症。咨询师假设出现了两个额外的限制：一个是发展性的，这涉及男孩的嫉妒感，他会因为家里有了新生婴儿而感到被取代；另一个涉及由于母亲的产后抑郁症而失去母亲的陪伴。他开始在学校里出现问题行为，这让他的老师更加担心了。

在这四个限制因素中（学习障碍、社交／情感不成熟、母亲产后抑郁症和有新生儿的家庭生命周期转变），咨询师决定首先专注于处理抑郁症，通过咨询母亲的妇产科医生，并提供精神科医生的转介信息来解决母亲的产后抑郁问题。这是一个显而易见的选择，而它也表明可以根据两个原则考虑限制的优先性：（1）限制对健康和安全的影响；（2）限制在阻碍解法序列方面的相对强度。产后抑郁症同时在这两个方面都需要得到重视。通过适当的药物治疗和指导，母亲能够管理抑郁症了。为了应对儿子对家庭中新成员的反应，咨询师见了这个家庭的四个成员。儿子以适合他发展阶段的方式表达了自己的被抛弃感和嫉妒感。他也被肯定为大哥哥，并被教导要为自己有能力帮助照顾家里的小婴儿而感到自豪。这项工作还有一个好处，就是促使他变成熟。

棘手的限制

整合系统治疗的精髓图示要求咨询师与来访者一起解除限制。然而限制有时是棘手的。当面临限制的来访系统缺乏解除限制所需的影响力或资源时，限制就是棘手的。在这种情况下，虽然无法解除限制，但来访系统可以学习以更良性的方式管理它，以便识别和实现解法序列。在处理棘手的限制时，咨询师必须首先确定该限制对来访系统而言是否确实棘手，然后确定来访系统应对该限制所采用的问题序列，最后找到一个更具适应性的解法序列来改善应对方式。幸运的是，治疗的进展是根据这三个任务来评估的，而不是根据应对棘手限制的效果。在治疗中常见的各种类型的棘手限制中，我们将讨论三个例子：无解的关系议题、创伤和生物限制。

无解的关系议题

戈特曼（Gottman，1993）的研究表明，伴侣之间 69% 的冲突问题是永远不会消失的，然而伴侣经常陷入围绕这些问题的争论，这些争论可能会严重伤害他们之间的关系。这就好像有一对伴侣在开始争吵时分别对自己说，"这一次，我要说服我的伴侣做出不同的选择"，结果他们再一次发现那是不可能的。他们的问题序列似乎是把一个无解的问题或差异当作可以解决的问题了。这被戈特曼称为"永久性问题"，无解的关系问题通常是基于个人特质的差异，包括守时、理财、隐私以及内向和外向的差异。

为了更有效地处理一个无解的问题，伴侣双方首先必须接受它的存在。为了促进伴侣对差异的接纳度，咨询师可以基于戈特曼的研究提供心理教育，这些研究表明，所有伴侣都会面临无解的分歧。通常，明确某些事情属于某人的天性是有益的——例如，一方可能渴望社交活动，而另一方可能更喜欢待在家里。这种差异可能会带来失望、挫败感或冲突，但特质本身并没有在根本上意味着不尊敬。一旦伴侣接受了这种永久性差异，它将继续存在，但更不容易成为冲突和失望的来源，因为伴侣双方都同意在讨论这个问题时无须升级，因为问题不会改变。咨询师这时候可以引导伴侣寻找更具适应性的方法来管理差异，并鼓励他们从关系的整体价值和彼此的积极特质这种角度来看待这些差异。

创伤

据估计，有 70% 的人在一生中至少会经历一次创伤性事件（Benjet et al.，2016）。其中有相当一部分人会经历复杂创伤，包括重复会导致创伤的行为（Courtois & Ford，2016），例如，多年来反复发生的性虐待。如今，创伤被认为与个人的心理健康息息相关，一些治疗模型甚至以治疗创伤为核心。创伤作为一种历史事实是难以改变的。然而，它的后遗症可能是也可能不是难以改变的。当创伤被视为一种限制时，我们必须对它进行彻底的处理。

在这里，我们应该区分创伤事件本身和它对个人的影响。对于前者，过去的事情是无法挽回的；因此，受到创伤的来访者必须永远铭记可怕的事情已经发生了。此外，复杂的创伤可以改变一个人的生理机能（Osterman &

Chemtob，1999；van der Kolk，2015；Courtois & Ford，2016）。对一些人来说，创伤已经摧毁了他们的生活。对另一些人来说，由于他们拥有一种心理弹性，所以他们能够相对少地受到创伤的影响，或几乎没有受到创伤的影响，有些人甚至表示在创伤后有获得成长的感觉。

从整合系统治疗的角度看，我们在确定是否要将创伤作为治疗的焦点时，有几个因素要考虑。第一，来访者是否有兴趣直接治疗创伤或减轻创伤对他们生活的影响？换句话说，创伤是主诉问题吗？第二，如果创伤不是主诉问题，那么它对来访系统的目标有多大限制？是否只有处理了创伤才能应对这一限制？第三，如果不直接处理创伤，咨询工作也能继续进行，但对创伤的初步讨论仍然有可能让来访者想要在治疗中面对它。这样一来，创伤可能会成为咨询中的一个新的主诉问题，或者成为转介的理由以便更好地治疗创伤。

在治疗创伤时，整合系统治疗的咨询师会放慢解决问题的速度，并更加关注治疗环境中的情感安全。这与几个创伤治疗模型是一致的，这些模型详细说明了治疗的第一阶段任务，如营造利于改变的环境和提供一个庇护所（Barrett & Fish，2014），建立安全感（Herman，2015）和稳定感（Courtois & Ford，2016）；这和强调建立情感和关系安全的治疗方法（Armstrong，2019；Goelitz，2021）是一致的。在与来访者建立了安全感之后，咨询师再展开进一步的干预。来访者会得到帮助以管理症状，并清晰地感到他们可以在治疗同盟的合作情境中控制咨询的节奏。我们可以从多个方面理解创伤体验在当下的重现，包括强迫性和回避性反应的内在序列、生理表现、对创伤事件及其后续的叙事，以及来访者与家庭成员、朋友、同事和咨询师的互动序列。

当创伤对一个人产生了持久的负面影响时，就需要专业的治疗了。整合系统治疗计划元构架中具有可用于处理创伤的策略及相应的具体干预技术（列于附录 A），这些策略和技术通常来自有实证支持的治疗方法，它们都可被整合到治疗中。讨论这些策略和干预技术超出了本书的范围，但值得强调的是，咨询师只有通过专业培训才能使用它们。如果在专业的深度治疗后发现创伤事件的后遗症确实是难以治愈的，个人和家庭系统将需要接纳这位家庭成员的情况，增加社会支持，学习共同管理症状的方法，通过培养灵活性来应对创伤后症状的波动。

生物限制

在我们的生理机制中存在许多方面的限制，其中很多都是棘手的。进行性和永久性疾病会阻碍家庭成员实现生活中的许多目标。家庭成员衰老时通常需要家庭护理，这可能会扰乱家庭的平衡。面对即将到来的丧失是极度煎熬的，时间压力巨大，协调家庭资源可能会导致家庭内部矛盾。带来永久后遗症的伤害不仅会摧毁伤者的梦想，也会破坏亲友的梦想。例如，一位 21 岁的年轻人因摩托车事故导致四肢瘫痪。这家人开始接受治疗的任务是既要悼念未能实现的潜能，也要计划如何照顾他。在其他情况下，伤害可能发生在治疗的前几年，家庭显然已经对此进行了一些适应，但当有关伤害的信息浮出水面时，咨询师必须读取反馈，思考伤害是否在限制家庭解决主诉问题。

死亡是终极的生理限制。死亡显然是无法改变的，但哀伤不是，尽管它可能极具挑战性。因失去所爱之人而引发的哀伤可以在人际关系中悄然而深远地蔓延。与丧失相关的限制可以对人际关系产生深远的影响。例如，30 岁的丽莎是一位欧裔女性，她寻求心理咨询是为了解决她生活中缺乏目标的问题。她上过大学，但对自己的专业不感兴趣，毕业后的工作也让她很不满意。她表示自己没有什么爱好或特殊的兴趣。咨询中的主要问题变成了："什么阻碍了你在生活中找到一件能够激发你热情的事情？"在某个时候，丽莎分享了她的父母在婚后不久就失去了一个男婴的经历，她认为自己只是父母夭折的儿子的替代品。此外，她觉得父亲重男轻女，并认为他对于没有儿子继承他的事业深感遗憾。因此，在她看来，无论她追求什么，都无法代替已故的哥哥。

咨询师假设丽莎没有与她的原生家庭进行充分的分化；因此，她从未学会如何独立地探索自己的热情之所在。咨询师认为，制订一个计划来应对缺乏分化这个限制，需要包含几个要素。首先，丽莎需要审视并修正自己的叙事，即她不过是一个次等的替代品。根据意义／情感计划元构架，咨询师将利用叙事疗法的干预技术。一旦她在叙事中接纳了这样一个观点，即她是一个独立的个体，而不是她哥哥的替代品，她或许就能更直接地着手寻找自己的兴趣和激情了。随着咨询的进行，咨询师将她转介给一位心理学家，后者对她进行了职业兴趣测评和能力测试。接下来，咨询师帮助她计划了一次与父母一起进行的会谈，讨论夭折的哥哥及他对她的影响。事实证明，这是她与原生家庭分化的一个有效步骤。在处理了与家庭过程和叙事相关的限制之后，丽莎就能够富有成效地寻找自己生活的方向了。

咨 询 进 程

正如前面的例子所示，咨询是一项有计划的活动，它使用蓝图来读取反馈，提出假设，并计划如何完成整合系统治疗精髓图示中的任务。我们会特别关注治疗对话和维护治疗同盟。同时，我们会明确定义并积极追求治疗的目标，并识别和解除过程中出现的限制。

与其他疗法一样，整合系统治疗也存在一个中期阶段。在这个阶段，来访者和咨询师已经制订好了治疗计划，并且达成了一致，接下来的任务是继续完成它。每种治疗模型都明确了需要疏通的地方。在整合系统治疗中，这个疏通的过程可能会持续涉及新的发现。这是因为整合系统治疗的限制支柱鼓励我们不断识别新的限制，而且其指导原则强调在整个治疗期间需要持续评估。这些新发现帮助我们进一步了解来访者的优势力量，以及必须解除的限制；或者如果这些限制是棘手的，就需要以更健康的方式加以管理。由于这项工作是为了帮助来访者达成治疗目标，因此我们需要不断地回到与这些目标相关的主题和解法序列上。

　　整合系统治疗始终是根据来访系统的需要进行调整的；因此，咨询师和来访者需要决定谁将参与直接来访系统以及为什么。关于谁要参与以及何时参与会谈的决定，取决于在咨询过程中发现需要哪些人参与解法序列或解除限制。因此，直接来访系统不是一个静态的实体，因为关于谁参加治疗的决定可能贯穿整个治疗过程，包括早期、中期和后期阶段。

　　在这个中期阶段，对咨询进展的评估主要侧重于解除关键限制方面的进展。正如在前文的方法部分所讨论的，我们有各种方法来衡量进展。除了所使用的测量方法外，咨询师还应定期询问来访者对自身进展的感受。再次强调，成功的主要标志是进步，而非具体的结果。如果咨询师和来访者都认为咨询已经朝着目标取得了足够的进展了，咨询就可以沿着原有方向继续下去，直到取得足够的进展时才会考虑结束。如果来访者觉得咨询没有取得足够的进展，咨询师将探索咨询方向，包括当前的假设和为了应对这些假设而拟订的计划。有时，来访者会在咨询过程中要求处理不同的问题。一般来说，整合系统治疗的咨询师会同意这种转变，但会提醒他们，当前的目标只是被暂时搁置了，而不是被放弃了。

　　处理治疗同盟的状态对于创造积极结果的前景至关重要。请回想一下，在进行关系治疗时存在多个同盟。甲方认为，咨询师与乙方的同盟可能跟甲方与咨询师的同盟一样重要。举个例子，如果简希望处理其伴侣阿曼达的饮酒问题，但阿曼达还没有准备好讨论这个问题（改变的前预期），那么把这个问题推到治疗的前沿可能会破坏咨询师与阿曼达的同盟。这也可能影响简与咨询师的同盟，尽管简是提出要关注饮酒问题的人。换句话说，简可能担心咨询师没有和阿曼达保持良好的关系。

结　论

　　所有治疗都应该包括评估元素。因为整合系统治疗以失败驱动指导原则为前提（当你所尝试的方法无效时，你该采取什么措施？），咨询师必须持续征求来访者的反馈并评估进展。当咨询没有取得进展时，整合系统治疗的整合性质为尝试不同方法提供了临床路径。精髓图示步骤描述了需要评估的方面：解法序列是否有效？限制被解除了吗？咨询是否揭示了其他问题？咨询的总体进展是否足够？对这些问题的回答可能推动咨询师修改假设或计划，以做出相应的调整。在整合系统治疗中，这种转变是可预期的，它带来了必要的灵活性，使咨询能够适应来访系统的模式和需求。本章的主题是这种评估过程和咨询方向的转变。下一章将讨论咨询的结束。

练　　习

考虑以下问题。与同行进行讨论或用各种方法记录你的答案。

1. 你如何确定来访者是否在取得进步？
2. 请选择一个个案并评估你最近的干预。你从来访者那里得到足够的反馈来评估干预的结果了吗？你认为来访者的进展是否归因于你的干预？
3. 请选择一个个案并评估该个案的总体进展。在什么方面获得了改善？在什么方面还没有？你对该个案的进展满意吗？
4. 你是否经常向来访者询问他们是否觉得咨询取得了进展？如果没有，考虑到研究表明反馈有助于治疗进展，那么有什么原因阻碍了你？在督导中探讨这个问题是一个好方法，因为咨询师的个人议题往往是限制因素，可能阻碍你询问来访者的治疗效果。

一个项目

如果你没有使用标准化的工具来衡量进展，那么你是否觉得值得找到一个工具，然后在部分个案中尝试使用它？如果值得，你可以选择一个工具，并学习如何使用它。在你的一些个案中使用它，然后将你在这些个案中的经验与你没有使用进展工具的一组类似个案进行比较。评估这个工具是否对你的工作产生了影响。

参 考 文 献

Armstrong, C. (2019). *Rethinking trauma treatment: Attachment, memory reconsolidation, and resilience*. Norton & Company.

Barrett, M. J., & Fish, L. S. (2014). *Treating complex trauma: A relational blueprint for collaboration and change*. Routledge.

Benjet, C., Bromet, E., Karam, E. G., Kessler, R. C., McLaughlin, K. A., Ruscio, A. M., Shahly, V., Stein, D. J., Petukhova, M., Hill, E., Alonso, J., Atwoli, L., Bunting, B., Bruffaerts, R., Caldas-de-Almeida, J. M., de Girolamo, G., Florescu, S., Gureje, O., Huang, Y., … Koenen, K. C. (2016). The epidemiology of traumatic event exposure worldwide: Results from the WorldMental Health Survey Consortium. *Psychological Medicine, 46*(2), 327–343

Courtois, C. A., & Ford, J. D. (2016). *The treatment of complex trauma*. Guilford Press.

Davis, S. D., Lebow, J. L., & Sprenkle, D. H. (2012). Common factors of change in couple therapy. *Behavior Therapy, 43*(1), 36–48.

Duncan, B. L., Sparks, J., Miller, S. D., Bohanske, R. T., & Claud, D. A. (2006). Giving youth a voice: A preliminary study of the reliability and validity of a brief outcome measure.

Goelitz, A. (2021). *From trauma to healing: A social worker's guide to working with survivors* (2nd ed.). Routledge.

Gottman, J. M. (1993). The roles of conflict engagement, escalation, and avoidance in marital interaction: a longitudinal view of five types of couples. *Journal of Consulting and Clinical Psychology, 61*(1), 6–15.

Harmon, C., Hawkins, E. J., Lambert, M. J., Slade, K., & Whipple, J. S. (2005). Improving outcomes for poorly responding clients: The use of clinical support tools and feedback to clients. *Journal of Clinical Psychology, 61*(2), 175–185.

Herman, J. L. (2015). *Trauma and recovery: The aftermath of violence—from domestic abuse to political terror*. Basic Books.

Lally, P., Van Jaarsveld, C. H., Potts, H. W., & Wardle, J. (2009). How are habits formed: Modelling habit formation in the real world. *European Journal of Social Psychology*, *40*(6), 998–1009.

Lambert, M. J., Hansen, N. B., & Finch, A. E. (2001). Patient-focused research: Using patient outcome data to enhance treatment effects. *Journal of Consulting and Clinical Psychology*, *69*(2), 159–172.

Lambert, M. J., Harmon, C., Slade, K., Whipple, J. L., & Hawkins, E. J. (2004). Providing feedback to psychotherapists on their patients' progress: Clinical results and practice suggestions. *Journal of Clinical Psychology*, *61*(2), 165–174.

Lambert, M. J. (2013). Outcome in psychotherapy: The past and important advances. *Psychotherapy*, *50*(1), 42–51.

Lambert, M. J., Whipple, J. L., & Kleinstäuber, M. (2018). Collecting and delivering progress feedback: A meta-analysis of routine outcome monitoring. *Psychotherapy* *55*(4), 520 –537.

Miller, S. D., Duncan, B. L., Brown, J., Sparks, J. A., & Claud, D. A. (2003). The outcome rating scale: A preliminary study of the reliability, validity, and feasibility of a brief visual analog measure. *Journal of Brief Therapy*, *2*(2), 91–100.

Miller, S. D., Duncan, B. L., Sorrell, R., & Brown, G. S. (2005). The partners for change outcome management system. *Journal of Clinical Psychology*, *61*(2), 199–208.

Osterman, J. E., & Chemtob, C. M. (1999). Emergency intervention for acute traumatic stress. *Psychiatric services (Washington, D.C.)*, *50*(6), 739–740.

Pinsof, W. M., Zinbarg, R. E., Lebow, J. L., Knobloch-Fedders, L. M., Durbin, E., Chambers, A., Latta, T., Karam, E., Goldsmith, J., & Friedman, G. (2009). Laying the foundation for progress research in family, couple, and individual therapy: The development and psychometric features of the initial systemic therapy inventory of change. *Psychotherapy Research*, *19*(2), 143–156.

Pinsof, W. M., Goldsmith, J. Z., & Latta, T. A. (2012). Information technology and feedback research can bridge the scientist–practitioner gap: A couple therapy example. *Couple and Family Psychology: Research and Practice*, *1*(4), 253–273.

Sprenkle, D. H., Davis, S. D., & Lebow, J. L. (2009). *Common factors in couple and family therapy: The overlooked foundation for effective practice*. Guilford Press.

Sprenkle, D. H., & Blow, A. J. (2004). Common factors and our sacred models. *Journal of Marital and Family Therapy, 30*(2), 113–129.

Tasca, G. A., Angus, L., Bonli, R., Drapeau, M., Fitzparick, M., Hunsley, J., & Knoll, M. (2019). Outcome and progress monitoring in psychotherapy: Report of a Canadian psychological association task force. *Canadian Psychology/Psychologie Canadienne, 60*(3), 165–177.

Van der Kolk, B. A. (2015). *The body keeps the score: Brain, mind and body in the healing of trauma*. Penguin Books.

第十章

结束咨询的决定

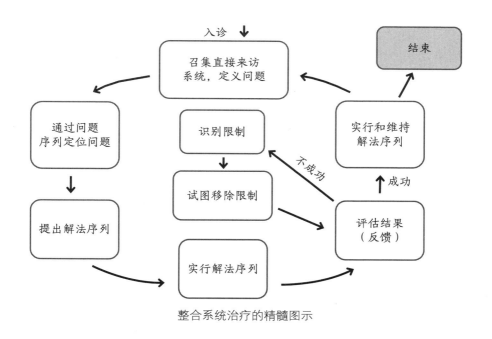

整合系统治疗的精髓图示

目　　标

本章将探讨并详细说明整合系统治疗的结束过程。结束咨询的维度包括与来访者一起评估他们是否达到了设定的目标，规划他们对未来问题的应对策略，反思咨询工作和咨访关系，讨论需要在什么情况下开启下一段咨询，并最终告别。在这一阶段之前，咨询师和来访者已经定期评估了与特定目标相关的进展，并定期讨论了总体进展；然而，结束阶段的不同之处是，需要更加全面地评估咨询的进展，并审视结束咨询所带来的影响。

概　述

在美国公共广播公司的电视剧《唐顿庄园》（*Downton Abbey*）中，那位享有特权、口若悬河的老伯爵夫人曾经说过，"人生就是我们必须尝试解决一系列问题，第一个，然后一个接一个，直到我们死去"（Fellowes et al., 2010）。当然，这种描述忽略了生活中的爱、喜悦和享乐，我们也可以更乐观地将这句话重新表述为一个接一个的解决方案或者机会，但它确实揭示了生活中的问题解决这个维度。当来访者前来咨询的时候，他们实际上是在让咨询师加入问题解决的过程。这项工作也具有"第一个，然后一个接一个"的性质，因为我们会面对每个问题及其限制，一直持续到咨询结束。当来访者结束咨询时，他们会带走一套工具，用来解决未来终会遇到的其他问题。由于这些新的困扰有时需要开启新的咨询片段，结束的过程还包括邀请来访者在卡住时再次寻求咨询。在可能的情况下，来访者通常会回到同一位咨询师那里。

整合系统治疗的创始人在同一个社区工作了几十年，并在多个咨询片段中与部分或全部来访系统合作过。例如，曾有一对伴侣寻求咨询以改善他们的关系。几年后，他们又回来接受家庭治疗，因为他们的一个已成年的孩子难以找到生活的立足点。他们第三次寻求咨询是因为其中一方的母亲被诊断患有阿尔茨海默病。除非受到环境的限制，咨询师应尽可能为处于生命周期不同阶段的家庭提供咨询，这可能会带来令人异常满足的体验。当然，这对于某些咨询师来说是不可能的，因为他们可能换了工作，搬到了新的社区，或者专注于更具体的领域，使他们无法继续与之前的来访者合作。同时，由于种种原因的限制，一些来访者也可能无法在几年后回到同一位咨询师那里。

虽然整合系统治疗的结束通常是"暂时告别"而不是"永别"，但整合系统治疗的咨询师对待结束过程非常慎重。结束的定义之一是"合乎伦理和临床标准的职业关系结束过程"（Younggren & Gottlieb，2008，p. 500）。结束也被描述为"一个有意识的过程，随着时间的推移，在来访者实现了咨询的大部分目标和／或因为其他原因必须结束咨询时，此过程逐渐展开"（Vasquez et al.，2008，p. 653）。研究发现，无论咨询师采用哪种治疗模型，在咨询结束阶段都有许多明显的被广泛接受的标志（Norcross et al.，2017），包括共同决定结束咨访关系，明确并讨论来访系统的成长方向，促进对咨询过程的积极看法，强化来访系统看到自身取得进展的能力，展望未来并做好相应的规划，以及牢记咨访关系的伦理准则。整合系统治疗主张将这些特点融入结束咨询的过程。

在整合系统治疗中，与结束咨询最相关的问题是：来访者是否感到满意，他们寻求咨询的问题得到充分解决了吗？在我们回答这个问题时，相关的考虑包括解法序列的可持续性和限制改变的持久性。例如，一个备受困扰的家庭因为照顾孩子而陷入困境，他们确定了一套解决方案，让每周工作约70小时的家庭主要经济支柱同意减少工作时间，降低工作要求。咨询师想知道，随着时间的推移，主要经济支柱是会维持这种变化，还是会慢慢回到每周工作70小时的状态，从而破坏解法序列。咨询师就这个问题与来访系统展开了讨论，并引导他们探讨如何预防这种情况的发生。

结束咨询所花费的时间和精力与咨询时长相关，因为治疗同盟的纽带往往会随着时间的延长而加深。只参加了几次会谈的来访者不需要标准的结束流程。在长程咨询中，结束咨询意味着结束一段对来访者尤其重要的关系。这是一种必须应对的丧失。在这种情况下，结束咨询阶段需要持续数个会谈，如果在结束阶段的会谈频率较低，则结束过程可能要持续一段时间。咨询师会直接提供关于结束咨询的指导，但也会邀请来访者合作制订结束会谈的计划和时间表。

方　法

维持解法序列，并征求对整体进展的反馈

正如第九章所述，在解决咨询所定义的每个问题的过程中，维持成功的解法序列是很重要的一部分。结束的决定涉及咨访双方的协作评估，包括评估主诉问题以及所识别的其他问题是否得到了充分的解决。咨询师在很大程度上依赖来访者对自身整体进步的感知，然而在对话中，咨询师也会运用他们在问题解决和人类功能运作方面的专业知识和技能。整合系统治疗的咨询师会通过为来访系统创造空间，促使他们反思成长和与咨询目标相关的变化，从而推动关于整体进展的讨论。以下是一个来访者和咨询师就进展进行讨论的对话示例。来访者对咨询的某些方面表达了矛盾心情，并间接暗示了咨询应该结束。在读取了这些反馈后，咨询师开始探讨咨询的整体进展。

咨询师：我们一直在共同努力解决你在关系中对承诺感到害怕和焦虑的问题。你觉得进展如何？

来访者：我认为咨询在总体上是有帮助的，但我也不能确切地说清楚是怎么回事。我依然害怕承诺。

咨询师：如果回顾一下我们在承诺问题上的共同努力，你觉得到目前为止哪些方法是有效的，哪些是无效的？

来访者：嗯……我其实不太确定。我想，当我们开始聊我父母的关系，以及我在 12 岁时发现他们两人都在和别人约会的这段经历时，我意识到这困扰着我，让我明白为什么我不相信别人的承诺。我无法真正相信他们。我知道这种不信任从何而来，但这对我

来说永远不会改变。当你建议我给妈妈打电话，跟她谈谈我在
12岁时了解到的事情时，我觉得这并没有什么用。

咨询师：我记得那次谈话让你很失望。我很遗憾你和妈妈的交谈体验很
　　　　糟糕。我应该更慎重地考虑那次谈话可能引发的负面结果。你
　　　　觉得和妈妈谈论你发现他们出轨的经历暴露你和妈妈之间的问
　　　　题了吗？

来访者：是的！我的意思是我能理解这与我自己的承诺问题有关，但我
　　　　现在不仅不知道该如何解决我的承诺问题，还跟我妈相互置气。
　　　　我徒增了一肚子对父母的怨气，却完全不知道该怎么办。我现
　　　　在只能尽量离她远点，因为任何一点小事都会激怒我。

咨询师明确了来访者对她母亲的回避行为序列，这似乎与来访者在亲密
关系中的回避行为序列相似。

咨询师：你觉得你和妈妈的谈话在哪里卡住了？

来访者：我的愤怒。我就只是发脾气，然后挂断电话。我就是无法和她
　　　　好好沟通，因为她马上就变成了受害者，开始指责我，因为她
　　　　觉得我在指责她。我就是对这件事没有一点耐心。她总是把自
　　　　己当成受害者。如果我父亲还活着，和他聊这些可能会容易一
　　　　些。我不知道该怎么办了。我真的累了。我只是觉得我的问题
　　　　越来越多了。

咨询师：考虑到你受到妈妈婚外情的影响，我能想象你试图和妈妈沟通
　　　　一定很困难。我从没想过让你和妈妈闹翻。你想改善和她的关
　　　　系吗？我们一起做这方面的工作你觉得怎么样？

来访者：这真的让我害怕，但我妈妈曾经是我的支柱，我希望重新得到
　　　　她的支持。请告诉我你的想法。

> 咨询师：好的。首先，在我们同意实施任何计划之前，我会更加谨慎。等你准备好了，我们也做好了准备，如果她愿意加入我们的会谈，我可以在你和她沟通时帮帮忙。无论在何时，如果情况变得太紧张，我都会在场进行调解。你觉得怎么样？你愿意试试吗？
>
> 来访者：我对此很紧张，但这也许值得考虑一下。我想我可以和她一起参加一次会谈，然后看看会发生什么。
>
> 咨询师：我们会一起计划所有的步骤，包括你如何向她发出邀请。我也很担心你对自己依然害怕承诺这个问题的悲观态度。对于这个问题，我们还有很多可以做的，所以我想再试一次。不如我们再做六次会谈，然后重新评估治疗的进展，如何？
>
> 来访者：好的，这很合理。

在这段咨访对话的例子中，来访者对咨询过程进行了反思。咨询师与来访者合作，找出了咨询陷入困境的地方，并描述了一个新的问题序列，这个序列是在来访者尝试咨询师所提议的解法序列时产生的。随着这个新问题序列的发展，咨询师确定应该将母亲纳入直接来访系统。咨询演变为母亲和女儿共同探讨在关系中的信任与不信任的根本问题。这一努力也使来访者从感觉陷入困境并考虑结束咨询，转变为尝试从不同的治疗角度解决当前的问题。

解法序列可以包括行为改变、认知转变和／或新的情绪处理方法。维持解法序列是在咨询结束前的重要工作之一。通过运用在第九章讨论的一种或多种衡量进展的方法，咨询师可以看到一种解决方案是否经得起时间的考验。之后可能需要进一步的工作，以处理继续限制解法序列的因素。在讨论整体进展时，咨询师会确定是否出现了来访者希望在咨询中解决的其他问题或困扰。

咨询师还关心来访者能在多大程度上应对解法序列带来的挑战。在整合系统治疗中，咨询师可以用一种常见的方法测试这一点，即开始拉长会谈间隔。在咨询的后期，咨询频率为隔周一次、每月一次或隔月一次，这可以帮助咨询师确定来访者是否准备好结束咨询了。核心问题在于：如果没有咨询师每周的介入，来访者能否维持适应能力？例如，在一位因抑郁和孤立问题而求助的女性个案中，在准备结束咨询时，预约的次数减少了，咨询师追踪了她的情绪、她与他人的关系以及她与日常生活和活动有关的具体的解法序列。

结束咨询的方式

咨询过程可以用几种方式结束。来访者可能会突然决定结束咨询，咨询师可能会因为没取得多少进展或其他原因而主动提出结束咨询，或者咨询师和来访者共同认为咨询已经达到了既定目标。结束咨询与中途脱落是不同的，中途脱落指的是来访者过早结束咨询，在解决主诉问题之前就结束咨询（Swift & Greenberg，2015）。过早结束咨询可能受多种因素影响，包括但不限于：治疗同盟破裂、来访者动机不足以及外部因素，如来访者的生活环境发生变化、对咨询的需求减少了或者来访者更难继续参与咨询。

如果来访者在没有任何联系或告别的情况下提前中断了咨询，整合系统治疗的咨询师通常会通过电话或其他安全的通信方式主动联系来访者。这样做的目标是和来访者就咨询进展和咨访关系进行对话，以了解是否存在可修复的同盟裂痕。有时，来访者会来参加咨询，或致电请求在电话中与咨询师进行交谈，并表示希望结束咨询。在这种情况下，咨询师会仔细倾听来访者考虑结束的原因，并开放地听取来访者是否对咨询的进展不满意，或者是否因咨询师的言行感到受伤。在这些谈话中，咨询师的个人议题很可能浮现，特别是当来访者确实不满意的时候。当来访者不满意时，咨询师需要处理好可能出现的防御情绪，并确保来访者有足够的空间和平台表达他们可能有的受伤心情。咨询师理解并认可来访者的体验可能会带来修复同盟的机会。如果咨询师可以根据来访者的需求或担忧进行某种程度的调整，那么可能为咨询工作提供新的方向。如果没有，咨询师会评估是否需要转介。

如果来访者在完成咨询目标之前提出结束咨询，咨询师会询问来访者的咨询体验。咨询工作是否集中在他们想要达成的目标上？是否取得了进展？还有什么事情没有完成？他们是否感到了来自咨询师的评判或压力？咨询师应该共情地回应来访者的体验。无论来访者如何回应，咨询师都可以总结观察到的所有进展，当然也包括提及来访者表现出的优势力量。咨询师也可以根据已确定的问题序列和限制与来访者分享建议或警告。

如果结束是因为财务问题或更大范围的系统性限制，比如与保险相关的问题或交通情况导致的可达性变化，咨询师有责任确保来访者在仍然需要咨询时不被抛弃。咨询师需要提供适当的结束过程，并给来访者提供在成本和可达性方面合理的转介。

有一些突然提出结束咨询的来访者对咨询是感到满意的，认为它是值得的。然而他们认为咨询已经做了足够多的工作，而且他们的时间和金钱也面临着其他竞争性需求。或者他们自认为是独立的个体，只会在必要时寻求帮助。咨询师可以邀请他们进行更正式的谈话，讨论已经取得的进展，并了解他们可能面临的任何挑战。咨询师也可以邀请来访者在几个月后再次与咨询师联系，看看进展是否在延续，以及是否出现了其他问题。

许多来访者确实解决了最初导致他们求助的主诉问题，并没有仓促地结束咨询。这使得有计划的结束成为可能。正如前面提到的，该计划可能包括随着时间的推移而逐渐降低会谈的频率，直到决定结束咨询。在结束过程中，来访者和咨询师将有额外的机会共同努力，来维持解法序列，并处理已确认的新增限制。其中一个新增限制的例子是，家庭成员对结束咨询的准备程度存在分歧。在这种情况下，咨询师要确保所有成员都能表达他们的立场，并帮助他们讨论可能的治疗选择。在下面的例子中，考虑到家庭成员对结束咨询的准备程度不同，咨询师反映了每位家庭成员的看法，并帮助他们找到了前进的方式。

> 咨询师：我一直在仔细聆听你们的对话，努力理解每个人说的话。据我
> 了解，爸爸和伊莎贝尔（Isabelle，12 岁的女儿）都觉得已经做
> 好了准备，有信心在不接受咨询的情况下继续生活。我听到他
> 们对自己在减少和管理冲突方面的技能感到满意。但我感觉到
> 塞奥马（Seoma，11 岁的儿子）在用他的肢体语言向我表明，
> 他可能对伊莎贝尔和爸爸决定在此时结束咨询的想法不太乐意。
> 我的观察对吗？

咨询师等着收到关于这个假设的反馈，然后继续探询，促进更多对话，谈论观察到的差异，同时鼓励家庭成员保持好奇，了解彼此对结束的看法。这个家庭最初的目标是减少冲突，增加共处时间。由于所有成员都认为冲突减少了，咨询师在想，或许对于塞奥马来说，共处时间仍然是一个问题，因为他似乎对结束咨询的前景更加抗拒或担忧。

> 咨询师：塞奥马，你能告诉我，对于和爸爸、姐姐一起来做家庭治疗，
> 你最喜欢的是什么呢？

这个问题帮助塞奥马承认，咨询提供了在一起共度时光的机会。他们一起坐车，参加会谈，有时在回家的路上停下来吃晚饭。他喜欢这段家人不受打扰地待在一起的时光。他的父亲和姐姐向他保证，他们会找时间继续共度一些时光。咨询师担心好意有时候并不总能转化为持续的行动，于是加入了这个过程，引导他们制订一个如何定期共度时光的计划。一旦计划到位，塞奥马就对结束咨询感到更安心了。

回顾咨询过程

在结束过程中，咨询师引导大家讨论咨询的过程和结果。这包括询问来访者的咨询体验，他们认为自己取得了哪些进展，以及还有哪些需要继续努力改进的地方。通常，咨询师使用一段简短的陈述来开场是有帮助的，可以回顾来访者最初开始咨询的原因，以及当初想要解决的问题。

> 咨询师：很久以前，你们第一次走进了咨询等候室。那已经是18个月前的事了。我还记得我们的第一次会谈。你们当时提到，希望作为伴侣在决策方面获得一些帮助。你们愿意从你们的视角分享一下咨询的经历吗？

以下是可以询问的其他问题。

> 咨询师：我很想听听你们的咨询体验是什么样的。
>
> 咨询师：你们可以说说看，觉得自己在咨询中取得了哪些进展？
>
> 咨询师：你们能谈谈你们认为成功的关键因素是什么吗？
>
> 咨询师：我很想知道，你们在这个过程中学到了哪些关于自己和伴侣（家庭）的事？
>
> 咨询师：有哪些事情还没有完成？
>
> 咨询师：展望未来时，你们看到了哪些挑战？
>
> 咨询师：你们每个人将如何运用在咨询中学到的东西，共同应对未来的挑战？

整合系统治疗遵循家庭治疗的传统，为来访者赋能，将他们在咨询中取得的进展归功于他们。咨询师感激来访者的感恩之心，但最终还是将在咨询中取得的进展归功于来访者的优势力量和付出的努力。以下是一位整合系统治疗的咨询师与一对伴侣的对话，肯定了他们的优势力量和收获。

> 咨询师：在过去 18 个月的合作中，我见证了你们的勇气和承诺，即使面
> 对刺耳的言辞，你们也愿意倾听和理解对方。我知道，有些对
> 话并不容易，尤其是关于你们与各自原生家庭的界线以及如何
> 在跨信仰婚姻中抚养子女的话题。但是你们始终坚守一个关键
> 点，那就是对彼此的承诺，对共同生活的承诺。在这个过程中，
> 我相信你们已经做出了一些重要的改变。

讨论重返咨询的信号

发展意味着来访系统将随着时间不断发展和变化。例如，儿童成长为青少年，高中毕业生进入大学，婚姻有时以离婚告终，老年人可能面临健康危机。任何一个节点的事件都可能给来访系统带来问题，并引导他们寻求新一轮咨询（Greenberg，2002）。丧失、疾病、生命周期变化、日常生活的重大变动或内在心理和人际关系反应的周期性波动都可能削弱解决方案，面对这些问题时，以往成功的解法序列未必能继续奏效。互动模式可能回归常态。旧有的限制可能重新显现。新的限制也可能出现。咨询师应该强调，出现挑战和退步是正常现象。它们是可预期的，并且可以成为重返咨询的原因。

咨询师可以请来访者分享他们是如何知道需要进一步的治疗的。如果他们难以想象这一点，咨询师可以提醒他们回想一下，他们当初是怎么知道需要开始进行这段咨询的。咨询师还可以分享，当他们再次遇到困扰时，他们也许能够成功地重新采用在咨询中学到的解决方案，或者使用他们已经发展出来的技能，创造新的解决方案。在这种情况下，他们无须重返咨询。然而，如果他们无法采用已有的解决方案或创造新的解决方案，同时又在经历痛苦，那就到了至少要进行一次咨询会谈的时候了。

多元化、包容性和社会正义

与咨询过程中的任何步骤一样，结束过程也受到了交叉性、公平性和包容性的影响。当我们考虑来访系统在结束咨询后将面临的挑战时，重要的是考虑来访者认为他们可能面临的诸多限制，包括与他们的民族、种族、社会经济地位、移民身份、信仰、性取向或性别身份认同等有关的限制。咨询师需要询问来访者，他们是否认为在未来维持解法序列方面与多元身份交叉性相关的因素会带来挑战。例如，当来访者持续暴露在基于种族的暴力和其他系统性种族主义的环境（包括权力、机会和经济资源的不平等）中时，这会如何影响来访者的情绪？

我们关注来访者的特定互动序列及其相关的意义和情感，这固然重要，但在社会和社区中损害社会正义的因素也具有深远影响。例如，在讨论如何知道该在何时重返咨询时，咨询师需要意识到来访者可能面临的经济困难和地理障碍。如果来访者拥有足够的资源，就可能有合适的机会再次选择同一位咨询师，但如果来访者在一个员工流动率很高的机构接受咨询，就可能遗憾地无法回到原来的咨询师那里。同样，如果来访者换了工作或丢了工作，新的保险政策可能会阻碍他见之前的咨询师。在结束过程中，咨询师必须意识到不平等性的影响和限制包容性的因素，并在来访者寻找所需资源的过程中成为他们的盟友。

结　　论

来访者结束咨询的原因千差万别。但在所有情况下，咨询师都要安排一次关于结束的会谈，会谈的内容会考虑咨询的进展和治疗同盟的状态。在来访者主动结束的情况下，咨询师要尝试确定同盟是否出现了裂痕，或者来访者是否因为其他可解决的问题而选择结束。整合系统治疗的咨询师致力于共同决定结束的时机和方式。通常，为了应对随着时间的推移而变化的生活环境，会谈的频率会降低，这是维持解法序列的计划的一部分。在整合系统治疗的结束过程中，咨询师会给来访者赋能，将他们发生的改变归功于他们，并邀请他们进行对话，预测他们未来可能遇到的限制和挑战，包括讨论重返咨询的信号。如果情况允许，咨询师在告别时可以说这是"暂时告别"，因为来访者随时可以在将来再次联系咨询师。

<h1 style="text-align:center">练　习</h1>

阅读以下个案，根据这些场景提供的信息，针对每种情况思考以下问题。

1. 为了评估咨询过程，请构思并记录你可能会问来访者的问题。

2. 为了应对来访者在结束咨询后可能面临的挑战，请思考你可能会问的问题和可能会做的陈述。

3. 在来访者的问题得到解决之后，你认为你个人作为咨询师有哪些感受或个人议题会阻碍你与来访者讨论结束咨询？

家庭个案

赛义德（Saeed）是一位单身父亲，他有两个孩子，12 岁的阿米尔（Amir）和 9 岁的苏里（Suri）。孩子们的母亲，也是赛义德的真爱赛塔蕾（Setareh），在家庭治疗开始的前一年因癌症去世了。他们在过去的一年里一直在接受咨询，处理失去母亲和爱人的哀伤和失落。这个家庭为了疗愈这极大的哀伤付出了巨大的努力。他们努力改善与彼此的沟通，称他们感觉比以往更亲密了，能够共同创造新的家庭记忆，同时又能怀念赛塔蕾，让她"常伴左右"。家庭已经能够在一段时间内稳定地维持他们曾经共同努力确定的解法序列了，但他们并没有提到想要结束咨询。作为咨询师，你发现自己被这个家庭的故事和他们的心理弹性所吸引，非常期待每周都见到他们，但你没有听到这个家庭说此时还有任何未完成的咨询目标。请针对该个案回答上述问题。

个体个案

32 岁的纳塔利娅（Natalia）已经和你工作了好几年，以适应失去母亲的哀伤和在之前的感情中经历的创伤事件。她一直在维持关键的解法序列，并且能够有效地应对她遇到的新限制。例如，她鼓起勇气重新开始约会；虽然在当前的关系中流露出脆弱，但没有出现之前的焦虑和与之相关的自我挫败的问题序列。自从她搬到美国以来，你一直与她保持着密切的合作，多年来见证了她在新的家庭中建立新的生活。然而，你面临的困境是，当你开始谈论结束咨询或降低会谈频率时，她就会对自己的生活和未来感到更焦虑。你假设这种焦虑与结束咨询的前景有关。她是你最喜欢的来访者之一，你意识到自己觉得如果你从来没有做过她的咨询师，你们可能会成为好朋友。你将如何应对这个序列，即谈论结束咨询或降低频率会引发焦虑？有哪些话或者问题可以推动对话？此外，请回答在上述个案之前列出的问题。

参 考 文 献

Fellowes, J., Naeme, G., & Eaton, R. (Executive Producers). (2010–2011). *Downton Abbey* [TV series]. Carnival Films & Television; Masterpiece Theater.

Greenberg, L. S. (2002). Termination of experiential therapy. *Journal of Psychotherapy Integration*, *12*(3), 358–363.

Norcross, J. C., Zimmerman, B. E., Greenberg, R. P., & Swift, J. K. (2017). Do all therapists do that when saying goodbye? A study of commonalities in termination behaviors. *Psychotherapy*, *54*(1), 66–75.

Swift, J. K., & Greenberg, R. P. (2015). *Premature termination in psychotherapy: Strategies for engaging clients and improving outcomes*. American Psychological Association.

Vasquez, M. J. T., Bingham, R. P., & Barnett, J. E. (2008). Psychotherapy termination: clinical and ethical responsibilities. *Journal of Clinical Psychology, 64*(5), 653–665.

Younggren, J. N., & Gottlieb, M. C. (2008). Termination and abandonment: History, risk, and risk management. *Professional Psychology: Research and Practice, 39*(5), 498–504.

第十一章

通往整合系统治疗之路

目 标

　　根据不同来访者的情况、咨询师的工作情境及其个人特质，本章的目标是综合考虑整合系统治疗在各种情境下的实际运用。特别是在处理危机事件或强制治疗时，我们致力于将最佳实践标准融入整合系统治疗。本章探讨了工作情境对整合系统治疗实践的影响，对它在个案管理以及住院或寄宿项目中的应用也有所评述。最后，本章强调，整合系统治疗的实践为每位咨询师开辟了一条独特的发展路径，这条路径是依照咨询师在整合系统治疗中的工作风格、干预偏好以及自我发展历程而形成的。

概 述

　　整合系统治疗为咨询师提供了一套通用的问题解决步骤（精髓图示）；用以协调计划和干预技术的过程（蓝图），其中包含了各种概念和干预技术的知识库，还包括了咨询的指导原则。整合系统治疗并不是一种特定的治疗模式，不会规定咨询师如何处理特定问题、情境或人群，而是提供了一系列概念和流程，支持咨询师采用系统性和整合性取向，根据来访者的需要进行个性化调整和定制。受过整合系统治疗培训的从业者在工作中可能会有许多共同之处，但他们的实际操作方式取决于他们的身份，并会反映他们的偏好（Pinsof et al.，2018）。同时，这些操作也受到工作情境的影响。咨询师的个人风格和干预偏好、工作环境的影响以及每个来访系统的独特性质，都意味着整合系统治疗在实际应用时可能会因情境而异。本章将重点关注整合系统治疗的实际运用，包括需要调整精髓图式步骤的临床情况、咨询发生的背景情境，以及咨询师的个人发展，包括持续性的培训和咨询师自身的成长过程。

根据来访情况调整精髓图式步骤

风险问题

正如之前的章节所述，同盟在咨询中被视为关键的核心因素，因此对它的发展和维护至关重要。对同盟的关注不仅超越了咨询师的假设，也超越了计划矩阵所规定的首选干预技术顺序。然而，风险问题和危机的重要性极其突出，甚至会优先于同盟的发展。一言以蔽之，安全至上。因此，整合系统治疗的咨询师与其他咨询师一样，肩负将安全（包括但不限于自伤、自杀倾向、对他人的危害、家庭暴力、人口贩卖、性骚扰以及虐待或忽视老年人的风险）置于首位的目的和责任，同时要保护儿童免受虐待或忽视的风险。

在整合系统治疗中，通常由来访者定义主诉问题，而咨询师的角色在于提出问题、准确理解来访者的陈述并提供指导。尽管风险问题有时可能由来访者直接提出，但并非总是如此。虐待儿童的家长很少明确表达虐待行为需要在咨询中得到处理。即使是法庭转介的个案，他们也可能否认或试图掩盖虐待行为。对可能存在自伤或危害他人风险的来访者，他们往往不会主动寻求帮助，且可能伴随着精神病性情况，无法认识到自身的状况。因此，在处理风险问题时，咨询师需要依据道德判断和责任感，自主地单方面将风险管理升级为主诉问题。咨询师可以表达对来访者安全的关切，强调需要进行深入评估和必要的干预，并解释单方面修改主诉问题的原因。咨询师可以最大限度地尝试减少对同盟的伤害，但安全问题始终是首先要考虑的。

就风险个案进行讨论，其解法序列是专门针对风险管理而设计的。在一些情况下，咨询师会在必要时与外部社区机构合作来商讨安全问题的解法序列，这些机构包括地方儿童保护部门、警察部门和精神卫生机构。在另一些情况下，解决方案可能只涉及来访者本人承诺采取一系列行动，所承诺的行动通常是安全计划的一部分。尽管整合系统治疗没有规定特定的风险评估或管理方法，但整合系统治疗的咨询师会整合符合其所在国家和地方的法律、职业道德规范以及机构政策和实践程序的标准，以确保安全问题得到妥善处理。

根据法律、道德和实践准则的要求，咨询师可以使用整合系统治疗的蓝图（包括假设、计划、对话和读取反馈）为实时对话（涉及风险和儿童虐待或忽视）提供信息。例如，萨拉（Sara）曾为一家重组家庭进行家庭治疗。有一次，只有孩子的母亲和继父出席了会谈，孩子没有一起来。他们告诉萨拉，继父曾因 12 岁儿子的反抗行为而使用暴力。萨拉详细讨论了这一事件，了解到事件发生后，孩子拒绝与继父交谈，虽然孩子脸上有一些淤青，但身体状况良好。他们称这是第一次也是唯一一次出现这样的情况。继父对自己的行为感到后悔，但对孩子的不尊重感到不满。萨拉意识到，根据法律规定，她必须向当地的儿童和家庭服务部报告此事。她担心报告可能会损害她与这家人建立的同盟关系，但她认为坦率和尊重的态度可能会在一定程度上降低损害（假设）。她认真考虑了是否会有人因为她告知他们必须上报这件事而受到伤害。她得出的结论是，据她所知，没有其他信息显示继父或其他家庭成员会伤害他人（假设）。因此，萨拉决定告知这对父母必须给当地部门提供相关报告，并建议在他们在场时进行报告（计划）。

萨拉清楚地知道，在平衡保密性和上报义务时，除了直接与上报决定相关的信息和影响因素之外，她不应透露其他信息。然而，需要注意的是，不同国家和地方对上报义务的要求不同，咨询师不仅需要了解当地的法律要求，还需要了解与保密性相关的职业价值观和准则。

对萨拉来说，一旦了解到有暴力行为发生，这便成了最紧迫的主诉问题。尽管她必须遵守上报的义务，但她仍然可以自由地跟来访者讨论这件事，并用不同的方式制订计划。尽管这是需要提交给相关部门的报告，但她依据蓝图直接、开放和合作的原则，尽力减少此举对治疗同盟的负面影响。即便如此，同盟的破裂仍是难以避免的，但修复过程可以从当次会谈的尾声开始，初步讨论每位家长对上报电话的感受以及可能产生的后果和担忧。然后，如果各方都同意继续做咨询，就可以着手与这个家庭的关系修复过程。

强制咨询

由于进行强制评估超出了整合系统治疗的范围，所以本章只涵盖了被强制转介接受咨询的情况，不涉及如何进行强制评估。在强制咨询情境下，咨询的人际动力会有所不同。在通常情况下，并不是来访者觉得"我想做咨询"，更多的是"我得做咨询"。有时，接受强制咨询的来访者可能希望从咨询中获得某种好处。即使没有这样的想法，他们有时也可能在咨询过程中逐渐培养"我想做咨询"的念头。然而，对于那些接受强制咨询的来访者来说，他们的出发点肯定与自愿寻求帮助并主动寻求咨询的人不同。自愿寻求咨询的来访者可能对接受咨询持有矛盾的态度，或对咨询的效果感到不确定，但他们并不是被强制参加咨询的。总的来说，大家或许都能理解没有人愿意被迫去做某事，尤其是当被强迫去做的事情涉及不适、情感脆弱或法律风险时。

接受强制咨询的来访者通常由社会系统或机构转介而来，例如儿童保护服务机构、少年法庭和离婚法庭。这些转介可能旨在改善青少年或成年人的心理健康、治疗成瘾问题、重建家庭关系、解决亲子关系疏远问题以及减少家庭或父母的冲突。学校可能会建议孩子做咨询，但提出建议的方式可能让父母感到与强制咨询无异。例如，校方代表可能会说："如果孩子在学校的表现没有改善，我们可能会考虑调整对他的教育课程，而心理咨询是改善孩子行为的一种方式。"同样，雇主也可能希望员工接受咨询，因为这是员工改进在工作场所的某些行为的机会。

关于接受强制咨询的来访者，文献中讨论了与这类来访者打交道所需的道德和价值观（Barsky，2010）、干预技术（Baker，1999）、文化敏感性的重要性、在高冲突监护权和探视纠纷情况下的同盟关系挑战（Lebow & Rekart，2007）以及成瘾的动机式访谈（Lincourt et al.，2002）。学习如何与接受强制咨询的来访者打交道需要培训和督导，并且需要了解所在机构的政策。尽管整合系统治疗没有提供关于如何处理这类来访者的具体模型，但整合系统治疗的咨询师可以将现有的实践方法和指导方针整合到整合系统治疗的框架中，并系统性地看待强制咨询。

在强制咨询中，咨询师必须适应来访者、强制咨询代理人和咨询师这三方的系统。在这种情况下，强制咨询代理人在某种程度上定义了主诉问题。来访者会依据强制咨询的要求做出反应，可能是拒绝（可能有后果），也可能是在一定程度上遵从。而整合系统治疗通常从讨论来访者在咨询中的期望和目标开始建立治疗同盟。这个起点与强制咨询的起点是不同的。因此，咨询师需要向来访者和强制咨询代理人了解咨询的目的和要求，包括是否需要提供关于来访者的参与或所取得的进展的相关报告。咨询师可以认可来访者的想法或担忧，并关注来访者被迫接受强制咨询的感受。这样的对话可能引出一个问题：来访者自己是否有希望在咨询中改善的目标。这个目标可以成为从强制咨询向半强制咨询过渡的桥梁，即来访者也想进行咨询。例如，一对被法庭转介来处理冲突问题的伴侣可能对转介有一些怨怼，但在与咨询师的对话中，他们都同意为了孩子减少争吵是一个不错的目标。这对他们来说就是一个起点。

成瘾的动机式访谈（Miller & Rollnick，2012；Miller & Rose，2009）提

供了一些在处理动机和准备状态都弱的困境中有用的访谈步骤。一旦确定了强制咨询的要求和上报要求，而且来访者已经识别了在咨询中希望努力改善的事情，咨询师就可以继续进行精髓图示所勾勒的整合系统治疗的问题解决任务。如果来访者没有明确的改善目标，咨询师可以在强制咨询的框架内提出目标建议。"法院明确表示你需要致力于解决物质滥用问题，如果你愿意对此持开放的态度，我们可以从这里开始。你觉得如何？"如果来访者不认为存在需要改善的目标，那么不管咨询师是拒绝后续的工作，还是把情况上报给强制咨询代理人都是合理的，但后续的一切行为都需要各方同意并签署咨询解除协议。

影响整合系统治疗实操的咨询情境

对工作地点的要求和限制

在机构工作常涉及融入特定文化。这种文化包含使命、价值观、传统以及工作人员间的互动方式。同时，还要考虑资金来源方或像保险公司这样的第三方支付者的要求。此外，机构拥有独特的政策和程序，会根据这些设定制定执业标准。有些规定可能并不完全符合整合系统治疗咨询师的胃口。比如，要求界定患者并做出诊断，有些机构可能还要求收集详尽的社会历史信息以及进行全面的评估。

作为一种系统疗法，整合系统治疗并不会天然地适应这种"只将家庭中的某一个人视为来访者"的想法。整合系统治疗更本能的视角是将家庭系统作为来访者，其中出席咨询的成员是直接来访系统，而未出席的成员是间接来访系统。在个体咨询中，虽然来访者明显就是出席者，但即便如此，咨询师也必须保持警觉：这位来访者只是系统的一部分，对他一个人的咨询不仅会影响整个系统，也会受到整个系统的影响。在伴侣或家庭治疗中，整合系统治疗并不会默认某一成员为来访者。然而，在实际操作中，咨询师需要将某位来访者或患者指定为问题表现者。多年来，这一直是家庭治疗师长期面临的难题，其解决方案通常迎合"指定一名来访者"的要求。咨询师可以向来访者解释：虽然需要确定一个问题表现者，但咨询是关乎所有人的，每个人的看法在咨询过程中都很重要。但对于这样的取向，某些机构或情况也会有例外。例如，美国退伍军人管理局（U.S. Veterans Administration，V.A.）更侧重于满足退伍军人的需求，而不是整个家庭的。退伍军人本人即是唯一的患者。在这种情况下，美国退伍军人管理局的使命需要从最一开始就跟家庭成员沟通清楚，尤其需要对他们明确的是，此类服务主要是为满足退伍军人的需求和利益而提供的。当然这类服务也会希望所有人都受益，毕竟能使家庭系统受益的结果，肯定也有利于退伍军人。

系统治疗师需要适应的另一个要求就是给来访者做诊断。在工作情境中，咨询师需要理解并使用像《精神障碍诊断与统计手册》（第五版；*Diagnostic and Statistical Manual of Mental Disorders*，Fifth Edition；DSM-5）或是《疾病和健康问题的国际统计分类》（第十次修订本；*The International Statistical Classification of Diseases and Related Health Problems*，Tenth Revision；ICD-10）这样的类目型诊断系统。但另一方面，在咨询中，整合系统治疗的咨询师并不主要根据问题或诊断的名称做决策。当然，诊断的标签必定承载了一些信息，在某些情况下会强烈导向所建议的一系列行动方案。比如，被诊断为精神分裂症的来访者需要接受精神科照护。再如，如果已被诊断为边缘型人格障碍的来访者开始接受咨询，咨询师就需要留心在咨访关系中可能形成的问题序列。也就是说，整合系统治疗实际的咨询工作基于在咨询过程中识别出具体问题序列和限制。对于抑郁症的情况，问题并不是如何处理抑郁症，而是如何处理这名来访者具体的行动、意义和情绪模式（尽管已被归类为抑郁症）。因此，诊断并不会让精髓图示中的问题解决步骤发生改变。

有些机构需要全面的社会经历以及正式的初步评估。这样的要求并不贴合整合系统治疗的评估干预不可分指导原则。整合系统治疗的咨询师往往在最初收集较少的信息，但可以适应收集更多信息的要求。咨询师可以在病史采集和正式评估中收集有用的信息，而后逐渐系统地看待收集的信息，并设计一些特定于整合系统治疗的问题。比如，在描述主诉问题的评估中可以引入问题序列。而后，当评估结束时，咨询师可以重新提及已被定义的问题序列。初步评估之后，无论收集了多少信息，整合系统治疗的咨询师的任务都是进入精髓图示，简化咨询，并确定解法序列。在后续的咨询中，咨询师可以根据需要重新引入在早期正式评估阶段收集的信息，以识别可能会使个案情况更复杂的限制。

个案管理和支持服务

整合系统治疗的咨询师还可以参与社区项目，提供个案管理和支持服务。这样的工作可能涉及与经济困难或弱势群体主动的接触，咨询师也不知道他们是否愿意马上开始探讨咨询师通常熟悉的关系或心理方面的问题。他们中的一些人可能对食物、住所、收入和人身安全有最基本的需求，或是有获取适当健康服务的需求。在整合系统治疗中，这些需求也可以被视为主诉问题。换句话说，社会工作者关注的是让来访者开始咨询的原因以及他们需要的帮助。整合系统治疗的概念和原则可以应用于这些需求，这些需求通常与咨询师认为的社会服务或社会性工作有关。进一步说，将整合系统治疗的原则运用于个案管理和支持服务可以使个案管理和咨询之间的界线不那么僵化。这与社会工作长期以来的传统价值观相符，即工作对象是情境中的人（Richmond，1992）；同时这也与家庭治疗的传统一脉相承，即从情境中看人。

基尔帕特里克和霍兰（Kilpatrick & Holland，2005）借鉴了马斯洛（Maslow）的需要层次概念（Maslow，1954）和整合系统治疗理论的思想（Pinsof，1995），提出需要根据家庭呈现的需要水平进行家庭评估和干预。他们的模型指出，有时，在来访者能够识别或关注到典型的咨询问题（如家庭结构、人际关系或内心冲突）之前，他们需要采用干预技术来满足最基本的生存需求。这并不是非此即彼的事情，此模型预测：即使是无家可归的、饥饿的人，也非常清楚他们的人际关系问题或内心冲突，但即便清楚，他们接受咨询服务的动机仍然会直接与满足基本生活需求挂钩（Kilpatrick & Holland，2005）。坦率直接地与来访者就这些基本需求开展工作，有助于建立同盟，并有可能为处理传统意义上的个体、伴侣及家庭治疗相关问题打开一扇门。

个案管理被描述为："一个协作过程，包含了对不同的选项和服务的考察、计划、实施、协调、监测及评估效果，以满足来访者对健康和服务的需求"（Commission for Case Manager Certification，n.d.）。整合系统治疗提供了系统的观念来看待这个过程，将基本需求概念化为主诉问题及治疗同盟的初步基础。经过整合系统治疗培训的社会工作者和咨询师会评估来访者的需求，从而确定满足这些需求需采取的措施。帮助来访者定位资源并获取相关服务就相当于精髓图示中的解法序列。社会工作者不仅能指明来访者的优势，还能增加他们获取已识别资源的自主性，但由于来访者在使用系统和资源时会受到限制，因此社会工作者需要更直接地帮助来访者获取资源并为他们发声。

虽然以上描述的是已建立好的个案管理过程，但整合系统治疗可以借助序列和限制的概念以及使用蓝图中的工具来进一步完善这个过程。蓝图有助于与来访者发展对话以及进行共同探讨，促使来访者获取资源、建立关系并更好地理解限制。对于基本需求的满足，社会工作者可以通过识别家庭与其他系统之间的互动序列来优化资源的获取和管理方式。社会工作者可能会说："你上周未能按预约时间前来见科斯坦萨（Costanza）医生，不知是否有一些事情阻碍了你。我们能聊聊吗？"具体的限制因素可能会在不同层面被识别：个体内部层面（"我无法起床"）、家庭内部层面（"我儿子昨晚外出很晚，我们发生了争执，我没怎么睡好"）、社区层面（"那家医疗机构的护士不尊重我"），或是社会层面（资金不足的公共医疗系统）。随着限制的识别和解决，社会工作很容易与咨询混淆。咨询师通过顺应来访者，用尊重、可靠的态度回应他们的需求从而建立同盟，这种同盟可以增进信任，也会让来访者更愿意逐渐展开对更多问题的探讨：比如人际关系、抚养孩子、抑郁症及物质滥用问题。

在整合系统治疗中，咨询师还要认识到更深层的社会和社区限制，涉及体制化的种族歧视、经济不平等以及缺乏权力和资源。显然，社会工作者和咨询师无法单独解决这些问题，但他们可以承认这些挑战，并视自己为来访者争取平等和包容之路上的盟友。"我理解你对乘坐两班公车再换乘一辆火车才能见到科斯坦萨医生的感受，而且到达后还需要等待很长时间。我支持你的看法。医疗服务本就应该更加便捷。让我们一起探讨其他的选项吧。"

住院精神科及住宿项目

整合系统治疗最初是在门诊心理咨询环境中发展起来的，至今已经做了一些调整，以适应社区和学校项目。作为一种通用的、全面的整合性方法，它可以适用于各种情境。整合系统治疗还可为机构和诊所提供组织原则。有人或许会建议让住院精神科和住宿项目围绕整合系统治疗的原则和方法进行组织，但目前尚未普遍实施。因为这些系统的复杂性，特别是医院环境的复杂性，可能会对此构成限制。尽管如此，在这些情境下，咨询师仍可以运用整合系统治疗。举例来说，惠特克就描述了整合系统治疗在挪威莫多姆巴德家庭科（Family Unit at Modum Bad）的应用情况（Whittaker，2018）。他有一个很有趣的发现：门诊工作虽然是入院的先决条件，但往往无法充分了解复杂的问题序列和相关限制，因此在他所在的住院环境下，反而更适合使用整合系统治疗下层矩阵的干预技术（K. J. Whittaker，私人交流，2020 年 1 月10 日）。

要适应精神科医院和住宿项目的情境，这对整合系统治疗构成了一些挑战。第一，来访者在项目中停留的时间会极大地影响咨询师能够采取的措施。

对于短期住宿者，整合系统治疗可能会将问题和解法序列的处理视为短期方法，然后在门诊环境中进行后续工作，以便持续处理复杂的限制之网。而住宿项目及住院都允许更长的住宿时间，为咨询师提供了更多的工作机会，并且更有可能在需要时往矩阵下层推进。第二，这些项目可能并不会被设计成适合家庭成员参与的家庭治疗。这可能会引起整合系统治疗的咨询师的担忧，因为他们通常希望在系统中找到足够的灵活性，以进行更多的家庭会谈。如果由于时间安排或其他原因难以进行家庭会谈，咨询师可以提议将家庭治疗作为项目的最优先项进行推进。第三，由于有些来访者可能或几乎是被强制来参加这些项目的，所以在这种情况下，本章提及的一些强制咨询原则可能适用。

住院或住宿项目为来访者提供了一种环境，其中不仅包含整体的理念和方法，还融合了工作人员自身的性格特征及工作关系。这样的环境是一个系统——一位咨询师的系统（见第二章）。尽管门诊实践也是一个系统，但在通常情况下，该实践中的咨询师在临床工作中拥有较高的自主权。但在住院或住宿项目中，咨询师实际上只是作为专业团队中的一员在工作。这样的团队形成了特定的规则和边界来沟通和协调他们各方的努力：一方面是作为一个整体团队来运作；另一方面，各个从业人员都与患者或来访者本人有接触。这意味着工作人员之间需要就每个个案进行多次沟通。虽然他们扮演不同的角色（如精神科医生、督导师、咨询师、团体治疗师和心理健康技术人员），但他们都有机会就治疗方法和出院计划发表自己的看法。这种方式确实对患者和工作人员都有好处，但这也意味着咨询师必须与其他专业人员紧密合作，实时沟通，以协调自己的假设和计划。

咨询师的考量

每个来访系统都是独特的，拥有自身逐步形成的问题序列、优势和限制。

即使一个家庭呈现的问题序列看似与别的家庭相同，实际上也各有差异，控制着这些相似序列的限制的性质也千差万别。整合系统治疗的咨询师依据整合系统治疗的概念、原则和方法，与来访者合作设计了一条路径，既能实现他们的目标，又符合他们的习惯模式。因此，虽然每次咨询的设计都遵循整合系统治疗的原则和程序，但每次咨询的独特性都是独一无二的。咨询的微妙之处和整体历程也受到每位咨询师独特个性的影响。因此，咨询系统（咨询师与来访系统的结合）打造了一次独特的一生难得的经历。

咨询师的风格和偏好

在整合系统治疗中，没有教人们如何处理某种主诉问题的唯一正解，也没有跟某种来访系统打交道的特定方式。整合系统治疗的咨询师遵循整合系统治疗的观点，基于科学原则，结合咨询艺术，为来访系统量身定制个性化的咨询方式。整合系统治疗不要求来访者适应特定的咨询模型，而是让咨询适配来访者的需求。如果能够为来访系统设计多种定制化的咨询方式，将为咨询师提供更广泛的选择干预技术的空间。每位整合系统治疗的咨询师虽然在大体上相似，都注重合作和同盟关系的维系，同时忠于整合系统治疗的支柱、概念和整合过程，但他们也各有不同，会将自己独特的风格、特殊的专业培训以及对实施整合系统治疗策略的个人偏好带入咨询工作。随着整合系统治疗的咨询师的发展，他们会形成独特的语言风格，这是一种个性的表现。有些人可能有更具吸引力和表现力的风格，这与他们的个性相关。其他人可能会选择用更保守的、有条不紊的方式进行对话，这也反映了他们独特的个性。他们将逐渐将不断发展的自己和偏好的干预技术融入工作，在整合系统治疗中找到适合自己的方式。找到适合自己的咨询取向在意料之中，这与文献中的研究结果也是一致的（Simon，2003）。

整合系统治疗的咨询师都会努力准备应对广泛的限制，但根据所接受的训练和个人偏好，一些咨询师可能对整合系统治疗计划元构架中特定的策略和干预技术更感兴趣。例如，所有咨询师都需要帮助来访者改善限制性的意义建构（策略），不过有些咨询师可能会运用他们在叙事治疗中学到的干预技术来实现这一策略，而另一些咨询师则可能更倾向于使用认知行为疗法或者策略派治疗。另一个例子是与来访者讨论他们是否已准备好做出改变的对话策略。有些咨询师可能更喜欢使用与这一目标相关的动机式访谈，而另一些可能更倾向于使用循环提问（Tomm，1987）。可以用多种方式落实策略这一理念，与系统原则中的"等效性（equifinality）"（Von Bertalanffy，1968）是一致的——条条大路通罗马。

重要的是，任何人都无法精通整合系统治疗所整合的所有干预技术；因此，选择并专注于一些干预技术进行深入研究是合理且必要的。形成自己的偏好的过程是咨询师在持续实践和专业培训中逐步塑造的过程。随着职业生涯的发展，咨询师在个案工作中的经验会引发新的学习需求，促使他们寻求相应的培训和督导。此外，不断练习如何反思自己的工作可以鞭策咨询师成长，这对于职业发展至关重要（Ronnestad & Skovholt，2003，2013）。这种反思有助于发展专业知识、个人风格、对干预技术的偏好以及提升自身能力。对于自身的运用所带来的影响远比风格和偏好深远，这指的是逐步培养所谓的"咨询师的自我修养"。

咨询师的自我修养

整合系统治疗建立在多个哲学支柱之上，它提供了一种思考人类系统模式的方法，涵盖了不同层级系统中存在的各种限制。它的结构和图示展现了整合性，显示出整合系统治疗是有计划、有逻辑的。整合系统治疗确实是一种让咨询师可以认真思考自己的工作的方法。不过就像人一样，心和脑都不可或缺。咨询是一种人与人之间的面对面的体验，因此，咨询师的自我修养就像咨询所使用的方法一样重要。咨询师将同理心和情商融入咨询过程，努力建立起一种咨访关系，让来访者感到被理解、被尊重和被关心。除了培养个人风格和所偏好的干预技术之外，咨询师还有机会通过不断审视自己对来访者的体验的反应，来促进自我认知。咨询师自身的经历、反应、记忆、关系模式和情感都会影响做咨询的过程，同时也会影响与具体的个体、伴侣或家庭进行咨询时所建立的那份独一无二的关系。

"对自我的运用（use of self）"（Satir & Baldwin，1983）和"咨询师的自我修养"（Aponte，1982；Aponte & Winter，2013）这两个术语大致是同义词。它们都认可了咨询师个人和专业发展的重要性，以及咨询师的个性对咨询过程产生的影响。咨询师的自我修养这一术语的范围稍广，包含了自我发展的各种方法：咨询师的自我修养模型及其督导方式（Aponte & Carlsen，2009）。在这种取向中，咨询被概念化为技术性的（模型和干预技术）和个人的（信任、同理心和联结性）。学生或接受督导的咨询师可以在支持中识别可能会影响他们工作的问题：标志性关系或心理议题（标志性主题），以及生活中的文化背景。目标是先建立对这些问题的"熟悉感、舒适感和掌控感"（Aponte & Carlsen，2009，p. 397），并承担起管理这些问题的责任，（用整合系统治疗的术语来说）以确保问题不会限制咨询的进行，并能转变为优势，从而更好地与来访者建立个人联结。

在咨询师的自我修养培训中，不可或缺的情境就是临床实践。在这种培训中，受训咨询师通过问卷思考并记录对所见个案的反思。这份问卷可以引导他们关注在临床上遇到的挑战，这些挑战对咨询师有何影响，以及咨询师又是如何将这种觉察带入咨询过程的。咨询师会深入地思考这一过程，并与督导师进行讨论。在整合系统治疗的督导中，这部分个体工作的重点是关注咨询师在临床实践中的职能，明确区分督导和心理咨询的不同。与整合系统治疗进一步契合的是，它聚焦于咨询中的"不自我设限"（识别和移除咨询师的限制），以及关注"如何以积极的建设性方式运用已掌握的东西"（获得优势）（Aponte & Carlsen，2009，p. 398）。

整合系统治疗的优势指导原则以及它促进解法序列构建的特点也很适

用于咨询师的自我成长。当督导师发现咨询师的个人议题可能影响咨询过程时，建议咨询师绕过这些议题，采用不受个人议题影响的干预（并掌握其技术）。换句话说，咨询师能否在反思后意识到限制性问题的存在，并在必要时保持足够的专注，甚至通过自身内部反应更好地理解并完成工作。这与整合系统治疗的临床工作一致，即更推崇直接的、以行动为导向的督导方法，而不是首先建议进行更深入的干预，比如让咨询师开始自己的心理咨询。只有当直接的干预技术无法充分解决影响咨询师工作的问题，且咨询师尚未接受个人心理咨询时，督导师才有足够的理由建议咨询师开始做心理咨询。

例如，迪伊（Dee）在一次家庭治疗中与一对父母及他们 10 岁的儿子会面。在第一次会谈中，讨论到主诉问题（儿子平时表现不好）时，父亲变得愤怒并开始指责孩子。在那一刻，迪伊感到不知所措，完全僵住了。她不知道该怎么做，完全被情绪的洪水淹没。父亲最终停止了责骂，而迪伊在稍微冷静后总结了本次会谈，并安排了下次会谈的时间。这一经历让迪伊感到震惊。她在督导会议上分享了这次会谈经历，迪伊和督导师埃伦（Ellen）一致认为，为了咨询工作的顺利进行，有必要干预父亲的责骂，并重新引导会谈方向（对咨询师工作的解法序列）。接下来，考虑到迪伊在那种情况下几乎无法应对的程度，埃伦询问了她对这个个案的感受，并探究是否存在阻碍。迪伊分享了自己在成长过程中的经历，她有一个时不时会责骂孩子的父亲，尤其是会骂她的弟弟。当时，她感觉很糟糕，但什么都没有说。而迪伊的姐姐曾试图制止父亲的行为。在了解了这些情况后，埃伦指导迪伊尝试理解父亲和儿子的痛苦，并尝试用直接而不评判的方式打断责骂。迪伊和埃伦进行了多次角色扮演，并反复调整情绪。等到第二次会谈开始，迪伊已经准备好在必要时积极调整互动了，同时关注父亲对儿子的关心，并成功制止了在会谈中发生的责备。当父亲批评儿子时，迪伊敢于发声并打断他（咨询师工作的解法序列），而这比她料想的简单得多。

她会引导家庭成员讨论父亲之前激动的情绪，以及这种情绪对他们的关系和儿子的影响。尽管这个家庭还有很多需要改进的地方，但在这次讨论中，迪伊为接下来的会谈设定了基调。尽管她意识到需要继续处理这个跟咨询师的自我成长相关的问题，但她现在感到更有力量了。整合系统治疗强烈支持咨询师在培训期间接受心理咨询；然而，考虑到迪伊所面临的挑战，一线干预并不是马上建议进行心理咨询，而是要赋予她在会谈中做出必要举措的能力。如果迪伊依旧认为自己在会谈中管理冲突或制止父母责骂孩子方面存在困难，督导师之后可以建议迪伊在自己的心理咨询中深入探索这个问题。通过这种方式，咨询师在整合系统治疗中的自我成长遵循了失败驱动指导原则，并会通过这种方式处理"当我们所做的事情不起作用时，我们该怎么办？"的问题。

结　　论

整合系统治疗不是心理咨询的特定模型，而是一种系统性观点，旨在整合各种咨询模型、共同因素、最佳实践方式和研究成果，以开发一种能够适应不同来访系统的独特需求和模式的咨询方法。当然，咨询的实际进程仰仗整合系统治疗的原则和方法，但它也取决于咨询师和来访系统之间独一无二、一生一次的合作。对于咨询师而言，每个个案都是一次全新的冒险，在未来的道路上有无法预料的波折和变化。

正如本章所讨论的，整合系统治疗的咨询历程受多种因素影响，导致形成了不同的路径：来访者的主诉问题、背景情况、咨询环境和咨询师的特质（包括与他人建立关系的方式、对干预技术的偏好以及与咨询师自我成长相关的更深层的问题）。咨询师也有属于自己的发展路线。他们或许在整合系统治疗中追求精益求精，但整合系统治疗并非旨在使他们精通所有技术。相反，它提供了持续学习和反思的工具——一种终身学习的框架。"满载的

（loaded）"整合系统治疗蓝图（如图 11.1 所示）通过蓝图的组成部分整理并集结了咨询领域的各种可用概念、策略、干预和技术。但实际上，咨询师是利用自身学到的理念、策略、干预技术和技术来填充这张蓝图并构建自己的个人蓝图的。这张实用的、个性化的蓝图是通过实践、培训、阅读以及咨询或督导经验逐渐完善的。然而，咨询师获得的知识和技能并不是纯技术性的。在不断发展的治疗同盟的大背景下，知识和技能通过咨询师独特的自我来表达和传递。持续地获取知识和技能伴随着咨询师的自我修养的不断发展，因为说到底，咨询终究是一场人与人之间关系的碰撞实践。

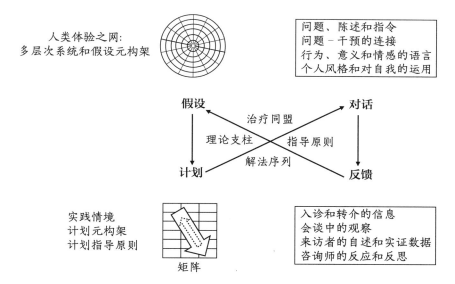

图 11.1 "满载的"整合系统治疗蓝图

改编自 "Integrative Problem-Centered Metaframeworks Therapy II: Planning, Conversing, and Reading Feedback," by D. C. Breunlin, W. Pinsof, W. P. Russell, and J. Lebow, 2011, *Family Process*, *50*(3), p. 334. Copyright 2011 by John Wiley & Sons. Adapted with permission.

练　习

1. 想一个你曾见过的个案（或是认识的人），他的政治观点与你截然不同。

想象一下，在咨询会谈中，这个人强烈地表达了自己的观点。你会有什么感受和想法？思索你需要在内心给自己做什么工作，才能在咨询中与他互动？有没有你在自己身上能找到的与这个人的联结？

2. 从整合系统治疗的角度将个案概念化。思考一个问题序列和至少两个限制。想象一下（或者进行角色扮演），你将如何与一个不从事整合系统治疗的同事讨论该个案。在这段想象或角色扮演中，选择一个真实的或虚构的同事，他习惯于通过明确的问题名称（抑郁、焦虑或冲突）来定义主诉问题，并习惯在考虑来访者的行动、意义和情感序列之前先考虑干预技术。把问题序列的特异性作为出发点，向那位同事描述整合系统治疗的构想。请注意尊重其他临床从业者的观点，并与他们保持良好的工作同盟。

3. 想一个你曾见过的个案，其中涉及与你成长过程中经历的情况相似的关系或个人问题。就这个相似点，在你与来访者一起工作时，你体会到了什么？思索那种感受或反应有没有可能影响或限制你能对来访者做出回应的范围。你是如何处理这种情况的？现在想来，你是否会做出不一样的处理？

对于尚未有来访者的受训者，以下是练习 3 的替代情境：

思考你在家庭生活中遇到过的挣扎或压力。是否有与这种困境相关的强烈情感？你是否从中学习到了某种世界观或价值观？想象一下，你正在见一个有类似问题的家庭。当某个家庭成员开始谈论这个问题时，你会受到什么影响？你的感受或反应会如何限制你对这个家庭的回应？

4. 一位父亲在离婚后已经多年没有跟孩子（9 岁和 11 岁）联系了。孩子们拒绝见他。母亲坚称孩子们害怕见父亲，但父亲怀疑孩子们不愿见他在一定程度上是由母亲导致的。他没有躯体或性虐待史。但他当初和妻子离婚时闹得不可开交。这位父亲请求法院支持他与孩子见面的权利。法院下令让父亲和两个孩子一起参加咨询，以了解孩子们不愿见父亲的原因。所以他打电话想预约咨询。与同事讨论这个个案或写下你的思考：用系统性视角进行思考，你会在咨询最初的几周见谁，以及会以什么顺序见这些人。可能碰到哪些对治疗同盟的挑战？你将如何对母亲、父亲和孩子描述咨询？特别要考虑对于被要求将孩子带到会谈中的母亲，你会如何跟她谈论咨询？

参 考 文 献

Aponte, H. J. (1982). The person of the therapist: The cornerstone of therapy. *Family Therapy Networker*, *46*, 19–21.

Aponte, H. J., & Winter, J. E. (2013). The person and practice of the therapist: Treatment and training. In M. Baldwin (Ed.), *The use of self in therapy* (3rd ed.,pp. 141–165). Routledge.

Aponte, H. J., & Carlsen, C. J. (2009). An instrument for person-of-the-therapist supervision. *Journal of Marital and Family Therapy*, *35*(4), 395–405.

Baker, K. A. (1999). The importance of cultural sensitivity and therapist self-awareness when working with mandatory clients. *Family Process*, *38*(1), 55–67.

Barsky, A. E. (2010). Assumed privilege: A double-edged sword. In S. K. Anderson & V. A. Middleton (Eds.), *Explorations in diversity: Examining privilege and oppression in a multicultural society* (pp. 139–148). Cengage Learning.

Commission for Case Manager Certification. (n.d.) *Definition and Philosophy of Case Management*.

He, Y., Hardy, N. & Russell, W. P. (2021). Integrative systemic supervision: Promoting supervisees' theoretical integration in systemic therapy. *Family Process*, *61*, 58–75.

Kilpatrick, A. C., & Holland, T. P. (2005). *Working with families: An integrative model by level of need* (4th ed.). Allyn.

Lebow, J., & Rekart, K. N. (2007). Integrative family therapy for high-conflict divorce with disputes over child custody and visitation. *Family Process*, *46*(1), 79–91.

Lincourt, P., Kuettel, T. J., & Bombardier, C. H. (2002). Motivational interviewing in a group setting with mandated clients: A pilot study. *Addictive Behaviors*, *27*(3), 381–391.

Maslow, A. H. (1954). The instinctoid nature of basic needs. *Journal of personality*, *22*, 326–347.

Miller, W. R. & Rollnick, S. (2012). *Motivational interviewing: Helping people change*, (3rd ed.). Guilford.

Miller, W. R. & Rose, G. S. (2009). Toward a theory of motivational interviewing. *American Psychologist*, *64*(6), 527–537.

Pinsof, W. M. (1995). *Integrative problem centered therapy: A synthesis of biological, individual and family therapies*. Basic Books.

Pinsof, W., Breunlin, D. C., Russell, W. P., & Lebow, J. (2011). Integrative problem-centered metaframeworks therapy II: Planning, conversing, and reading feedback. *Family Process*, *50*, 314–336.

Pinsof, W. M., Breunlin, D., Russell, W., Lebow, J., Rampage, C., & Chambers, A. (2018). *Integrative systemic therapy: metaframeworks for problem solving with individuals, couples, and families* (1st ed.). American Psychological Association.

Richmond, M. (1922). *What is social case work?* Russell Sage Foundation.

Ronnestad, M. H. & Skovholt, T. M. (2003). The journey of the counselor and therapist: Research findings and perspective on professional development. *Journal of Career Development*, *30*, 5–44.

Ronnestad, M. H. & Skovholt, T. M. (2013). *The developing practitioner*. Routledge.

Rooney, R. H. (2009). Task-centered interventions with involuntary clients. In R. H. Rooney (Ed.), *Strategies for work with involuntary clients*. Columbia University Press.

Satir, V., & Baldwin, M. (1983). *Satir step by step: A guide to creating change in families*. Science and Behavior Books.

Simon, G. M. (2003). *Beyond technique in family therapy: Finding your therapeutic voice*. Allyn & Bacon.

Tomm, K. (1987). Interventive interviewing: Part II. Intending to ask lineal, circular, strategic, or reflexive questions? *Family Process*, *27*, 1–15.

Von Bertalanffy, L. (1968). *General systems theory: Foundations, development, applications*. Braziller.

Whittaker, K. J. (2018). Flere perspektiver i ett: En introduksjon til integrativ systemisk terapi. *Fokus på familien*, *46*(03), 180–187.

整合系统治疗策略与干预技术资源表

行动计划元构架

策略	干预技术资源
识别和阻断问题序列	• 本书第四章 •《整合系统治疗——解决个人、伴侣和家庭问题的心理治疗元构架》（Pinsof et al.，2018）的第三章 • 菲什班（Fishbane，2007，2016） • 绍波茨尼克和赫维斯（Szapocznik & Hervis，2020） • 黑利（Haley，1991）
提出解法序列并鼓励来访者尝试实施	• 本书第五章和六章 •《整合系统治疗——解决个人、伴侣和家庭问题的心理治疗元构架》（Pinsof et al.，2018）的第三章 • 焦点解决的问题（de Shazer et al.，2007） • 反向行动（Linehan，2015）
创造现场演练	• 本书第五章 • 尼科尔斯和科拉平托（Nichols & Colapinto，2017） • 菲什曼（Fishman，2013）；米纽钦和菲什曼（Minuchin & Fishman，1981）
修正领导和／或界线的模式	• 标记界线（Fishman，2013；Minuchin & Fishman，1981） • 打破平衡（Fishman，2013；Minuchin & Fishman，1981） • 澄清和增强领导力（Breunlin et al.，1997）

续表

策略	干预技术资源
制定会谈外的行为实验（"家庭作业"）	• 家庭作业（Kazantzis & L'Abate，2007） • 指导（Russell，2017） • 布置家庭作业（Dattilio，2002） • 家庭晚餐（Fishel，2016） • 短期策略派家庭治疗（Szapocznik & Hervis，2020）
修正沟通模式	• 伴侣间的暂停隔离法（Pinsof et al.，2018，pp. 303–307；Markman et al.，2010） • 伴侣间的问题解决和表达情绪（Dadras，2011） • 反思性倾听（Markman et al.，2010） • 感情修复尝试（Gottman & Gottman，2018） • 软化启动的方式（Gottman & Gottman，2018） • 修复以及缓和冲突（Gottman & Gottman，2018）
协助行为暴露治疗	• 现实情境暴露（Lang & Helbig-Lang，2012） • 想象暴露（Koerner & Fracalanza，2012） • 虚拟现实暴露（Garcia-Palacios et al.，2001） • 暴露与反应预防（Rowa et al.，2007）
协助行为激活治疗	• 霍普科等人（Hopko et al.，2006） • 雅各布森等人（Jacobson et al.,2001） • 坎特等人（Kanter et al.,2010）
强化行为	• 普雷马克原理（Johanning，2005） • 强化会谈中理想的人际互动行为（Kohlenberg & Tsai，2007） • 行为交换（Jacobson & Christensen，1996）
发展适应性的常规做法	• 斯帕尼奥拉和菲泽（Spagnola & Fiese，2007） • 菲泽（Fiese，2006）
协助建立仪式	• 菲泽（Fiese，2006）
召唤不在场的家庭成员	• 空椅技术（Kellogg，2004；Elliot et al.，2004）
将来访系统空间化	• 家庭雕塑（Semmelhack，2018；Papp et al.，2004）
鼓励进行刻意练习来改变对问题的看法，或展示对问题的掌控感	• 症状处方（Ruby，2018；Haley，1991） • 限制改变（Ruby，2018） • 对负面行为进行角色扮演（Jacobson & Christensen，1996）

意义／情感计划元构架

策略	干预技术资源
识别限制解法序列实施的思维、情绪、信念和叙事	• 本书第七章 • 《整合系统治疗——解决个人、伴侣和家庭问题的心理治疗元构架》（Pinsof et al., 2018）的第四章和第五章 • 循环（Brown, 1997；Tomm, 1988） • 脆弱敏感循环（Fishbane, 2013） • 伴侣认知行为疗法（Dadras, 2011；Epstein & Baucom, 2002；Baucom et al., in press） • 认知行为疗法（Beck, 2011） • 认知重构（Clark et al., 1999）
识别、深入和／或增强对所处情境更具适应性的想法／意义	• 重构（Family Therapy survey texts；Watzlawick et al., 2011；Minuchin & Fishman, 1981） • 积极再定义（Bischof et al., 2017） • 外化问题（White, 2000；White & Epston, 2004） • 循环提问（Brown, 1997；Tomm, 1988） • 苏格拉底式提问（Overholser, 2018） • 统一的情感隔离（Jacobson & Christensen, 1996） • 识别例外（Trepper et al., 2007） • 焦点解决的奇迹问题和评量问题（de Shazer et al., 2007） • 动机式访谈（Miller & Rollnick, 2012） • 统一的情感隔离（Cordova et al., 1998） • 伴侣认知行为疗法（Dadras, 2011；Epstein & Baucom, 2002；Baucom et al., in press） • 认知行为疗法（Beck, 2011）
通过隐喻、类比或故事来传达意义	• 隐喻（Martin et al., 1992） • 故事、隐喻（Freedman & Combs, in press；Combs & Freedman, 1990）
协助适应性叙事的发展和应用	叙事治疗的参考资料： • 弗里德曼和库姆斯（Freedman & Combs, in press） • 怀特（White, 2007） • 马迪根（Madigan, 2011） • 麦克亚当斯和贾尼斯（McAdams & Janis, 2004）

续表

策略	干预技术资源
深入和 / 或增强对所处情境更具适应性的情绪	• 深入原发情绪（Pascual-Leone & Greenberg，2009） • 约翰逊（Johnson et al.，in press）
情绪层面的心理教育	• 帕斯夸尔 - 莱昂内和格林伯格（Pascual-Leone & Greenberg，2009） • 莱恩汉（Linehan，2015） • 莱恩汉和威尔克斯（Linehan & Wilks，2015）
调节限制性情绪	• 情绪调节（Gross & Thompson，2007） • 痛苦容忍（Linehan，2015）
协助健康直接的情绪表达	• 帕斯夸尔 - 莱昂内和格林伯格（Pascual-Leone & Greenberg，2009）
改善对改变的准备程度	• 动机式访谈（Miller & Rollnick，2012） • 抑制变化（Ruby，2018）

复杂的意义 / 情感计划元构架

策略	干预技术资源
协助对于丧失的哀悼和适应	• 沃尔什和麦戈德里克（Walsh & McGoldrick，2004） • 内迈尔（Neimeyer，2016） • 科斯明斯基（Kosminsky，2016） • 沃登（Worden，2009）
识别和改变与成瘾问题相关的情绪认识和应对方式	• 针对酒精使用障碍的情绪调节（Stasiewicz et al.，2018）
识别和改变与成瘾问题相关的意义	• 培根（Bacon，2019） • 麦克拉迪等人（McCrady et al.，in press）
协助宽恕	• 克里斯坦森等人（Christensen et al.，2014） • 格林伯格和岩壁（Greenberg & Iwakabe，2011） • 哈格雷夫和扎索夫斯基（Hargrave & Zasowski，2017）

续表

策略	干预技术资源
协助对于困难情境的接纳	• 接纳承诺治疗（Hayes et al.，2012） • 全然接纳（Linehan，2015） • 通过更好地自我照顾来获得情感接纳（Jacobson & Christensen，1996）
探索和整合创伤经历	• 巴雷特和菲什（Barrett & Fish，2014） • 赫尔曼（Herman，2015） • 范·德·科尔克（van der Kolk，2015） • 库尔图瓦和福特（Courtois & Ford，2016） • 眼动脱敏与再加工疗法（Leeds & Shapiro，2000；Shapiro，2017） • 延长暴露疗法（Peterson et al.，2019） • 应对出轨后的情绪波动（Baucom et al.，2009；Gordon et al.，in press） • 针对出轨的创伤模型（Glass & Wright，1997）

生物行为计划元构架

策略	干预技术资源
生物行为层面的心理教育	• 心理教育（Lucksted et al.，2012） • 医学家庭治疗（McDaniel et al.，2014） • 聚焦家庭的双相障碍治疗方法（Miklowitz et al.，2008） • 神经教育学（Fishbane，2007，2013）
体育锻炼和健身	• 针对情绪障碍和焦虑症的体育锻炼（Otto & Smits，2011）
改变生活习惯	• 戒烟（各种方式） • 减少对酒精／药物的使用（各种方式）
放松和感知身体	• 正念冥想练习（Tang，2017） • 渐进式肌肉放松（McCallie et al.，2006） • 感官专注练习（Nelson & Hunt，2016） • 瑜伽 • 太极
生物反馈	• 生物反馈（Walsh，2010；Schwartz & Andrasik，2003）

策略	干预技术资源
精神类药物	• 与精神科医生、高级执业护士或有处方权的心理医生之间的转诊和协作
身体评估	• 与家庭医生、高级执业护士或医师助理之间的转诊和协作
与亲人分享医疗信息	• 协助对于病情的直接讨论 • 计划让亲人共同参与的医疗会诊 • 共享式阅读
神经心理评估／咨询	• 与临床心理学家之间的转诊和协作
营养／过敏情况的评估和干预	• 与营养师之间的转诊和协作
成瘾评估、脱毒和治疗	• 与脱毒中心或者戒毒所之间的转诊和协作

原生家庭计划元构架

策略	干预技术资源
识别成年来访者的原生家庭中现有的可能会限制解法序列实施的问题序列	• 平索夫等人（Pinsof et al.（2018） • 鲍恩（Bowen, 2004） • 菲什班（Fishbane, 2015, 2016, In press）
识别并处理代际传递过程	• 细致的家谱图分析（McGoldrick et al., 2008） • 人际神经生物学方面的干预技术（Fishbane, 2016, 2015） • 理解与亲密关系依恋相关的原生家庭议题（Nichols, 2003） • 关系伦理学（Boszormenyi-Nagy & Krasner, 1989）
协助原生家庭中的自我分化	• 施纳奇（Schnarch, 2009） • 鲍恩（Bowen, 2004） • 尼科尔斯（Nichols, 2003）
通过会谈外的实验改变原生家庭中的模式	• 辅导（Bowen, 2004） • 菲什班（Fishbane, 2016, 2015）

续表

策略	干预技术资源
在会谈中与原生家庭成员工作	• 弗拉莫（Framo，1992） • 菲什班（Fishbane，2016，2015）
跟关系疏远的原生家庭成员重新建立联系	• 帮助来访者写信或者发电子邮件 • 邀请家庭成员参与会谈 • 关于宽恕的工作（见复杂的意义／情感策略）

内在表征计划元构架

策略	干预技术资源
帮助来访者识别对自我和他人的内在表征	• 内在家庭系统（Schwartz，2013） • 客体关系（Siegel，2015；Siegel，In press）
帮助来访者理解其内在表征如何限制解法序列在现有来访系统中的实施	• 平索夫等人（Pinsof et al.，2018） • 内在家庭系统（Schwartz，2013） • 客体关系（Siegel，2015；Siegel，In press）
识别不同部分并与之工作	• 内在家庭系统的工作（Anderson et al.，2017；Schwartz，2013） ——识别和深入各个部分，包括管理者、消防员和被放逐者 ——识别和深入真我 ——画出内在家庭系统
提升真我的领导力	• 内在家庭系统的工作（Anderson et al.，2017；Schwartz，2013） ——激活真我来滋养被放逐者的部分 ——增强真我的领导力 ——运用真我和部分进行现场演练的房间技术
帮助来访者对其内在表征负责	• 诠释投射性认同（Siegel，2015）
识别关乎内在表征形成发展的关键事件	• 找回"被冻结在过去"的部分（Schwartz & Sweezy，2020） • 客体关系（Siegel，2015）

策略	干预技术资源
让潜意识意识化	• 释梦（Foulkes，1994；Levy，1996） • 对于潜在内容的诠释（Levy，1996） • 识别口误（Levy，1996）
移情阐释	• 对关系进行心智化的理解（Bateman & Fonagy，2010）
帮助来访者理解并应对其他家庭成员的内在表征	• 脆弱敏感循环（Scheinkman & Fishbane，2004） • 伴侣和家庭治疗中的客体关系（Siegel，2015） • 内在家庭系统（Schwartz，2013）
帮助来访者看到某些内在表征可以有积极作用	• 内在家庭系统（Schwartz，2013） • 眼动脱敏与再加工疗法中的资源建立（Shapiro，2017；Leeds & Shapiro，2000） • 脆弱敏感循环（Scheinkman & Fishbane，2004）

自体计划元构架

策略	干预技术资源
帮助来访者看到他们的自恋性脆弱如何限制解法序列的实施	• 主体间自体心理学（Hagman et al.，2019） • 移情焦点治疗（Stern et al.，2013） • 功能分析心理咨询（Kohlenberg & Tsai，2007）（注：功能分析心理咨询并没有明确假定自我的存在。）
发展并包容来访者的依赖性以及高强度的情感	• 主体间性自体心理学（Hagman et al.，2019） • 自体心理学（Lessem，2005）
通过咨询师对自我的有效运用，加深与来访者同盟中的纽带成分	• 与来访者同调共情（Hagman et al.，2019） • 追踪双生、镜映和理想化移情（Hagman et al.，2019） • 功能分析方法（Kohlenberg & Tsai，2007）
利用咨访关系的波动起伏来强化来访者脆弱的自体	• 自体心理学（Hagman et al.，2019；Lessem，2005） • 功能分析心理咨询（Kohlenberg & Tsai，2007）
转化（transmuting）内在表征	• 识别共情联结中小幅度、非创伤性的破裂并诠释它们（Hagman et al.，2019；Lessem，2005）

策略	干预技术资源
在咨访关系中示范关系的破裂–修复技术	• 自体心理学（Hagman et al.，2019） • 萨夫兰（Safran et al.，2011）
强化会谈中出现的适应性人际行为	• 功能分析方法（Kohlenberg & Tsai，2007）

备　注

1. 上述策略和干预技术并不是一份全面而毫无遗漏的清单。整合系统治疗是一个开放的知识系统，可以吸收新的策略，也能容纳任何独特的策略和干预技术，只要它们针对特定的假设，考虑到对治疗同盟的影响，与整合系统治疗的指导原则一致，并且遵守伦理规范。

2. "干预技术资源"这一栏旨在帮助读者找到他们可能有兴趣进行深入学习的干预技术。它提供了相关治疗模型、具体干预技术以及整合系统治疗方法的文献引用，以供参考。

3. 在应用某种干预技术之前，咨询师必须充分掌握它，以确保正确地加以使用。有许多干预技术可以通过学习轻松地融入整合性治疗，但对于镶嵌在复杂模型（例如，内在家庭系统、客体关系和自体心理学等）中的干预技术，需要进行一定强度的培训才能有效地加以使用。同样地，在从任何治疗模型中大量借用一个重要模块进行工作之前，也需要接受充分的培训。

参 考 文 献

Anderson, F. G., Sweezy, M., & Schwartz, R. C. (2017). *Internal family systems skill training manual: Trauma-informed treatment for anxiety, depression, PTSD & substance abuse.* PESI Publishing.

Andolfi, M. (2017). *Multi-generational family therapy: Tools and resources for the therapist.* Routledge.

Bacon, M. (2019). *Family therapy and the treatment of substance use disorders: The family matters model.* Routledge.

Barrett, M. J., & Fish, L. S. (2014). *Treating complex trauma: A relational blueprint for collaboration and change.* Routledge.

Bateman, A., & Fonagy, P. (2010). Mentalization based treatment for borderline personality disorder. *World Psychiatry, 9*(1), 11–15.

Baucom, D. H., & Epstein, N. (1990). *Cognitive-behavioral marital therapy.* Brunner/Mazel.

Baucom, D. H., Snyder, D. K., & Gordon, K. C. (2009). *Helping couples get past the affair.* Guilford.

Baucom, D. H., Epstein, N. B., Fischer, M. S., Kirby, J. S., & LaTaillade, J. J. (In press). Cognitive-behavioral couple therapy. In J. Lebow & S. Snyder (Eds.), *Clinical handbook of couple therapy* (6th ed.). American Psychological Association.

Beck, J. S. (2011). *Cognitive behavior therapy: Basics and beyond* (2nd ed.). Guilford Press.

Becvar, D. S., & Becvar, R. J. (1999). *Systems theory and family therapy* (2nd ed.). University Press of America.

Bischof, G. H., Helmeke, K. B., & Lane, C. D. (2017). Positive connotation in couple and family therapy. In J. Lebow, A. Chambers, & D. C. Breunlin (Eds.), *Encyclopedia of couple and family therapy.* Springer.

Boscolo, L., Cecchin, G. F., Hoffmann, L., & Penn, P. (1987). *Milan systemic family therapy: Conversations in theory and practice.* Basic Books.

Boszormenyi-Nagy, I., & Krasner, B. (1989). *Between give and take: A clinical guide to contextual therapy.* New York: Brunner/Mazel.

Bowen, M. (2004). Family reaction to death. In F. Walsh, & M. McGoldrick (eds.), *Living beyond loss: Death in the family* (2nd ed.) (pp. 47–60). W. W. Norton.

Breunlin, D. C., Schwartz, R. C., & Kune-Karrer, B. M. (1992). *Metaframeworks: Transcending the models of family therapy.* Jossey-Bass.

Breunlin, D. C., Schwartz, R. C., & Mac Kune-Karrer, B. M. (1997). *Metaframeworks: Transcending the models of family therapy.* Revised and Updated. Jossey-Bass.

Brown, J. (1997). Circular questioning: An introductory guide. *Australian and New Zealand Journal of Family Therapy*, *18*(2), 109–114.

Chon, T., & Lee, M. (2013). Acupuncture. *Mayo Clinic Proceedings*, *88*(10), 1141–1146.

Christensen, A., Doss, B. D., & Jacobson, N. S. (2014). *Reconcilable differences: Rebuild your relationship by rediscovering the partner you love—without losing yourself* (2nd ed.). Guilford Press.

Christensen, A., Jacobson, N. S., & Babcock, J. C. (1995). *Integrative behavioral couple therapy*. Guilford.

Clark, D. A. (2013). *Cognitive restructuring*. The Wiley Handbook of Cognitive Behavioral Therapy.

Clark, D. A., Beck, A. T., & Alford, B. A. (1999). *Scientific foundations of cognitive theory and therapy of depression*. Wiley.

Combs, G., & Freedman, J. (1990). *Symbol, story, and ceremony: Using metaphor in individual and family therapy*. W. W. Norton.

Cordova, J. V., Jacobson, N. S., & Christensen, A. (1998). Acceptance versus change interventions in behavioral couple therapy: Impact on couples' in-session communication. *Journal of Marital and Family Therapy*, *24*(4), 437–455.

Courtois, C. A., & Ford, J. D. (2016). *The treatment of complex trauma*. Guilford Press.

Dadras, I. (2011). *Cognitive-behavioral therapy with couples and families: A comprehensive guide for clinicians*. The Guilford Press.

Dattilio, F. M. (2002). Homework assignments in couple and family therapy. *Journal of Clinical Psychology*, *58*(5), 535–547.

de Shazer, S., Dolan, Y., Korman, H., McCollum, E., Trepper, T., & Berg, I. K. (2007). *More than miracles: The state of the art of solution-focused brief therapy*. Haworth Press.

Elliot, R., Watson, J. C., Goldman, R. N. & Greenberg, L. S. (2004). *Learning emotion-focused therapy: The process-experiential approach to change*. American Psychological Association.

Epstein, N. B., & Baucom, D. H. (2002). *Enhanced cognitive-behavioral therapy for couples: A contextual approach*. American Psychological Association.

Fiese, B. H. (2006). *Family routines and rituals*. Yale University Press.

Fishbane, M. D. (2007). Wired to connect: Neuroscience, relationships, and therapy. *Family Process*, *46*, 395–412.

Fishbane, M. D. (2011). Neurobiology and family processes. In F. Walsh (Ed.), *Normal family processes: Growing diversity & complexity* (4th ed.). Guilford.

Fishbane, M. D. (2013). *Loving with the brain in mind: Neurobiology of couple therapy*. W. W. Norton.

Fishbane, M. D. (2015). Couple therapy and interpersonal neurobiology. In A. S. Gurman, J. Lebow, & D. Snyder (Eds.), *Clinical handbook of couple therapy* (5th ed.). Guilford.

Fishbane, M. D. (2016). The neurobiology of relationships. In J. Lebow & T. Sexton (Eds.), *Handbook of family therapy* (4th ed.). Routledge.

Fishbane, M. (In press). Intergenerational factors in couple therapy. In J. Lebow & S. Snyder (Eds.), *Clinical handbook of couple therapy* (6th edition). American Psychological Association.

Fishel, A. K. (2016). Harnessing the power of family dinners to create change in family therapy. *Australian and New Zealand Journal of Family Therapy, 37,* 514–527.

Fishman, H. C. (2013). *Intensive structural therapy: Treating families in their social context.* Basic Books. (Original work published 1993).

Foulkes, D. (1994). The interpretation of dreams and the scientific study of dreaming. *Dreaming, 4*(1), 82–85.

Framo, J. L. (1992). *Family-of-origin therapy: An intergenerational approach.* Routledge.

Freedman, J., & Combs, G. (1996). *Narrative therapy: The social construction of preferred realities.* W. W. Norton.

Freedman, J., & Combs, G. (In press). Narrative couple therapy. In J. Lebow & S. Snyder (Eds.), *Clinical handbook of couple therapy* (6th ed.). American Psychological Association.

Garcia-Palacios, A., Hoffman, H. G., See, S. K., Tsai, A., & Botella, C. (2001). Redefining therapeutic success with virtual reality exposure therapy. *Cyberpsychology & behavior, 4*(3), 341–347.

Glass, S. P., & Wright, T. L. (1997). Reconstructing marriages after the trauma of infidelity. In W. K. Halford & H. J. Markman (Eds.), *Clinical handbook of marriage and couples interventions* (pp. 471–507). John Wiley & Sons Inc.

Gordon, K. C., Mitchell, C. E., Baucom, D. H., & Snyder, D. K. (In press). Infidelity. In J. Lebow & S. Snyder (Eds.), *Clinical handbook of couple therapy* (6th edition). American Psychological Association.

Gottman, J., & Gottman, J. S. (2018). *The science of couples and family therapy: Behind the scenes of the love lab*. W. W. Norton.

Greenberg, L. S. (2010). *Emotion-focused therapy: Theory and practice*. American Psychological Association.

Greenberg, L. S., & Iwakabe, S. (2011). Emotion-focused therapy and shame. In R. L. Dearing & J. P. Tangney (Eds.), *Shame in the therapy hour* (pp. 69–90). American Psychological Association.

Gross, J. J., & Thompson, R. A. (2007). Emotion regulation: Conceptual foundations. In J. J. Gross (Ed.) *Handbook of Emotion Regulation* (pp. 3–24). Guilford Press.

Hagman, G., Paul, H., & Zimmermann, P. B. (2019). *Intersubjective self psychology: A primer*. Routledge.

Haley, J. (1991). *Problem-solving therapy (*2nd ed.). Jossey-Bass.

Hargrave, T. D., & Zasowski, N. E. (2017). *Families and forgiveness: Doing therapy in the four stations of forgiveness*. Routledge.

Hayes, S. C., Pistorello, J., & Levin, M. E. (2012). Acceptance and commitment therapy as a unified model of behavior change. *The Counseling Psychologist*, *40*(7), 976–1002.

Herman, J. (2015). *Trauma and recovery: The aftermath of violence—from domestic abuse to political terror*. Basic Books.

Hopko, D. R., Robertson, S. M. C., & Lejuez, C. W. (2006). Behavioral activation for anxiety disorders. *The Behavior Analyst Today*, *7*(2), 212–232.

Jacobson, N. S., & Christensen, A. (1996). *Integrative couple therapy: Promoting acceptance and change*. W. W. Norton.

Jacobson, N. S., Martell, C. R., & Dimidjian, S. (2001). Behavioral activation treatment for depression: Returning to contextual roots. *Clinical Psychology: Science and Practice*, *8*(3), 255–270.

Johanning, M. (2005). Premack principle. In S. W. Lee (Ed.), *Encyclopedia of school psychology* (pp. 395–396). SAGE Publications.

Johnson, S. M., Wiebe, S. A., & Allan, R. (In press). Emotionally focused couple therapy. In J. Lebow & S. Snyder (Eds.), *Clinical handbook of couple therapy* (6th ed.). American Psychological Association.

Kanter, J., Manos, R., Bowe, W., Baruch, D., Busch, A., & Rusch, L. (2010). What is behavioral activation? A review of the empirical literature. *Clinical Psychology Review*,

30(6), 608–620.

Kazantzis, N., & L'Abate, L. (Eds.) (2007). *Handbook of homework assignments in psychotherapy: Research, practice and prevention*. Springer.

Kellogg, S. H. (2004). Dialogical encounters: Contemporary perspectives on "chairwork" in psychotherapy. *Psychotherapy*, *41*(3), 310–320.

Koerner, N., & Fracalanza, K. (2012). The role of anxiety control strategies in imaginal exposure. In P. Neudeck, & H. U. Wittchen (Eds.), *Exposure therapy* (pp. 197–216). Springer.

Kohlenberg, R. J., & Tsai, M. (2007). *Functional analytic psychotherapy: Creating intense and curative therapeutic relationships*. Springer.

Kosminsky, J. R. (2016). *Attachment-informed grief therapy: The clinician's guide to foundations and applications*. Routledge.

Lang, T., & Helbig-Lang, S. (2012). Exposure in vivo with and without presence of a therapist: Does it matter? In P. Neudeck, & H. U. Wittchen (Eds.), *Exposure therapy* (pp. 261–273). Springer.

Leeds, A. M., & Shapiro, F. (2000). EMDR and resource installation: Principles and procedures for enhancing current functioning and resolving traumatic experiences. In J. Carlson & L. Sperry (Eds.), *Brief therapy with individuals & couples* (pp. 469–534). Zeig, Tucker & Theisen.

Lessem, P. A. (2005). *Self psychology: An introduction*. Rowman & Littlefield.

Levy, S. T. (1996). *Principles of interpretation: Mastering clear and concise interventions in psychotherapy*. Jason Aronson.

Linehan, M. (2015). *DBT skills training manual* (2nd ed.). The Guilford Press.

Linehan, M., & Wilks, C. R. (2015). The course and evolution of dialectical behavior therapy. *American Journal of Psychotherapy*, *69*(2), 97–110.

Lucksted, A., McFarlane, W., Downing, D., & Dixon, L. (2012). Recent developments in family psychoeducation as an evidence-based practice. *Journal of Marital & Family Therapy*, *38*(1), 101–121.

Madigan, S. (2011). *Narrative therapy*. American Psychological Association.

Markman, H. J., Stanley, S. M., & Blumberg, S. L. (2010). *Fighting for your marriage* (3rd ed.). Jossey-Bass.

Martin, J., Cummings, A. L., & Hallberg, E. T. (1992). Therapists' intentional use of metaphor: Memorability, clinical impact, and possible epistemic/motivational functions. *Journal of Consulting and Clinical Psychology, 60*(1), 143–145.

McAdams, D. P., & Janis, L. (2004). Narrative identity and narrative therapy. In L. E. Angus & J. McLeod (Eds.), *The handbook of narrative and psychotherapy: Practice, theory, and research* (pp. 331–349). Sage.

McCallie, M. S., Blum, C. M., & Hood, C. J. (2006). Progressive muscle relaxation. *Journal of Human Behavior in the Social Environment, 13*(3), 51–66.

McCrady, B. S., Epstein, E. E., & Holzhauer, C. G. (In press). Alcohol problems in couples. In J. Lebow & S. Snyder (Eds.), *Clinical handbook of couple therapy* (6th ed.). American Psychological Association.

McDaniel, S. H., Doherty, W. J., & Hepworth, J. (2014). *Medical family therapy and integrated care* (2nd ed.). American Psychological Association.

McGoldrick, M., Gerson, R., & Petry, S. S. (2008). *Genograms: Assessment and intervention.* W. W. Norton.

Miller, W. R., & Rollnick, S. M. (2012). *Motivational interviewing: Helping people change.* Guilford Press.

Miklowitz, D. J., Axelson, D. A., Birmaher, B., George, E. L., Taylor, D. O., Schneck, C. D., Beresford, C. A., Dickinson, M., Craighead, W. E., & Brent, D. A. (2008). Family-focused treatment for adolescents with bipolar disorder:Results from a 2-year randomized trial. *Archives of General Psychiatry, 65*(9), 1053–1061.

Minuchin, S. & Fishman, H. C. (1981). *Family therapy techniques.* Harvard University Press.

Neimeyer, R. A. (Ed.) (2016). *Techniques of grief therapy: Assessment and intervention.* Routledge.

Nelson, M., & Hunt, Q. (2016). Sensate focus. In J. Carlson & S. B. Dermer (Eds.), *The SAGE Encyclopedia of Marriage, Family, and Couples Counseling* (pp. 1494–1497). Sage.

Nichols, W. C. (2003). Family-of-origin treatment. In T. L. Sexton, G. R. Weeks, & M. S. Robbins (Eds.), *Handbook of family therapy* (pp. 93–114). Routledge.

Nichols, M., & Colapinto, J. (2017). Enactment in structural family therapy. In J. Lebow, A. Chambers, & D. C. Breunlin (Eds.), *Encyclopedia of Couple and Family Therapy.* Springer.

Otto, M. W., & Smits, J. A. J. (2011). *Exercise for mood and anxiety: Proven strategies for overcoming depression*. Oxford University Press.

Overholser, J. (2018). *The socratic method of psychotherapy*. Columbia University Press.

Papp, P., Silverstein, O., & Carter, E. (2004). Family sculpting in preventive work with "well families". *Family Process, 12*(2): 197–212.

Parry, A., & Doan, R. E. (1994). *Story revisions: Narrative therapy in the postmodern world*. Guilford.

Pascual-Leone, A., & Greenberg, L. S. (2009). Dynamic emotional processing in experiential therapy: Two steps forward, one step back. *Journal of Consulting and Clinical Psychology, 77*, 113–126.

Peterson, A. L., Foa, E. B., & Riggs, D. S. (2019). Prolonged exposure therapy. In B. A. Moore & W. E. Penk (Eds.), *Treating PTSD in military personnel: A clinical handbook* (pp. 46–62). Guilford.

Pinsof, W., Breunlin, D., Russell, W., Lebow, J., Rampage, C., & Chambers, A. (2018). *Integrative systemic therapy: Metaframeworks for problem solving with individuals, couples, and families* (1st ed.). American Psychological Association.

Rowa, K., Antony, M. M., & Swinson, R. P. (2007). Exposure and response prevention. In M. M. Antony, C. Purdon, & L. J. Summerfeldt (Eds.), *Psychological treatment of obsessive-compulsive disorder: Fundamentals and beyond* (pp.79–109). American Psychological Association.

Ruby J. (2018). Paradox in strategic couple and family therapy. In J. Lebow, A. Chambers, & D. Breunlin (Eds.). *Encyclopedia of couple and family therapy*. Springer.

Russell, W. P. (2017). Directives in couple and family therapy. In J. Lebow, A. Chambers, & D. C. Breunlin (Eds.), *Encyclopedia of couple and family therapy*. Springer.

Safran, J. D., Muran, J. C., & Eubanks-Carter, C. (2011). Repairing alliance ruptures. *Psychotherapy, 48*(1), 80–87.

Scheinkman, M., & Fishbane, M. (2004). The vulnerability cycle: Working with impasses in couple therapy. *Family Process, 43*(3), 279–299.

Schnarch, D. (2009). *Intimacy & desire: Awaken the passion in your relationship*. Beaufort Books.

Schwartz, R. (2013). *Evolution of the internal family systems model*. Center for Self Leadership.

Schwartz, R., & Sweezy, M. (2020). *Internal family systems therapy* (2nd ed.). Guilford.

Schwartz, M., & Andrasik, F. (2003). *Biofeedback: A practitioner's guide* (3rd ed.). Guilford.

Semmelhack, D. (2018). Sculpting in family therapy. In J. Lebow, A. Chambers, & D. C. Breunlin (Eds.), *Encyclopedia of couple and family therapy*. Springer.

Shapiro, F. (2017). *Eye movement desensitization and reprocessing (EMDR) therapy: Basic principles, protocols, and procedures* (3rd ed.). Guilford Press.

Siegel, J. P. (2015). Object relations couple therapy. In A. S. Gurman, J. Lebow, & D. Snyder (Eds.), *Clinical handbook of couple therapy* (5th ed., pp. 224–245). Guilford.

Siegel, J. P. (In press). Object relations couple therapy. In J. Lebow & S. Snyder (Eds.), *Clinical handbook of couple therapy* (6th ed.). American Psychological Association.

Spagnola, M., & Fiese, B. H. (2007). Family routines and rituals: A context for development in the lives of young children. *Infants & Young Children*, *20*(4), 284–299.

Stasiewicz, P. R., Bradizza, C. M., & Slosman, K. S. (2018). *Emotion regulation treatment of alcohol use disorders: Helping clients manage negative thoughts and feelings* (1st ed.). Routledge.

Stern, B. L., Yeomans, F., Diamond, D., & Kernberg, O. F. (2013). Transference focused psychotherapy for narcissistic personality. In J. S. Ogrodniczuk (Ed.), *Understanding and treating pathological narcissism* (pp. 235–252). American Psychological Association.

Szapocznik, J., & Hervis, O. (2020). *Brief strategic family therapy*. American Psychological Association.

Tang, Y. (2017). *The neuroscience of mindfulness meditation: How the body and mind work together to change our behaviour* (1st ed.). Springer International Publishing.

Tomm, K. (1988). Interventive interviewing: Part III: Intending to ask lineal, circular, strategic, or reflexive questions? *Family Process*, *27*(1), 1–15.

Trepper, T. S., Dolan, Y., McCollum, E. E., & Nelson, T. (2007). Steve De Shazer and the future of solution-focused therapy. *Journal of Marital and Family Therapy*, *32*(2), 133–139.

van der Kolk, B. (2015). *The body keeps the score: Brain, mind, and body in the healing of trauma*. Penguin Books.

Walsh, J. A. (2010). Biofeedback: A useful tool for professional counselors.

Walsh, F., & McGoldrick, M. (2004). *Living beyond loss: Death in the family* (2nd ed.). W. W.

Norton.

Watzlawick, P., Weakland, J. H. & Fisch, R. (2011). *Change: Principles of problem formation and problem resolution*. W. W. Norton. (Original work published 1974).

White, M. J. (2000). *Reflections on narrative practice*. Dulwich Centre.

White, M. J. (2007). *Maps of narrative practice*. W. W. Norton.

White, M. J., & Epston, D. (2004). Externalizing the problem. *Relating Experience: Stories from Health and Social Care, 1*, 88.

Worden, J. L. (2009). *Grief counselling and grief therapy: A handbook for the mental health practitioner* (4th ed.). Routledge.

整合系统治疗实践指导原则

整合系统治疗指导原则

1. 以问题为中心指导原则	所有的干预都应该在某种形式上与来访系统的主诉问题或困扰相关联。
2. 优势指导原则	除非有证据推翻这一点，否则我们总是会假定来访系统仅需要咨询师很少的直接介入，就可以凭借他们自身的优势力量和资源来移除限制并实施解法序列。
3. 社会正义指导原则	咨询师在问题解决的每一步骤中都要关注来访者的文化背景身份（交叉性）、包容性以及相关的社会正义问题。
4. 评估干预不可分指导原则	评估和干预是两个密不可分且齐头并进的过程，它们贯穿咨询的整个进程，并且使得促进问题解决的假设和治疗计划都得以不断淬炼。
5. 序列转换指导原则	咨询师的首要任务就是辅助来访者将关键的问题序列替换成其他可选的、更具适应性的解法序列，而这些解法序列是可以缓解或减轻问题的。
6. 实证依据指导原则	为了将效果和效率都最大化，心理咨询实践必须持续不断地以实证和科学数据为依据。
7. 教育指导原则	咨询是一个教育的过程，在这个过程中，咨询师以来访者可以吸收整合的速度尽快地给出自己的技术、知识和专长。
8. 成本效益指导原则	咨询要从更廉价、更直接、更简明的干预开始，如果需要，再转向花费更多、更间接、更复杂的干预。
9. 人际情境指导原则	只要是可能的并且恰当的，无论是什么性质的干预，在人际情境中做干预总是好过在个体情境中做干预。

续表

整合系统治疗指导原则

10. 时序指导原则	咨询开始时的焦点通常是在此时此地的，当在咨询中有更复杂、更久远的限制出现时，再转而聚焦过去。
11. 失败驱动指导原则	当现有的干预不足以改变限制以使得主诉问题的解法序列得以实施时，治疗性转变就出现了。
12. 同盟优先指导原则	发展、维持并修复治疗同盟比实践准则（计划矩阵的箭头）更重要，除非这样做会从根本上损害咨询的效用和／或完整性。

注：摘自 "Integrative Problem-Centered Metaframeworks Therapy Ⅰ. Core Concepts and Hypothesizing." by D.C. Breunlin, W. Pinsof, W.P. Russel, and J. Lebow, 2011. *Family Process*, 50, p. 301. Copyright 2011 by Wiley. Reprinted with permission.